妇产科常见疾病诊治精要

王　丽　等主编

上海科学普及出版社

图书在版编目（CIP）数据

妇产科常见疾病诊治精要 / 王丽等主编. -- 上海 : 上海科学普及出版社, 2024. 7. -- ISBN 978-7-5427-8837-5

Ⅰ. R71

中国国家版本馆 CIP 数据核字第 2024YL3968 号

责任编辑 胡 伟

妇产科常见疾病诊治精要

王 丽 等主编

上海科学普及出版社出版发行

（上海中山北路 832 号 邮政编码 200070）

http://www.pspsh.com

各地新华书店经销 三河市铭诚印务有限公司印刷

开本 787×1092 1/16 印张 17.25 字数 300 000

2024 年 7 月第 1 版 2024 年 7 月第 1 次印刷

ISBN 978-7-5427-8837-5 定价：128.00 元

《妇产科常见疾病诊治精要》

编委会

主　编：王　丽　枣庄市妇幼保健院

葛明秀　枣庄市立医院

王娟娟　枣庄市妇幼保健院

赵传梅　枣庄市市中区永安镇中心卫生院

孙宜玲　滕州市第一人民医院

吴学敏　滨州市惠民县人民医院

前　言

在医学的浩瀚星空中，妇产科作为一门集女性生理、病理、心理及社会因素于一体的综合性学科，始终闪耀着独特的光芒。它不仅是生命诞生的摇篮，也是女性健康维护的重要阵地。随着医疗技术的飞速发展和社会对女性健康关注度的不断提升，妇产科疾病的诊断与治疗日益成为临床工作中的重要课题。为了满足广大妇产科临床医生对专业知识的渴求，提高疾病诊治水平，我们精心编纂了《妇产科常见疾病诊治精要》一书。

本书旨在全面而系统地介绍妇产科领域常见疾病的临床检查、诊断及治疗策略，力求为临床医生提供一本实用性强、指导性高的参考书籍。内容涵盖了妇产科病史记录的要领，这是准确诊断疾病的基础；妇科与产科的各类诊断技术，包括传统的体格检查、实验室检查到先进的影像学检查，特别是B超在妇产科中的广泛应用，为疾病的诊断提供了强有力的支持。

在疾病章节部分，我们详细阐述了正常妊娠的生理过程，以及异常妊娠、早产、前置胎盘、妊娠合并症、妊娠合并感染性疾病等复杂情况的处理原则与技巧。对于分娩期及产褥期的各种并发症，我们也给予了充分的关注，提供了详尽的诊断流程与治疗方案。此外，新生儿疾病的识别与处理、外阴疾病与女性生殖器炎症的诊疗、子宫及卵巢等部位良恶性肿瘤的诊治策略等，都是本书不可或缺的重要篇章。

尤为值得一提的是，本书在介绍每种疾病时，不仅阐述了其症状、临床表现和诊断要点，更将重点放在了相关处理技巧、原则和注意事项的阐述上。我们希望通过这种方式，帮助临床医生在面对具体病例时能够迅速找到切入点，制定出科学合理的治疗方案，从而提高治疗效果，减少并发症的发生。

在编写过程中，我们力求语言精炼、条理清晰、内容准确，同时注重理论与实践的紧密结合，力求使读者在掌握理论知识的同时，也能够获得丰富的实践经验。此外，我们还特别关注了医学领域的新进展、新技术和新理念，确保本书内容的时效性和前沿性。

目 录

第一章　妇科领域内无创、微创诊断手段

第一节　妇科检查应注意事项

妇科检查主要是查盆腔。

【注意事项】

1.检查前必须排空小便，排尿困难者要导尿。

2.检查应仔细、认真，动作要轻柔。

3.注意防止交叉感染，用具要消毒，每人用后更换，每人用一块会阴垫。

4.患者取膀胱截石位，腹壁尽量放松。

5.有阴道出血，需查盆腔时，应消毒外阴，戴无菌手套，用无菌器械。

6.月经期避免阴道检查，以防引起感染及子宫内膜异位症。

7.未婚者禁行阴道检查，可行肛诊。必须查阴道时，应征得患者或家属的同意。

8.男医生进行检查时，必须有其他医务人员在场。

9.疑有张力性尿失禁的患者，检查前不排尿，嘱其在膀胱充盈时咳嗽，以观察有无尿液溢出。

第二节　外阴部检查

观察外阴发育，阴毛多少及分布，外阴、阴道有无红肿或慢性炎症，外阴皮肤色泽，有无溃疡、静脉曲张、肿瘤、瘢痕、裂伤，以及分泌物性状，注意有无畸形。处女膜状态：完整为未婚型，破裂为已婚型，仅残留处女膜痕为经产型。前庭大腺是否肿大。阴道前后壁有无膨出，加腹压时有无尿失禁和子宫脱垂。

第三节 窥器检查

一、窥器的放置

注意避免夹卷小阴唇等阴部组织，以防增加患者痛苦。检查者左手分开小阴唇，伸食、中2指入阴道，并稍向后方压阴道壁，使阴道口张开裂隙，右手将两叶并拢的窥器沿此阴道口的裂隙顺阴道后壁轻轻插入。窥器放入前应先涂润滑剂，拟取阴道分泌物做细胞涂片时，则不宜用润滑剂，以免影响检查结果，可用生理盐水润滑窥器。

打开窥器，直至宫颈完全暴露，但应避免碰伤宫颈而出血。

二、阴道视诊

旋转窥器，检查阴道黏膜有无充血、出血、溃疡、新生物等。注意分泌物的量、色、质、味。阴道穹窿部有无瘢痕、裂伤、膨隆或肿块。

三、宫颈视诊

观察宫颈大小、颜色、外口形状，有无撕裂、糜烂、外翻、息肉、白斑、肥大、颈腺囊肿、赘生物及接触出血等。

结合病史及患者年龄进行防癌、滴虫、霉菌、阴道清洁度、内分泌等涂片检查。

第四节 双合诊

经阴道手指触诊的同时用手在腹部配合检查，称为双合诊。用以触诊阴道、宫颈、子宫、输卵管、卵巢、宫旁组织及韧带，以及盆腔内壁情况。

检查者一手戴橡皮手套，示、中2指沾滑润剂，沿阴道后壁轻轻伸入，检查阴道深度、松紧度，及有无狭窄、瘢痕、硬结、肿块、畸形（横隔、纵隔等）及宫颈、阴道壁、穹窿部有无异常及触痛等。

然后将阴道内两手指置于宫颈下，以腹部触诊手指的手心面向下按下腹部，两手配合触摸子宫轮廓、大小、硬度、活动度及有无压痛，并明确其位置（子宫的倾与屈，倾——子宫体纵轴与人体纵轴的关系，宫体向耻骨方向为前倾；向骶骨方面为后倾。屈——子宫体与宫颈间关系，前屈与后屈）。

宫体触诊完毕后，进行子宫附件触诊，阴道内手指移向侧穹窿，尽力向上、外、后深触，内手紧压会阴部，腹壁手指在髂前上棘内侧距中线5cm处向盆后侧深压腹壁，直至腹部指端与阴道指端接近，使输卵管，卵巢居于两手指间。

正常的输卵管不能触及，正常卵巢有时可触及，卵巢为椭圆形，约为3cm×2cm×lcm，表面光滑，可活动。

附件增厚、压痛时，应注意其部位、范围、厚度、轮廓及压痛程度等。

如摸到包块，应查明其大小、形态、性质（囊性或实性）、活动度、表面光滑或凹凸不平，有无压痛及反跳痛，并应查清包块与子宫的关系。

第五节 三合诊

经直肠、阴道、腹部联合检查为三合诊。检查者手指沾滑润油，示指置入阴道，中指插入直肠，另一手置于下腹部协同触诊。可比较清楚地查明位于盆腔较后部、子宫直肠窝部的肿物与子宫、直肠的关系，并可查清极度后倾的子宫、阴道直肠隔、主韧带、骶韧带、骨盆侧、后壁、直肠以及闭孔淋巴结的情况，并应注意检查指套上沾染物的性状。

第六节 肛腹诊

食指伸入直肠，另一只手在腹部配合的检查称肛腹诊。

适用于未婚妇女和阴道闭锁、狭窄或阴道出血，不适宜做阴道检查者。

第七节 阴道清洁度判定

一、阴道清洁度的划分

阴道清洁度系按阴道杆菌、白细胞及杂菌的多少来判定，共分为以下4度。

1. Ⅰ度：只有多量阴道杆菌及上皮细胞，无杂菌、白细胞，视野干净，系正常阴道分泌物。

2. Ⅱ度：阴道杆菌及上皮细胞中量，少量白细胞及杂菌属基本正常阴道分泌物，多见于阴道口松弛的经产妇。

3.Ⅲ度：少许阴道杆菌及鳞状上皮，较多杂菌及白细胞。提示炎症，如阴道炎、宫颈炎。

4.Ⅳ度：无阴道杆菌，只有少许上皮细胞，有大量白细胞及杂菌。多见于严重阴道炎，如淋菌性阴道炎、滴虫性阴道炎等。

二、临床应用

1.阴道杆菌少，抗菌能力低，应注意预防感染。

2.阴道清洁度为Ⅲ、Ⅳ度时，应抗感染治疗，尤其阴道手术前，治疗后；复查阴道清洁度为Ⅰ、Ⅱ度时，可进行手术。

第八节　阴道滴虫检查法

一、适用范围

1.阴道或腹部术前，常规检查阴道分泌物，以排除阴道滴虫感染或慢性带菌。

2.白带多，色黄、绿、灰，尤其含泡体样，应查阴道滴虫。

3.滴虫性阴道炎治疗后，复查疗效。

二、检查法

1.白带悬滴法　将一滴生理盐水滴于洁净的玻片上，然后用长镊子或棉签从阴道后穹隆蘸取少量白带，放入此滴盐水中，在低倍显微镜下观察，判定。

在镜下见到活动的滴虫为阳性。镜下的滴虫大小与白细胞相似，前端略圆，有四根游离鞭毛，后端稍尖，有一根小尖刺，呈旋转式游动。

检查时的注意事项如下。

（1）生理盐水应保持在20℃左右，以提高阳性检出率。

（2）白带应现取现验，新鲜标本检出率高。

（3）检查前48小时内应避免房事、阴道冲洗及阴道内放置药。

（4）采取标本时，窥器、手套、镊子等器械不要接触润滑剂、肥皂等，以免影响滴虫活力及阳性检出率。

2.涂片检查法　取阴道后穹窿分泌物涂片，经染色后查滴虫。

第九节　阴道真菌检查法

一、适用范围

1.阴道或腹部术前，常规查阴道分泌物，以排除真菌性阴道炎及慢性带菌。

2.外阴瘙痒，白带呈凝乳状或豆腐渣状，应查白带中有无霉菌，以指导诊断与治疗。

3.霉菌性阴道炎治疗后，复查疗效。

二、检查法

1.涂片法　用长镊子或棉签取阴道后穹窿分泌物，或阴道壁白色片状分泌物，涂于玻片上，再加盖玻片，在低倍显微镜下检查，可见白念珠菌的芽孢及菌丝。

2.染色法　将上述涂片用革兰染色法染片，镜检。

【注意事项】

1.检查前48小时内避免阴道冲洗、性交及阴道内放置药物。

2.窥器、手套等检查器械不要接触润滑剂、肥皂等，以免影响检出效果。

第十节　阴道淋菌检查法

一、适用范围

1.阴道或腹部术前，为排除淋菌感染。

2.有性乱史，或接触过性病者。

3.女性生殖器炎症，为鉴定其病原体。

4.淋菌性阴道炎治疗后判定疗效。

5.被强奸者。

二、检查法

1.涂片法　用盐水棉签分别蘸少许尿道口排泄物，阴道、宫颈分泌物，各自涂片，查淋菌。

2.培养法　可将上述采取的标本做培养，以查找淋菌（淋病双球菌）。

3.PCR法　取被检者阴道分泌物检测淋菌。

第十一节　阴道细胞采集

一、适用范围

1.妇癌普查适用于妇科肿瘤的普查范围。

2.测定女性内分泌功能

(1)测定排卵。

(2)测定雌激素水平的周期性变化，了解其与月经周期是否相符。

(3)作为内分泌治疗的指标，检验治疗效果。

(4)协助诊断早孕，估计先兆流产保胎的效果。

(5)推测预产期，了解胎盘功能。

(6)鉴别胎儿性别。

3.癌瘤疗效判定

(1)根据阴道细胞分级选择放疗。

(2)根据放疗后细胞形态改变，判定疗效及预后。

(3)检查了解肿瘤是否复发。

二、采集方法

1.采集前的准备

(1)玻片：擦洗干净，使其干燥，不黏附任何药物及润滑剂，用金刚钻笔刻上号码，或贴上实验室检查单序号。

(2)刮板、吸管：洁净、干燥，刮片脱脂进行处理。

(3)填记实验室检查单。

(4)窥器：无菌、干燥，不涂润滑剂。

(5)固定液制备：

①95%酒精与乙醚各半。此固定液细胞染色清楚，乙醚易挥发，应将瓶口盖严。

②单纯95%酒精。固定时间应少于30分钟，以防固定过久导致核膨大，核膜破裂。

③甲醇固定液，固定15分钟左右，每次用过后过滤后再用，以防玻璃片上冲下来的细胞污染，影响结果。

（6）患者：在取标本前24小时内，应禁止阴道内任何刺激，如性交、冲洗、坐浴、阴道检查、上药等，以免影响结果的准确性。

2.采集步骤

（1）宫颈刮片：早期宫颈癌筛选。

暴露宫颈后，如表面白带多，先用无菌干棉球轻轻拭去。在宫颈癌好发部位，即鳞状上皮交界的宫颈外口处，用刮片轻轻刮一周。切忌用力刮，以免出血，影响结果。

（2）宫颈管涂片：筛查宫颈管癌。

①将用生理盐水浸湿的棉签插入颈管，轻轻转动2周后，取出做涂片。

②用较细玻璃吸管吸取颈管内标本。

③或用颈管取细胞特制毛刷轻轻在颈管内转动一周，涂片。

（3）阴道涂片

①阴道上段侧壁涂片：了解卵巢功能，主要是雌激素水平。

a.已婚患者，用窥器扩张阴道后，直视下，用刮片或生理盐水浸湿棉棒在阴道侧壁上1／3处轻轻刮取分泌物少许，但切勿用力，以免将深层细胞混入。

b.幼女，或未婚妇女可用浸湿棉棒伸入阴道内取标本。注意将棉棒上的棉花卷紧，以防遗落在阴道内，同时要将阴唇分开，以避免外阴分泌物影响检查结果。

②阴道后穹窿涂片：

a.检测来自子宫、输卵管、卵巢的癌细胞，若涂片呈阴性，也不能除外恶性肿瘤。

b.了解雌激素水平。由于其细胞来源复杂，蜕变多，受宫颈黏液酸碱度影响，故反映出雌激素水平偏低。

【注意事项】

1.将取得的标本刮在玻片上时，应向一个方向涂抹，切忌往返涂抹，以免损坏细胞。涂片厚薄应适中，过厚染色不良；过薄细胞稀少，影响检查结果的准确性。

2.若盛固定液的器皿中无固定架，则应在每张玻片上夹一回纹针，以防两玻片粘在一起，损坏标本。

第十二节　病灶局部印片法

一、适用范围

外阴、阴道溃疡病灶或表面糜烂的微小赘生物未明确其性质。

二、检查法

将无菌洁净干燥的玻璃片直接贴于外阴、阴道壁病灶，印片，然后固定、染色，以发现恶性肿瘤。

第十三节　宫颈标本采集法

【适应证】

1.宫颈刮片细胞学检查有核异质细胞者。

2.宫颈异常赘生物者。

3.宫颈炎或宫颈溃疡久治不愈者。

4.可疑宫颈癌者。

5.阴道镜检发现宫颈有白斑、猪油样突起、血管紊乱等异常者。

6.有不正常阴道出血，如接触性或绝经后出血等。

7.复发或转移癌病灶。既往曾行激光、放射等治疗，需定期随诊，观察疗效者。

【禁忌证】

1.生殖器官罹患滴虫、真菌、淋菌等急性炎症者，待治疗后方可活检。

2.月经期或伴有不规则子宫出血者不宜施活检术。

3.宫颈局部病灶血管破裂出血不止者不宜活检，以防加重出血。

【手术步骤】

一、排尿

术前排空膀胱。

二、体位

患者取膀胱截石位。

三、消毒

常规消毒外阴、阴道及宫颈。用窥器暴露子宫颈，拭去分泌物，碘酒、酒精消毒或用0.5%碘附液消毒。

四、取材

用活检钳夹取病变部位组织。

采取子宫颈阴道部活体组织，即在碘试验指示阳性部位（不着色区）宫颈外口鳞柱状上皮交界处，及宫颈外口3、6、9、12各点取材。最好在阴道镜监视下选择可疑部位取材。

若用活检钳“咬”取宫颈病灶组织困难，可用宫颈钳牵拉宫颈，用尖刀切割下0.25～0.5 cm^3的小组织块，记录下取材方位，用10%福尔马林液固定后送病理检查。

如怀疑宫颈管内有癌灶，可用宫颈刮匙刮取颈管内肿瘤组织。若刮出的组织少，无法做病理切片时，可做细胞学涂片检查。

【注意事项】

1.若宫颈活检处有活动性出血，可用止血纤维填塞压迫止血。无止血纤维时，可用带尾线纱球，上敷止血粉填压，24小时后取出。

2.若宫颈活检部位累及血管，压迫止血无效，可用肠线缝合止血。

3.术后2周内禁性生活。

4.术后遇有阴道出血增多，随时就诊，对症处理，加用消炎、止血药物。

第十四节　子宫内膜标本吸取法

一、适用范围

宫腔吸片检测子宫内膜癌。

二、采集方法

1.受检者取膀胱截石位。

2.严格消毒外阴、阴道、宫颈。

3.窥器暴露宫颈。

4.用探针检查宫腔。

5.用金属吸管伸入宫腔，上下左右移动吸取标本。

6.将标本制片固定，送检。

第十五节　阴道窥灯（SPE）检查法

宫颈癌占妇科恶性肿瘤发病率之首。在大面积普查中，宫颈刮片巴氏染色法是当前最常用的手段，但经常漏诊。阴道镜检的宫颈恶性病变检出阳性率虽然比较高，但其耗时长，器械笨重不易携带，且技术较为复杂，不是所有妇科医生或妇幼保健机构都能掌握的检查技术。而阴道窥灯则弥补了两者的缺憾。

子宫颈早期病变检测灯是由美国太空医学专家Marty Lonkey.MD发明的，是美国20世纪90年代的高科技产品。该检测灯——阴道窥灯通过局部颜色的变化能直观地发现病变所在部位，具有操作简便，诊断率高，假阴性率为零等优点。阴道窥灯可弥补宫颈刮片及阴道镜两者的不足，例如，当阴道窥灯检查阳性时，这时即使刮片、阴道镜检均为阴性，也应在宫颈阳性部位取活检，以避免宫颈恶性疾患的漏诊。

一、应用范围

1.应用于大范围人群宫颈恶性疾患的普查，在无阴道镜时，可根据SPE阳性处取活检。

2.应用于有异常症状的妇科就诊患者，例如，绝经后阴道出血、宫颈触血（妇科检查时宫颈接触性出血，或性交出血）、异味白带等。

3.中、重度宫颈糜烂。

4.宫颈刮片巴氏染色Ⅱ级。

5.宫颈刮片有核异质。

二、使用方法

1.患者置暗室中。

2.排空膀胱后，患者取膀胱截石位。

3.将阴道窥灯（SPE）折屈后摇匀，则发出蓝白色荧光。

4.将SPE用双面胶带粘着于阴道窥器前叶的后⅘处。

5.窥器置于阴道内，暴露宫颈，使SPE窥灯恰好照射于宫颈表面及阴道壁。

6.用镊子夹无菌棉球拭净阴道内白带及宫颈分泌物。

7.用5%醋酸棉球擦拭宫颈及阴道壁约1分钟。

8.继之，用4～6倍的放大镜距宫颈14～16cm处观察。若见有白色上皮后经顺时针及逆时针移动窥器，此白色病损不随之移动者为SPE阳性；无白色病损则为阴性。

【注意事项】

1.对宫颈刮片巴氏染色Ⅱ级，伴有症状，例如，出血、异味白带等，绝不可掉以轻心。应利用SPE窥灯做进一步检查，因SPE窥灯对下生殖道恶性肿瘤具有较高的检出率。

2.用SPE窥灯检查时，若见白色上皮，必须顺时针及逆时针移动窥器，此白色病损若随之移动则为窥灯的反光所致，只有不随之移动的白色病损才为SPE阳性。

3.SPE窥灯由于其蓝白色光较暗易于察觉颈管内的异常变化，而阴道镜的光强，反光也强，故浅白色上皮不易被发现，易漏诊。然而，阴道镜可查看上皮的血管，SPE窥灯对宫颈表面血管变化的观察不如阴道镜，对有疑诊病例，有条件的医院，可两者结合检查，以互补。

第十六节　阴道镜检

目前临床上常采用下阴道镜对妇科疾病进行诊断。

【使用价值】

1.数码电子阴道镜不仅在诊断宫颈早期癌变和辨别肿瘤与炎症等方面有重要的价值，而且在治疗方面，特别是在宫颈上皮内瘤样病变的治疗上，有特殊的应用价值。

2.对宫颈良性病变的估价也很有价值，甚至在阴道、尿道和外阴的检查方面也有非常好的作用。

3.对诊断和治疗己烯雌酚（DES）引起的阴道和宫颈病变方面所起的作用，及对乳头状瘤病毒（HPV）感染和亚临床感染（SPI）与癌前病变及宫颈癌发生的关系方面的研究也有重大价值。

【使用范围】

1.阴道脱落细胞学涂片检查巴氏Ⅲ级以上者。

2.细胞学检查虽然阴性，但肉眼观察疑癌者。

3.长期按宫颈炎治疗，但效果不好者。

4.肉眼观察难以确定病变的细微外形结构，需在电子阴道镜下放大后观察病变者。

5.宫颈癌手术前，需在电子阴道镜下确定病变波及的部位，指导手术应切除的范围。

6.正常人群的健康普查和筛选。

7.医疗事故追踪，性犯罪的法定鉴定，皮肤美容检查。

【适应证】

1.宫颈刮片发现核异质细胞者。

2.宫颈癌前病变或宫颈癌治疗期的定期观察。

3.外阴、阴道及宫颈病变，需要进一步排除恶变者。

4.患者孕期曾用雌激素而疑有阴道腺病者。

【禁忌证】

1.外阴、阴道有严重感染者，应查明原因，治疗后再做阴道镜检查。

2.生殖道有伤口，并有大量出血者。

3.月经期者。

4.子宫不规则出血者。

【术前准备】

检查前24小时内，不应有阴道操作，包括妇科检查、冲洗及性交等。

【操作步骤】

一、排尿

自动排空膀胱。

二、体位

受检者取膀胱截石位。

三、肉眼窥视

将窥器放进阴道，至中段时轻轻张开窥器，见到子宫颈后再张大窥器，使宫颈完全暴露，保持自然状态。

【注意事项】

1.避免过度张开，使宫颈口外翻，容易产生错觉。

2.借助阴道镜光源，先用肉眼观察宫颈大小形状；然后将光源对准子宫颈，观察宫口分泌物，必要时做细胞学检查，做宫颈刮片、宫颈管吸片。

3.用生理盐水棉球洗净宫颈及阴道穹窿，仔细观察各区有无异常，例如，宫颈的红色区是否有糜烂，宫颈上皮是否有白斑等。

四、涂药后镜下观察

用2%～3%或5%醋酸溶液涂抹宫颈，20～30秒后，镜下所见如下：

1.正常的鳞状上皮　正常的鳞状上皮，涂醋酸后鳞状上皮无反应。用复方碘溶液试验，正常鳞状上皮内丰富的糖原与碘结合而呈深棕色，角化上皮或鳞状上皮内糖原少，色淡或不上色，异位的柱状上皮亦然。

2.柱状上皮遇醋酸后，变成葡萄状水肿隆起。正常的鳞状上皮被柱状上皮所替代称异位上皮。

3.宫颈溃疡用3%～5%的硝酸银涂抹溃疡的肉芽时其组织表面形成白膜，而癌性组织则无此反应。

4.白斑　由于上皮角化增生程度快慢不一而分为单纯性白斑与真性白斑两种。单纯性白斑为浅层的鳞状上皮角化或角化不全所形成。真性白斑则表现为表层上皮增生突起，表面粗糙不平，无血管可见或细胞透明度改变呈白色斑块，界限清晰，病理学检查为非典型增生。

5.白斑基底　真性白斑受机械性刺激（冲洗、擦伤、性交）而致表层细胞脱落，呈现基底稍有凹陷，内有密集之乳头，乳头状顶端可见小点状卷曲之微血管，乳头基底色泽略黄，呈玻璃状，涂醋酸溶液，血管反应不佳，无收缩，碘试验阴性。

6.镶嵌性白斑　这是指白斑区内有细小的多边形血管网，将增生的上皮分隔成不规则之块状，外形如红线镶嵌的大理石，这是由于上皮增长亢进，乳头间距增大，其间的血管间距亦增宽，一般表面平坦，如呈不规则突出，将血管推向四周，表示细胞增生迅速，有癌变倾向。

7.乳头状基底　白斑基底内的乳头增生迅速，明显突起，高出周边界限，乳头内血管扩张，镜下可见乳头突起呈红黄色，血管比较密集，呈逗点或螺旋状，用紫外光源或绿色滤色镜观察，血管图像更清晰。用去甲肾上腺素试验时，因血管分化不良，收缩功能差，但血管图像可清晰见到，病理学检查为非典型增生或早期癌。

8.猪油状突起，结构不清，凹凸不平，略呈黄白或灰白色，发亮如猪油状或脑回状。

9.宫颈癌灶。

10.异型血管　在绿色滤色镜下观察，可见到清晰的血管图像，再用0.5%去甲肾上腺素试验，越是非典型增生或是宫颈癌，血管收缩功能越差，图像更为明显。分为以下几种血管图像。

（1）发夹状血管：原始鳞状上皮上的发夹状血管标志分化良好。

（2）树枝状血管：移行区（或转化区）表面血管呈树枝状分支，管径粗大，走向整齐，标志其分化良好。

（3）白斑区域内的血管网提示可能癌变。

（4）血管排列混乱或扩大，有多种不同形态，如逗点形、线球形等。

【注意事项】

1.宫颈管内腺癌在阴道镜下的图像意义不大，只有晚期才能在阴道镜下看到。必须注意到不正常出血、血管排列紊乱、增生不规则等恶性特征，需进一步检查，以免漏诊。

2.阴道镜检查若发现上皮或血管有异常应立即处理，必要时分段诊刮，在阴道镜下选择做多处活检、宫颈锥切或子宫切除等。

第十七节　宫腔镜检测

一、诊断性宫腔镜术（宫腔镜XG-8型）

【适应证】

1.用于鉴别异常子宫出血，如不规则子宫出血、月经过多、绝经后出血等。

2.原因不明性不孕或不育者。

3.闭经、月经过少、痛经等，怀疑宫腔内粘连者。

4.识别习惯性流产的原因，如内口松弛、缺损或子宫畸形、肌瘤、粘连等。

5.生殖器畸形者。

6.子宫造影失败或未能明确诊断者。

7.查明产后或流产出血原因。

8.对取出困难IUD的诊断和处理。

9.IUD及其副反应的检查。

10.宫腔镜下输卵管绝育。

11.钳取活体组织。

12.对宫腔进行某种冲洗和治疗。

【禁忌证】

1.体温≥37.5℃者。

2.急性、亚急性生殖道炎症者。

3.活动性子宫出血者。

4.近期子宫穿孔或有修补史者。

5.欲继续的妊娠者。

6.宫颈难以扩张者。

7.宫颈恶性肿瘤者。

8.严重心血管、肺或血液病等内科疾病者。

【术前准备】

1.详细询问病史。

2.测量血压、脉搏、体温，检查心及肺。

3.阴道检查，了解子宫位置、大小、方向，排除炎症。

4.阴道分泌物查滴虫、霉菌，必要时查PCR。

5.带IUD者，做B超或X线盆腔透视，确定IUD位置。

6.认真消毒外阴及阴道。

【检查时间】

1.一般在月经净后1~5天，以在月经周期第10天内进行为宜。

2.阴道出血时，一般不做检查，止血治疗后仍有少量阴道出血者，可酌情给予抗生素治疗后再检查。

【麻醉方法】

1.除个别精神紧张者，术前半小时可肌注哌替啶50mg外，一般不需术前药物。

2.宫颈口紧不易扩张者，可在宫颈旁注射2%利多卡因做宫颈管麻醉。

【操作步骤】

一、患者准备

术者应穿清洁工作衣，戴口罩、帽子，洗手并戴消毒手套。

二、体位

受检者取膀胱截石位。

三、铺巾

外阴盖以无菌洞巾。

四、检查器械

检查确认全套器械及其功能无障碍，包括宫腔镜、附件、冷光源、膨宫液调压系统，准备足够的膨宫液及其他备用药物。

五、阴道检查

详细复查子宫位置、大小及附件。

只有查清子宫的方位及大小才能顺利地、安全地将宫腔镜置入宫腔内进行操作。

六、消毒

用窥器扩开阴道，拭净阴道内积液，露出子宫颈，宫颈及颈管用2.5%碘酒及75%酒精或0.5%碘附液消毒后，用宫颈钳钳夹宫颈前唇。

七、探测宫腔

用探针探清子宫位置与深度。

八、扩张宫颈

用宫颈扩张器扩张宫颈至6.5~7号。

九、镜检

目前临床多采用以下器械进行镜检。

1.宫腔镜数码诊疗系统的主要功能　宫腔镜数码诊疗系统具有数码电子阴道镜所有功能，可在窥镜下进行一些子宫内的治疗性手术操作，宫腔检查镜采用蓝宝石材料，镜体前端弯曲22°，比较易于观察子宫颈全貌和直视下宫腔内手术操作，具有窥镜视角大、创伤小、图像清晰放大、出血少、恢复快等特点，适用于妇科检查和手术治疗过程的观察和记录，有助于提高诊断糜烂、癌前病变、癌症病变的准确率，特别对于癌前病变的诊断有重要的临床价值。

十、操作方法

1.接好宫腔镜导水皮管及光源，排出镜管中气泡。

2.将宫腔镜管顺宫腔方向插入到宫颈内口水平，在10.6~24kPa（80~180mmHg）压力下注入膨宫介质，并需随时严格防止膨宫液管道内气体进入宫腔，待镜体排水孔流出的液体清亮后，并使宫腔充分扩展即可检视。

3.按顺序检视宫底，宫角及前、后、侧壁和颈管等，注意宫腔形态，有无宫内异常或病变。

4.若宫内有IUD，需注意IUD的位置、形状以及与宫腔的关系，随后缓缓退出镜管，并将IUD）推动移位，结束检查。

检视完毕，若有必要可做相应的操作，例如，内膜活检、分离粘连、矫正IUD在宫腔中位置或换取IUD等。

【注意事项】

1.术毕需临床观察1～2小时。

2.术后禁行房事及盆浴2周。休假5天，必要时给予抗生素，以预防感染。

3.术后1周门诊随访。

二、治疗性宫腔镜术

手术宫腔镜是宫腔镜手术治疗子宫疾患的妇科专用手术器械。它具有手术时间短、恢复快等优点。电切器操作把手为主动式，外鞘管采用的连续灌流系统可有效地防止子宫内压过高。

【适应证】

1.无排卵功能性子宫出血（子宫内膜增殖症）者。

2.子宫内膜息肉、宫颈管息肉者。

3.黏膜下肌瘤者。

4.子宫纵隔者。

5.子宫腔不全粘连者。

6.子宫内膜原位癌（局灶性）者。

【禁忌证】

1.急性生殖器官炎症者。

2.子宫大于镜体长度者。

3.水、电解质紊乱者。

4.严重高血压者。

5.新发生或未控制的心力衰竭者。

6.严重支气管哮喘和肺部感染者。

7.肾功能不全者。

8.肝功能明显异常者。

9.血液系统疾病、严重贫血、血小板减少及全身出血性疾病者。

10.糖尿病患者。

第十八节　染色体检查

一、概念

1.染色质　细胞通过有丝分裂而增殖。在细胞间期（非分裂期）核内的遗传物质交织成网，称为染色质。

2.染色体在细胞的分裂期，染色质浓缩排列成条状，称为染色体。

正常人体细胞有23对（46条）染色体，其中22对（44条）为常染色体，男女一样，1对（2条）为性染色体。男性为XY型染色体，女性为XX型染色体。

构成染色体的主要化学成分是脱氧核糖核酸（DNA），还有核糖核酸（DNA）与蛋白质。

当细胞在有丝分裂中期，最易看清染色体的形态。

二、染色体畸变

1.染色体数目异常。

2.染色体结构、形态异常。即出现易位、缺损、断裂、倒置、重叠等。

三、常染色体畸变的一般症状

1.智力低下。

2.发育障碍。表现为低体重儿，幼儿瘦小、弱、发育迟缓等。

3.多发性畸形。

四、性染色体异常的一般症状

1.智力低下。

2.性发育异常。表现为卵巢发育不全，可呈条索状纤维，原发闭经、不育、两性畸形等。

3.女性侏儒症。

五、临床检查染色体或染色质指征

1.预测胎儿性别，诊断遗传病

（1）孕妇年龄≥40岁。

（2）生过染色体异常的子代者。

（3）双亲中有一方为染色体畸变携带者。

2.查病因

（1）原发闭经。

（2）过早绝经。

（3）两性畸形。

（4）难以纠治的卵巢功能低下。

（5）不育症。

（6）习惯性流产。

（7）智力低下。

（8）性腺肿瘤。

（9）难以确诊的早期恶性肿瘤。

六、性染色质检查法

1.X染色质　女性两条X染色体中，只有一条X染色体有活性，另一条无活性，在间期细胞核中呈固缩状态，在镜下呈浓染颗粒，称性染色质（X小体），又称Barr体。女性口腔黏膜细胞中有20%～60%，男性仅有2%～6%。其检查方法如下：

（1）刮取口颊黏膜，脱落细胞涂片。

（2）刮取阴道黏膜，脱落细胞涂片。

（3）抽取羊水，离心沉淀取沉渣涂片。

（4）孕期从宫腔吸取少许绒毛检查。

涂片在95%酒精中固定30分钟或30分钟以上，Feulagen染色，镜检。

2.Y染色质　Y染色体长臂远侧端荧光点，称之为Y染色质，或Y荧光小体。女性无此小体。

检查方法如下：

1.刮取口腔颊黏膜。

2.抽取羊水，沉淀。

3.吸取绒毛。

4.外周血涂片。

将涂片在甲醇液中固定30分钟（＜60分钟），用二盐酸米帕林染色，荧光显微镜下观察。男性口腔黏膜上皮细胞、男性羊水细胞、男性血淋巴细胞出现率约为50%。

七、性染色质检查临床意义

1.鉴定假两性畸形的性别。

2.预测胎儿性别，以期发现胎儿性连锁遗传病。及时中止妊娠，以防止生出病儿。

但应注意，性染色质有可能与性别不一致，如先天睾丸发育不全男儿，性染色体XXY，X染色质阳性，与实际性别不符。

脱纳症女性，性染色体XO，无X染色质，也与性别不符。

八、染色体检查法

1.取材方法

(1)抽取周围静脉血2mL(肝素润湿空针)培养。

(2)骨髓培养。

(3)羊水沉淀培养。

(4)脏器或腹部皮肤(小块，深达真皮层)培养。

2.染色与镜检培养后染色，在光学显微镜下检查。

第十九节　盆腔血管造影

盆腔肿瘤、血管疾病、炎症、畸形等可引起盆腔血管位置、分布、数目和形态变化。注射造影剂使血管显影，以协助诊断。

血管造影包括：

1.盆腔静脉造影。

2.盆腔动脉造影。

【适应证】

1.盆腔血管疾患。盆腔静脉淤血症者。

2.滋养叶细胞疾患。了解恶性葡萄胎或绒癌有无子宫肌壁侵犯及侵犯程度。

【禁忌证】

1.全身感染或急性盆腔炎或慢性盆腔炎急性或亚急性发作者。

2.心、肝、肾功能衰竭或恶病质者。

3.月经期或阴道流血者。

4.碘过敏者。

【术前准备】

1.术前口服液体石蜡30mL，术前2小时肥皂水灌肠。

2.碘过敏试验。泛影酸钠1mL，或30%醋碘苯酸钠溶液1mL静脉注射，观察有无过敏反应。

3.做普鲁卡因过敏试验。

4.检查血常规及凝血四项。

5.冲洗外阴，灌洗阴道，可用1/5 000高锰酸钾溶液或0.1%碘附液。

6.术前排空膀胱。

7.月经干净后3～5日进行造影。

第二十节　盆腔静脉造影

【操作步骤】

一、确定途径

选择造影的途径如下：

1.宫底部肌层注射，多用。

2.通过骨髓腔（耻骨、髂嵴等盆骨）注射，少用。

3.通过髂总静脉插管注射，少用。

二、体位

患者取膀胱截石位。

三、阴道检查

明确子宫大小及方位。

四、消毒

常规消毒外阴、阴道。

五、暴露宫颈

窥器暴露子宫颈，擦净宫颈管黏液，用碘酒、乙醇（酒精）或0.5%碘附液认真消毒宫颈外口及颈管。

六、探测宫腔

用齿钳夹持宫颈前唇，用探针探测宫腔方向及深度。

七、穿刺

顺宫腔方向放入特制套管，达宫底部正中，向宫底稍施压力，并固定住套管，经套管按预定深度插入已排空空气的穿刺针，刺入宫底深度达0.5～0.4cm。

八、注药

1.注射透明质酸酶1 500U，以利造影剂扩散进入子宫壁静脉，或注射0.5%普鲁卡因5mL。

2.5分钟后，将30%醋碘苯酸钠或70%碘吡啦啥20mL，快速推入宫肌层（30秒钟推完）。

九、拍片

注射后，立即摄片1张，以后20秒及40秒时各摄片1张。

【注意事项】

1.造影后，患者应卧床休息3日。

2.造影后两周内禁盆浴及房事。

3.给抗生素预防感染。

十、结果判定

1.正射影像摄片中可见子宫肌层内静脉网状结构样阴影，使子宫轮廓清晰可见，子宫静脉及卵巢静脉粗细均匀，无曲张，20秒后静脉内造影剂全部排空，片中静脉影像完全消失。

2.病理影像　子宫静脉及卵巢静脉增粗、弯曲，静脉影像消失的时间延长，20秒及40秒摄片仍有造影剂潴留，提示可能存在盆腔静脉淤血症、附件炎性包块、子宫肌瘤、子宫颈炎等疾患，应结合临床症状进行诊断。

第二十一节　盆腔动脉造影

盆腔动脉造影也称股动脉切开插管造影。

【操作步骤】

一、体位

患者取平卧位。

二、消毒

用碘酒、酒精消毒股部及下腹部皮肤。

三、铺巾

铺无菌巾。

四、暴露股动脉

解剖出股三角，暴露股动脉，分离出约3cm。

五、股动脉穿刺

由股动脉穿刺点刺入，经此口向心插入7~8号塑料管，达主动脉分叉处（相当于刺入点至骶岬上三横指长）。

固定插入管。向导管内慢慢注入肝素生理盐水，以防血凝。

六、造影

用止血带加压阻断远端肢体血循环后再推药。先推入1mL造影剂，观察5分钟，若无不良反应，应将造影剂用1～2秒快速推注完，并立即拍片，每隔0.5~1秒拍1张，共拍片4～6张。

造影后，拔出导管，缝合切口，加压包扎止血。5天拆线。

七、结果判定

1.正常影像　盆腔动脉造影时，盆腔动脉均可显影。子宫动脉分为下行段、横行段、上行段三段。子宫动脉又分若干小的肌壁动脉，在宫侧壁外与中间的1/4～1/3形成弓形动脉。弓形动脉又分为若干小支走向肌壁及宫内膜，其联结成网状。

注入造影剂0.5秒钟后，盆腔动脉开始显影，1～2秒子宫动脉显影，3～5秒子宫肌层血管网显影，即3～5秒钟内为动脉期。7秒钟后静脉开始显影，即进入静脉期。

2.病理影像　通常良、恶性的卵巢及子宫肿瘤不借助血管造影来鉴别。血管造影主要用于识别良、恶性葡萄胎和绒癌有无肌壁转移。

（1）良性葡萄胎：病变主要局限于子宫腔及蜕膜层。

动脉期，蜕膜血窦及绒毛间隙呈模糊片状阴影，葡萄胎呈圆形、半圆形边缘锐利的充盈缺损，静脉期提前出现。

（2）恶性葡萄胎：水泡侵入子宫肌层，破坏血管，在肌层内形成血窦及动静脉瘘。

动脉造影可见病灶部分血管异常丰富、变粗。弓形动脉不通过子宫肌壁的血管网，而直接与肌壁内呈团块状的血窦相连。肌壁内的血窦中有圆形或半圆形边缘锐利的充盈缺损（即水泡），静脉期提前出现。

（3）绒癌：由于癌组织破坏肌壁形成血窦，而癌组织又无完整绒毛，因此动脉造影时，肌壁内形成边缘不整齐的充盈缺损，与葡萄胎肌层内圆形或半圆形边缘锐利的充盈缺损不同。

八、并发症

1.局部出血、渗血、血肿。

2.感染。

3.栓塞。

第二十二节　盆腔淋巴造影

淋巴造影，是使造影剂进入淋巴系后，在X线下显示淋巴管及淋巴结功能的一种检查方法。

该方法对恶性肿瘤 患者在确定诊断、分期、定位、疗效观察及随访等方面是一种准确率高、简易安全、并发症少的检查手段。

【适应证】

1.诊断疾病的性质，确定病灶部位　可明确淋巴结的病变是良性还是恶性，血淋巴结的部位。估计预后，确定分期。

2.指导穿刺初步定位后，可指导经腹股沟或腹穿活检淋巴结，以进一步明确诊断。

3.确定淋巴结有无受累盆腔恶性肿瘤，如卵巢癌、子宫颈癌、子宫体癌等，外阴及阴道癌，疑腹股沟深浅淋巴结及盆腔淋巴结转移者。

4.指导手术在盆腔淋巴清扫术中，可对照淋巴造影所摄X片，确定需摘除的病变淋巴结，以提高手术治愈率。

5.指导放疗　对需行放射治疗的 患者，根据淋巴结造影提示，规定需放射的范围及剂量。

6.辅助治疗　在淋巴管内注入一定量的抗癌药、放射性核素和碘油的复合物，既有诊断作用，又可作为某些癌肿的姑息治疗或辅助治疗。

【禁忌证】

1.足部软组织炎，尤其是趾间感染未治愈者。

2.严重的蜂窝组织炎和淋巴结炎者。可在急性炎症控制2周后行淋巴造影术。

3.合并脑、心、肺、肾、肝功能衰竭者。

4.对碘剂过敏者。

【术前准备】

1.术前行碘过敏试验，方法同子宫输卵管造影术。

2.术前晚将足部彻底清洗干净。

3.造影前3天停服含重金属类药物。

4.普鲁卡因皮试。

5.术日晨清洁洗肠，排除肠内积粪。

6.术前排净尿液。

【操作步骤】

一、体位

患者取仰卧位，双腿放平呈放松状态。

二、消毒

足背皮肤用碘酒、酒精或0.5%碘附液消毒。

三、铺巾

术野铺无菌孔巾。

四、麻醉

局麻（1%普鲁卡因或利多卡因局部浸润麻）。

五、注射染料

在足背第一、二趾间向上1cm处皮内注射1%亚甲蓝液0.5mL，使足背淋巴管蓝染。注射后向小腿方向按摩淋巴网络，促使尽快蓝染。

六、切升

局麻后切开皮肤。切口选择在两踝连线下2cm处或内踝切口，小心分离蓝色淋巴管。一般可见到2～3根较粗、明显的淋巴管。

七、游离淋巴管

游离淋巴管长度约1.5～2cm，近心及离心端分别放置2根丝线，离心端结扎后留线牵引。

八、注入造影剂

将带塑料管的4号（或4½号）小儿头皮针头慢慢刺入淋巴管内，朝向近心端，牵引离心端，拉直淋巴管以利穿刺成功。将近心端丝线固定针头及淋巴管，以防移动、漏液。

慢慢注入造影剂Myodil 6～8mL。速度控制在每5分钟推注1mL以下，动作轻、速度慢，针头勿移动，也可用微量注射泵，注射速度掌握在0.1mL/min。

九、缝合切口

推注顺利，无阻力，无漏液及局部水肿，拔出针头，局部缝合，盖以敷料。

十、摄片

术后活动双脚，即刻及24小时后摄取骨盆和腹部平片。

必要时，加摄斜位或侧位片。

【注意事项】

1.足背注射亚甲蓝液后应向小腿处按摩。

2.切开皮肤需小心，不可过深，动作轻巧。

3.针头刺入淋巴管后，用留存丝线打结，以固定淋巴管，保证推注碘油顺利。

4.推注速度必须慢，用力均匀，以防推注过快引起淋巴管破裂。

5.推注造影剂2mL时，最好透视肢体和拍片，以观察针头是否在淋巴管内或有无造影剂入静脉或外溢现象。

6.术中注意观察 患者情况，及早发现过敏、栓塞等异常情况。

7.术后7日拆除局部缝线。

第二十三节　盆腔充气造影

腹腔注气，使盆腔器官周围充气，经X线摄片，显示子宫及附件的外形，了解肿物的部位、大小及与邻近器官的关系。也可同时行子宫输卵管造影，以明确盆腔病变的准确部位。

【适应证】

1.肥胖或未婚者疑盆腔包块，双合诊或肛诊不能查明时。

2.盆腔肿块经双合诊或肛诊不能排除卵巢肿瘤者。

3.疑有内生殖器畸形者，如先天无子宫或两性畸形。

4.用其他方法不能确诊的多囊卵巢综合征，用以了解卵巢的大小。

【禁忌证】

1.健康状态差，尤其有较严重的心脏病者。

2.盆、腹腔内有急、慢性炎症或有粘连者。

3.病变范围广或肿块占据大部盆腔者。

【术前准备】

1.检查前晚及术前2小时清洁洗肠。

2.施术前排空膀胱。

3.普鲁卡因皮试。

4.术前6小时禁水。

5.准备注入的气体，氧或二氧化碳（二氧化碳易于吸收），并准备注气机（可采用人工气胸机或简易注气机）。

【操作步骤】

可经腹壁或宫腔注入气体。经腹壁注气较安全。

一、体位

患者取仰卧位。

二、消毒

碘酒、酒精或碘伏液常规消毒术野皮肤。

三、铺巾

铺无菌巾。

四、注气

穿刺点在脐外下各二横指处（左或右），穿刺注气压力1.5kPa（150mmH_2O），注气量1000mL。

五、拍片

气腹后，平卧做透视，了解气体分布及腹腔情况。如气体分布均匀，拔出穿刺针，局部覆以无菌纱布，摄片。

六、子宫输卵管造影

同时做子宫输卵管造影术，做完气腹后，取膀胱截石位，固定好输卵管造影导管。

七、第二次拍片

1.摄片时令患者慢慢翻身，改成俯卧式，并将检查台头端摇低，倾斜30° ~35° ，使气体向盆腔集中，并在腹部放置数个小棉垫，以使气体充盈盆腔。在耻骨联合前置一厚6cm棉垫，以避免子宫卵巢影像与耻骨联合阴影重叠。

2.X线管球与台面垂直，中心线对准臀间沟上端，避免尾骨、耻骨与内生殖器影像重叠。

3.气腹造影常规摄后前位，双重造影可摄前后位，必要时拍左前斜位、右前斜位片。

4.气腹、碘油联合造影时，气腹后拍第一张片，注碘油后拍第二张片，24小时后再拍片对照。

八、排气

拍片完毕后，再消毒原穿刺部位，将大部分气体

排出后，局部覆以无菌纱布。

【注意事项】

1.腹腔内注气压力不应超过1.5kPa（150mmH_2O）。若超过，提示气体未进入腹腔，可能在腹膜外，应立即停止注射，调整针头深度。

2.术毕患者卧床2~4小时后可下地活动。

3.气腹后患者可有腹胀、肩酸等不适，一般1~2日即可自行消失，无需特殊处理。

九、结果判定

1.正常影像

（1）子宫：盆腔中央，呈现出纺锤形均匀的阴影，平均为7.2cm×4cm。

（2）输卵管：细条状软组织阴影，自子宫两角部伸向盆腔侧壁，由细而粗。

（3）卵巢：位于盆腔两侧，呈椭圆形或圆形，密度均匀，轮廓凹凸不平的阴影，约为子宫的1/4。

（4）膀胱：在耻骨联合上方，呈半圆形阴影，密度均匀，有时膀胱部分阴影与子

宫阴影重叠。

（5）直肠与乙状结肠：呈管状阴影，位于腰部偏向左侧，大小不一。在直肠与子宫的阴影间有一透明区，即子宫直肠凹陷。

2.异常影像

（1）子宫肿瘤：子宫影像增大，密度增高。

（2）子宫畸形：同时行子宫造影术可鉴别纵隔子宫与双角子宫等畸形。

（3）输卵管病变

①输卵管炎：输卵管增宽，密度增高。

②输卵管积水：输卵管增宽明显，呈带状。造影时可见阴影中有圆珠状碘油。

③输卵管妊娠：输卵管局部膨大，密度较深。

（4）卵巢肿瘤：卵巢体积增大，大于子宫的1/4，可增至子宫的1/2~3/4大小或更大。结合临床可考虑多囊卵巢综合征或功能性肿瘤。

若卵巢阴影正常，附近有包块，可能为卵巢管囊肿或输卵管积水，可行子宫输卵管碘油造影进行鉴别。

第二十四节 B超对妇科疾病的诊断

临床上采用彩超线阵或凸阵对妇科疾病进行诊断。

一、早孕

早孕的B超特点。

1.子宫增大。

2.胎囊光环于近宫底处呈圆形或椭圆形。

3.孕6周后可见胎芽。

4.孕7~8周可见胎心跳动。

二、流产

早期流产的B超特点。

1.胎囊变形。

2.胎囊停止发育，经1~2周观察胎囊不增大。

3.胎囊下移。

4.空胎囊，即孕期超过8周，无胎芽，为枯萎孕卵。

5.宫腔内结构不清，紊乱。

6.宫腔内多囊样变，预示流产将发生。

7.胚胎排出不全时，宫腔内可有不规则光团。

三、宫外孕

宫外孕（输卵管妊娠）的B超特点。

1.子宫稍大，宫腔内无胎囊光环。

2.附件有包块。

3.子宫直肠窝有液性暗区（内出血）。

4.腹腔内，尤其在髂窝处可见液性暗区。少数病例输卵管流产继发腹腔妊娠时，腹腔内可见胎囊或包块。

输卵管间质部妊娠的B超特点。

1.纵切面可见子宫增大，胎囊光环极度靠近宫底，胎囊上部围绕的肌层极薄或消失。

2.横切面可见胎囊偏居宫腔一侧，肌壁薄。

3.间质部妊娠胎囊损害宫角部肌层，此点系与残角子宫妊娠的区别。

四、残角子宫妊娠

残角子宫妊娠的B超特点。

1.子宫稍大，宫腔内可见厚内膜（蜕膜）回声。

2.子宫一侧上方可见圆形胎囊，外包以薄而完整的肌壁。

五、宫角妊娠

宫角妊娠的B超特点。

1.胎囊位于子宫一角，随妊娠进展向宫腔内生长，可至足月。

2.子宫一角突出，产后胎盘滞留时，可呈囊性扩张。

六、宫颈妊娠

宫颈妊娠的B超特点。

1.子宫略大或正常，其内蜕膜厚。

2.宫颈膨大，大于宫体。

3.宫内口关闭，胎囊不越过宫内口。

4.颈管内可见胎囊。

七、腹腔妊娠

腹腔妊娠的B超特点。

1.子宫增大。

2.子宫外有胎儿及其附属物。

八、畸形子宫合并妊娠

畸形子宫合并妊娠的B超特点。

1.子宫前壁内向下突有一嵴状，即子宫不全纵隔，胎囊内有一胎儿。

2.双子宫，右侧子宫妊娠。

3.纵隔子宫，两侧妊娠。

九、葡萄胎

葡萄胎的B超特点。

1.子宫大于孕周，宫内无胎儿。

2.宫腔内光点与大小不等相间的小暗区构成蜂窝状。

3.子宫一侧或两侧可见黄素化囊肿，包膜清晰、光滑，囊内可有隔，呈液性暗区。

十、恶葡

恶性滋养叶细胞肿瘤的B超特点。

1.子宫大，复旧差。

2.子宫肌壁内可见不规则光团，大小不等液性暗区，相互交错。

3.严重者，子宫外形不规则，增大，可见弥散性蜂窝状回声。

十一、子宫肌腺病

子宫肌腺病的B超特点。

1.子宫饱满，或呈球形、筒形等增大。

2.子宫肌壁回声较强，且不均匀呈颗粒状粗糙，肌腺瘤与宫壁间无明显界限。

3.肌壁间可见多个细小衰减区（小血囊）。

4.宫腔波前移多见，少数呈宫腔波后移。

十二、盆腔子宫内膜异位症

盆腔子宫内膜异位症的B超特点。

1.巧克力囊肿，有粘连时可变形，囊壁厚，不光滑。

2.巧克力囊肿内回声多，呈低回声光点。

3.子宫直肠窝异位病灶呈不规则衰减小包块，阴道直肠隔受侵时隔变厚（>0.5cm）或厚薄不均。

十三、功血

功血的B超特点。

1.子宫均匀增大，肌壁回声稍衰减。

2.子宫内膜增厚（>lcm），宫内膜呈梭状或球状光团。

3.一侧或双侧卵巢饱满或增大。

十四、子宫黏膜下肌瘤

子宫黏膜下肌瘤的B超特点。

宫腔内衰减包块（肌瘤）与肌壁间有衰减裂隙。

十五、宫体癌

宫体癌（宫内膜癌）的B超特点。

内膜增厚，外缘不规则，且侵犯肌壁，无衰减晕。

十六、子宫内膜炎

子宫内膜炎的B超特点。

子宫内膜增厚，其边界欠清晰。

十七、子宫颈癌

子宫颈癌的B超特点。

子宫颈肥大，实性，不规则，反光强，含光斑。

十八、子宫肌瘤

子宫肌瘤的B超特点。

1.壁间肌瘤，宫体内衰减包块与宫壁间有界限。

2.子宫肌瘤变性时可呈栅栏状强暗相间回声（玻璃样变）；结缔组织较多时，瘤体呈反光较强的花纹状，囊性呈大小不等的无回声区；红色性变时，肌瘤明显衰减；肉瘤变时，肌瘤迅速增大，内回声变复杂。

十九、输卵管癌

输卵管癌的B超特点。

附件区腊肠形偏实性或囊实相混包块。

二十、输卵管积水

输卵管积水的B超特点。

输卵管呈长圆形，内有液性暗区。

二十一、卵巢良性肿瘤

卵巢良性肿瘤的B超特点。

1.多为囊性，囊壁薄、光滑、清晰、完整。

2.囊内回声较单纯，分隔薄，且均匀，多为无回声区，内壁光滑，可有小乳头。

二十二、卵巢恶性肿瘤

卵巢恶性肿瘤的B超特点。

1.多为实性或囊实性。

2.囊壁厚薄不均，欠清晰，凸凹不平，不规则。

3.囊内回声较复杂，可呈各种形状，多隔、分隔厚薄不均，可有实体块。

4.多数伴腹水（液性暗区）。

二十三、卵巢非赘生性囊肿

卵巢非赘生性囊肿的B超特点。

1.多为囊性，囊壁光滑、薄、清晰、完整。

2.囊内回声单纯，为液性暗区。

第二章　产科领域内无创、微创诊断手段

第一节　产科检查

一、腹部检查

孕妇排尿后，仰卧于检查床上，头部稍垫高、露出腹部，双腿略屈稍分开，使腹肌松弛。检查者立于其右侧检查。

1.望诊注意腹部大小、形状、腹壁有无妊娠纹、瘢痕、水肿等。

（1）腹大：可能为多胎、羊水过多、巨大儿。

（2）腹小：可能为IUGR、羊水过少，记错月经日期等。

（3）宫底低：可能为横位。

（4）悬垂腹：可能存在盆头不称。

2.触诊注意腹壁肌肉紧张度，有无腹直肌分离，子宫有无收缩、羊水多少。

运用四步触诊手法检查子宫大小及胎位。

前三步，检查者面朝孕妇，第四步，检查者面向孕妇足端。

（1）第一步：检查者双手置于宫底，查宫底高度，子宫外形，估计胎儿大小与孕月是否相符，判断占据宫底的胎儿部分（胎头、圆、硬，有浮球感。臀较软、不规则）。

（2）第二步：检查者两手分别置于孕妇的腹部两侧，判断两侧各为胎儿何部（背、宽而平，肢体则呈可变形，有结节感）。

（3）第三步：检查者右手拇指与4指分开，置于耻骨联合上方，握住先露部，进一步判定是头还是臀，左右轻晃，判断是否入盆。

（4）第四步：检查者两手分别置于先露部的两侧，在近骨盆入口方向深按，复核先露部的诊断。

二、肛查

1.胎先露是头或臀难以确定时，可借助肛查确定。

2.肛查了解骨盆中下段大小及形态。

三、测量

宫高（耻骨联合上缘中点至宫底），测量腹围（脐周径）。

四、听诊

孕≥18～20周，在孕妇腹壁上可听到胎心音，注意胎心强弱，速率及节律，正常胎心每分钟120～160次。

五、骨盆外测量

1.髂棘间径（IS）　孕妇伸腿仰卧位，测量两髂前上棘外缘间距，正常值为23～25 cm。

2.髂嵴间径（IC）　伸腿仰卧位，测量两髂嵴外缘最宽间距，正常值为25～28 cm。

3.粗隆间径（IT）　伸腿仰卧位，测量两股骨粗隆间距，正常值为29～31 cm。

此径可间接推测出骨盆横径宽度。

4.骶髂外径（EC）　取左侧卧位，右腿伸直，左腿弯曲，测量第五腰椎棘突下缘至耻骨联合上缘中点下1 cm间距，正常值为18～20 cm。

此径可间接推测骨盆入口前后径的宽度。

5.出口横径（TO）　即坐骨结节间径，取仰卧位，屈腿，双手抱双膝，测量两坐骨结节前端内侧缘间距，正常值为9 cm左右。TO＜8 cm，应测量出口后矢状径。

6.耻骨弓角度正常约90°，左右两拇指平放在耻骨降支的上面，测量两拇指间的角度，＜80°为异常。耻骨弓角度反映骨盆出口横径大小。

六、骨盆内测量

能较准确地测量骨盆大小。

孕妇取膀胱截石位，消毒外阴，戴无菌手套测量。

1.骶耻内径（DC）　耻骨联合下缘中点至骶岬上缘中点间距，正常值＞12 cm。

测量时，中指尖触不到骶岬，提示此值＞12 cm。

测量时间最好在怀孕6个月以后，阴道较松软时。

2.坐棘间径　两坐棘间距正常值为10 cm左右。可用示、中两指估测两坐骨间距，或用中骨盆测量器测量。

七、阴道检查

初诊的孕妇检查。

1.早孕时做双合诊检查，了解子宫大小、附件、软产道有无异常。

2.孕期在6个月以上，做阴道检查的同时测量骶耻内径与骶棘间径。

3.孕末1个月，尽量避免不必要的阴道检查。

第二节 肛查（P.R）

准确而适时的肛查对及时诊断胎位不正，骨盆中、下段狭窄及盆头不称有重要意义。妇产科工作者必须熟练掌握，以便及时发现剖宫产指征。

肛查较易掌握。操作时无需严格的外阴消毒与较复杂的设备。正确的肛查引起宫腔内感染的机会较阴道检查少，且肛查时手指在直肠内仅隔直肠后壁一层薄膜状组织，了解骨盆腔内的情况（骶骨表面弧度、骶尾关节活动度、坐棘突出度等），比阴道检查更清楚。但肛查对宫口及软产道其他情况，如胎先露、胎方位及骨盆入口的了解不及阴道检查直接、明了。肛查的使用有其局限性，前置胎盘病例为避免肛查引起大出血，被列为禁忌之一。

一、肛查的时间与次数

1.潜伏期　宫口开大2cm之内，每2～4小时肛查1次。

2.活跃期宫口开大2～9cm时，每1～2小时肛查1次。

3.宫口开大9cm至第二产程胎儿娩出前，每1小时肛查1次，必要时30分钟查肛1次。

肛查时应注意无菌操作，不可暴力，避免损伤直肠壁。在整个产程中肛查的次数累积不得超过11次。

二、肛查内容

1.先露为胎儿何部，下降程度（居骨盆哪个平面）及胎方位。

2.胎膜　胎膜是否完整及其紧张度。如已破膜，应观察羊水颜色、气味，判断有无胎儿宫内窘迫及宫腔感染。

3.宫颈　宫颈长短、厚薄及软硬度，宫颈的方向（居前、中、后或偏左、偏右）。宫颈展平及开大程度（宫口开大2cm以内，可用1指或1指松表示，开大超过2cm时，则一律用cm表示开大的程度)，宫颈与先露的关系(是否衔接)。

宫缩规律有力，宫口不能相应开大，其呈水肿增厚，为宫颈难产。宫颈居于后方，宫颈前唇长，常可发生前唇嵌顿。破水后，宫颈与儿头不衔接，提示盆头不称或胎先露下降梗阻。

4.骨盆情况，骶骨表面光滑度、弧度，及其倾斜度(以第三骶骨为中心，分为骶骨的上段与下段)，坐骨棘突出度，坐骨切迹底部宽度，骶尾关节活动度，骨盆中下段的径线。

正常骨盆的骶耻内径大于12cm，故行肛查时，触不到骶岬。当骶岬下沉，或存在第二骶岬，或骶耻内径短缩时，方能触及骶岬。

(1)中段平面

①中段前后径：末节骶椎关节(通常是第四,五骶椎关节)至耻骨联合下缘间距小于10cm为狭窄。

②中段横径(坐棘间径)：正常者5横指宽，小于5横指(即<9.5cm)为狭窄。

③坐骨切迹底部的宽度，即骶、坐骨间的空隙正常骨盆平均3指宽，≤2指为狭窄。

④骨盆侧壁倾斜度：侧壁明显内聚或显著的骨性隆起者，骨盆内腔变小。

(2)出口平面

①出口前后径：骶尾关节至耻骨联合下面的距离小于10cm为狭窄，在估计此径线时不应忽略骶尾关节的活动度。骶尾关节不活动者，应测尾骨尖至耻骨联合下面的间距，活动度好的骶尾关节在胎儿排出时，可向后移2~3cm，使前后径加大。固定的骶尾关节伴骨性隆起或伴明显前钩的尾骨时，骨盆出口前后径缩小，胎儿娩出时可发生出口梗阻。

②出口横径：坐骨结节前距点间距小于8cm为狭窄。

③盆腔软组织：骶棘韧带的弹性，韧度及盆底组织的厚度。过于肥厚、坚硬或未待胎儿娩出即出现坏死、移位、脱落等异常情况，均应及时行剖宫产术。

第三节　阴道检查

阴道检查须为严格的无菌操作，否则会导致宫腔感染。整个产程中阴道检查的次数不能超过两次。否则会增加感染的机会。

一、阴道检查适应证

1.儿头不衔接。过月头浮，初产妇临产头浮，经产妇破水头浮，尤其宫缩规律有力、儿头仍不入盆者。

2.胎先露与宫口开大情况经腹部及肛查不能确定者。

3.胎儿出现宫内窘迫，为除外脐带隐性脱垂以及胎头下降梗阻受压等情况。

4.妊娠合并产前出血，欲确定诊断，拟定处理方针者。

5.B超显示羊水过少（液平≤3cm）为破水诊断者。

6.妊娠中期为扩宫口剥膜进行引产者。

7.决定手术分娩前。

8.产程图显示宫口扩张延缓或停滞，以及胎头下降延缓或停滞者。

9.早破水为扩张宫口催产者。

10.肛查发现骨盆狭窄或软产道异常，为进一步诊断者。

二、阴道检查的内容

1.软产道情况检查外阴、阴道的发育，有无水肿、肿物、静脉曲张、瘢痕挛缩、畸形等异常，及其弹性（扩张力）、通畅度等。宫颈管是否消失（分娩开始前颈管一般长1～3cm，初产妇比经产妇长些），宫颈软硬度、厚薄。宫缩及间歇期开大的厘米数。有无裂伤、水肿、坏死、脱落、瘢痕、畸形及赘生物等。宫颈与先露部之间是否紧密相贴。并应注意盆底软组织的厚度、弹性。（楔形的会阴体原厚5cm，分娩时变为2～4cm、并前移2.5cm）有人称之为“第二宫口”的盆底组织过厚或缺乏弹性，对胎儿娩出的阻力，不亚于病变引起狭窄的阴道对胎儿娩出的影响。因此不应忽视。

若胎膜早破，胎先露位置高，胎头与宫颈贴附不好，宫颈呈袖套状悬垂于阴道中，可能存在盆头不称、子宫下段发育不良、宫缩不协调、脐绕颈或前置胎盘，应进行鉴别。有胎盘前置的宫颈质软，紫蓝着色显著。部分性前置胎盘者，可摸到宫口一部分被海绵状组织覆盖（胎盘），中央性前置胎盘者，则宫口全部被其覆盖（应先经穹窿触诊，如触及胎头与穹窿间有海绵状物，能确诊为前置胎盘时，则不必伸手指入宫口，以免引起大出血）。

先露高浮，宫口开的不大，为避免阴道检查引起人工破水，在宫缩胎囊明显前凸，张力增大时，应避免触摸之；相反，当胎头已深定，前羊水囊不凸欲行人工破水时，应在宫缩前羊水囊张力增高时进行破膜。

流出的羊水应注意其色、量以及是否混有胎便、血液、脓汁等。羊水量少，呈黏稠胎便状是胎儿窘迫严重的征象，血性羊水指示胎盘早剥。有宫内感染的羊水，由于感染的菌种不同，其呈现的颜色与黏稠度也各异。

2.骨盆情况

（1）首先伸指于两耻骨降支间，估计耻骨弓的角度。如为锐角（＜90°），则弓下废区大；如为钝角（＞90°），则弓下废区小。耻骨弓角度小，尤其耻骨降支长（前骨盆深）伴骨盆侧壁向内倾斜者，则表示坐棘间径、坐骨结节间径不富裕，甚至狭窄。

（2）骶腱的突出度。触及骶岬时，应继续向两侧触摸，如在骶岬的两侧触及髂耻线，则肯定其为骶岬。测量骶耻内径（耻骨联合下缘至骶岬）大于12 cm为正常。

此外，逐一检查骶骨的弯曲度、光滑度，尾骨翘度，坐骨切迹底部、顶部的宽度，坐骨棘的突出度，坐棘间径，中段与出口前后径及骨盆侧壁倾斜度。检查方法同肛查。

（3）做阴道检查时，可初步估计出骨盆的形态。

①耻骨弓宽大，入口前后径短，坐骨切迹窄，侧壁直立，则为扁骨盆。

②耻骨弓角度小，骨盆侧壁向内倾斜，骶骨较宽、平坦，骶骨下段向前翘，坐骨切变迹窄，坐骨棘较突，则可能为男性骨盆。

③骨盆中、下段前后径高度伸展，骶骨较窄，坐骨切迹宽，骨盆较深，则可能为猿型骨盆。

3.胎儿情况

（1）先露部及其位置：阴道检查时必须查清胎儿的先露部及其位置。头先露根据囟门及矢状缝的位置确定胎方位。产瘤大，颅骨重叠严重者，不易查清囟门与缝合。此时应触摸胎耳，用示、中二指夹住胎耳来回移动耳轮，耳背与枕骨同侧，以此确定胎位。

（2）产瘤与颅骨重叠：胎头沿产道前进时，受到来自盆底的阻力。两者相互抗击产生产瘤。未破水也可产生产瘤。当胎头颅骨重叠明显，产瘤严重时，有时产瘤虽居棘下，但双顶径尚未通过骨盆入口（腹部触诊可触及尚未入盆的大部分胎头），指示存在盆头不称，不应盲目地阴道助产，应选择剖宫产结束分娩。

（3）胎头矢状缝

①胎头矢状缝在骨盆入口时，常与母体骨盆直径一致。胎头矢状缝居于骨盆横径上（枕横入盆）应查明盆头是否均匀。矢状缝靠近耻骨联合，后顶入盆，为后头倾势不均；矢状缝靠近骶岬，前顶入盆，为前头倾势不均。

②胎头矢状缝持续以枕额径（11.2cm）衔于骨盆入口的前后径上，为胎头高直位。

若枕骨朝向耻骨联合时，为枕耻位（正枕前位），衔接后，通过骨盆入口平面后下降，即可仰伸剥露于耻骨弓下缘，有时可自然分娩。

枕骨朝向骶髂者，为枕骶位（正枕后位）胎头必须高度屈曲及变形，才能进入骨盆。易摸到小囟门。持续呈枕后位者，只有25%经阴道分娩。母子易受损伤。

如果宫口已开全，胎头仍取高直后位，不能下降者，应行剖宫产术结束分娩。

（4）胎头额缝：阴道检查时，若摸到额部隆突与额缝，则为额先露。因枕颏径最长（13.2cm），阴道分娩困难，应选择剖宫取子术。

（5）面先露：面先露者，应特别注意有无骨盆狭窄及胎儿畸形，以决定生产方式。骨盆正常时，不要过早干涉，颏前位者，须待胎头降至盆底，才能确定盆头关系。面先露，胎头仰伸时，以气管前囟径（9.4cm）衔接为短。因此，面先露颏前位的分娩未必比顶产式困难。颏后位者，因颈部已极度伸展，无法适应产道后面的弯度，故被阻塞的胎头无法自然娩出，使用产钳也不能将嵌顿的胎头牵出。因此，持续性颏后位时，必须选择剖宫产术结束分娩。

第四节　羊膜镜检

羊膜镜检查是晚期妊娠胎膜完整时，以窥镜插入宫颈，在强光照射下观察羊水的色和量的方法，以了解胎儿是否受到缺氧的威胁。

羊膜镜是一个圆锥形的金属管，其中的管芯是圆钝头的，操作时不至于刺破羊膜，整个镜管长200cm，直径分有12mm、16mm及20mm三种规格，可应用于不同的客观条件，外接冷光源于内窥镜的远端。

【适应证】

1.妊娠在37周以上有危及胎儿的因素存在，例如，过去有不明原因的死胎史或胎儿监护出现胎心率有晚期减速或频繁的变异减速者。

2.重度妊娠高血压综合征者在妊娠37周以后，可用羊膜镜观察羊水量及颜色，如羊水呈棕绿色（严重胎粪污染），提示胎盘功能不良，胎儿宫内缺氧，应考虑提早终止妊娠。

3.过期妊娠者在过期妊娠诊断不肯定时，做羊膜镜检查，发现羊水少或有胎粪污染，即胎盘功能不足的证据，可给予引产处理。

4.临产后胎心电子监护仪有异常时，可做羊膜镜检查，如发现羊水色和量均正常，则可等待，不必急于干预，这样可省去许多不必要的手术。如发现异常，即可终止妊娠。

5.诊断羊膜早破。有时少量羊水流出，不能确定是否羊膜早破时，做羊膜镜检查，可以看到破口或羊水外溢现象，即可以确诊。

6.妊娠并发症，如妊娠合并重度贫血、糖尿病者。宫内生长迟缓的胎儿，常伴有慢性缺氧，通过羊膜镜检可指导临床处理，以决定终止妊娠的措施。

【禁忌证】

1.胎儿尚未成熟者

2.有习惯性早产史的孕妇或宫颈内口松弛的孕妇，操作后易导致早产者。

3.先兆早产者。

4.前置胎盘者。

5.胎位不正者，如臀位、横位等。

6.宫颈强直，难以扩张者。

7.宫体后屈严重，羊膜镜无法插入者。

【术前准备】

1.应向 患者交代检查步骤，可能出现的并发症以及导致羊膜早破的可能。征得其同意后签字，并记录在病历上。

2.如有胎儿窘迫的现象，经过宫内复苏处理，最好在胎心频率及强度恢复正常后再做镜检。

【手术步骤】

一、体位

受检者应取膀胱截石位。

二、消毒

常规消毒外阴

三、铺巾

铺无菌巾。

四、排尿

排空膀胱

五、阴道检查

1.明确先露部及在骨盆中的位置。

2.了解子宫颈的软、硬度，宫口开大情况。

3.扩张宫颈：如未开大，可用手指慢慢扩张宫口，根据宫口开大程度，选择合适型号的羊膜镜，以能放入的最大号为宜。

六、镜检

在手指的引导下将羊膜镜徐徐送入子宫内口再向前1cm，以30° 角向骶骨方向轻轻放入子宫。然后取出管芯，将窥镜稍向后退并放回水平位，扭开光源，即可看见羊膜囊下极。若有宫颈黏液或血性分泌，可用棉球拭净。

如从羊膜镜下看到子宫壁或胎膜紧贴胎头，可将窥镜稍退或前后挪动，同时由助手在腹部将先露部向上推动，使羊水流入羊膜囊下方，形成前羊水。此时窥镜顶部紧贴羊膜，与胎先露有一距离。

【结果判定】

1.正常的羊水澄清、半透明，有时有胎脂漂浮，呈乳白色。

2.当羊水呈黄色、棕色或绿色时，提示胎儿宫内窘迫。

3.胎膜紧贴胎头，多次移动见不到羊水，标志胎盘功能不良。

第五节　羊水检查

高位胎膜早破，或破口小，羊水流出少，需查羊水结晶，可确定胎膜是否已破。

【检查方法】

1.常规消毒外阴，切勿使消毒液流入阴道。

2.窥器暴露阴道后穹窿部。

3.用吸管从后穹窿部吸取羊水，滴于玻片上，待检。

【结果判定】

1.阴道液pH4.5～5.5，呈酸性。羊水pH为7～7.5。将试纸放于有阴道液的玻片上，变色后与标准色图比较，可测出其液酸碱度。若测得的pH值超过6.5，提示胎膜已破。

2.涂片干燥后，镜检，如有羊齿叶状结晶，为阳性，表示胎膜已破。

3.在阴道液玻片上滴苏丹（sudan）Ⅲ液，若观察到胎儿皮脂红色脂肪小球，也证实为破膜。

【注意事项】

1.采取阴道液时，避免将宫颈血性液混入，以免影响羊水结晶的形成及阴道酸碱度测定的准确性。

2.早产儿皮脂少，检查来自胎儿皮脂的脂肪小球可呈假阴性结果。

第六节　绒毛活检

【适应证】

1.从绒毛中提取DNA进行分析，做产前基因诊断。

2.为了诊断遗传性代谢病，直接从绒毛或经培养后测定酶的种类与活力。

3.为确定胎儿染色体核型者

（1）夫妻双方曾生育过染色体异常儿者。

（2）夫妻双方中有一方家族中曾出生过染色体异常儿者。

（3）孕妇年龄≥35岁或配偶年龄≥45岁的孕妇。

（4）性连锁遗传病，连锁隐性遗传病如血友病，进行性肥大性肌营养不良、C6PD缺乏症等可依据染色体核型确定胎儿性别，以决定胎儿的去留。

4.检测胎儿血型。

5.诊断胎儿病毒感染。

【禁忌证】

1.有习惯性流产史者。

2.本次妊娠有流产征象者。

【手术时间】

孕8～10周时为佳，此时孕囊小，周围均为绒毛覆盖，分支多，易于吸取，不易损伤胎囊。

【术前准备】

术前进行B超检查（孕妇不排尿，待膀胱充盈后检查），以了解子宫位置、胎囊大小、囊壁清晰度、胎芽大小、胎芽与胎囊是否成比例、胎心搏动情况、绒毛枝发育旺盛程度、绒毛边缘与子宫颈内口的距离等，以指导绒毛活检术的进行。

【手术步骤】

一、经阴道绒毛活检

若孕妇子宫极度后倾、有子宫肌瘤、严重肠胀气者，最好选择经阴道途径。

1.体位孕妇取膀胱截石位。

2.常规消毒外阴、阴道。

3.铺巾铺无菌巾。

4.采取绒毛用窥器暴露宫颈，用碘酒、酒精消毒宫颈、颈管及穹窿，再用生理盐水纱球反复擦洗4～5次后，将选用的塑料管经宫颈送往宫腔。盲取时当感到前端有柔软感；在B超引导下则见管端抵达孕囊边缘时，可接上10mL空注射器，以5～10mL负压抽吸绒毛，边抽边缓慢退出，至塑料管内有少许分泌物即可。如用活检钳采取绒毛，可依以上步骤直接夹取。

二、经腹绒毛活检

孕妇外阴、阴道、宫颈急性炎症者，则应选择经腹途径。

孕周选择以9～10周为宜。

1.体位孕妇取平卧位。

2.消毒以碘酒、酒精行腹部皮肤灭菌。

3.铺无菌孔巾。

4.在B超引导下，由超声换能器上的引针或用20号腰椎穿刺针，穿入子宫壁直到绒毛边缘，吸得少许血性液后拔针。

5.送检抽出物的处理同经阴道途径者。

【注意事项】

1.阴道、宫颈涂抹碘酒、酒精后必须用生理盐水纱球反复擦洗4～5次，以防止抽取的绒毛细胞被残留的酒精破坏，影响染色体的制备。

2.如需反复抽吸绒毛，应当不超过3次。

3.可以盲取绒毛，亦可在B超引导下进行，后者成功率高且并发症少，故应尽量在B超指引下取绒毛。

4.术后卧床休息24小时，注意阴道流血。

5.禁性生活1周。

6.酌情应用抗生素预防感染。

7.术后1周复查B超了解胚胎情况。

第七节 羊膜腔穿刺

【适应证】

1.染色体分析

(1)夫妻双方曾生育过染色体异常儿者。

(2)夫妻双方中有一方家族中曾出生过染色体异常儿者。

(3)孕妇年龄≥35岁或配偶年龄≥45岁的孕妇。

2.基因诊断。

3.判断胎儿性别。针对性连锁遗传病，主要对某些X连锁隐性遗传病如血友病、进行性肥大性肌营养不良、G6PD缺乏症可以根据染色体核型确定胎儿性别，决定去留。

4.诊断胎儿畸形。主要是诊断开放性神经管畸形，孕妇羊水中AFP升高。

5.评价胎儿成熟度。

6.分析羊水生化成分。诊断遗传性代谢病，直接测定羊水中酶活力或培养大量羊水细胞后测定酶活力，以诊断某些疾病。

7.胎儿病毒感染的诊断。

8.促进胎肺成熟(羊膜腔内注入地塞米松、甲状腺素、内酯等促进胎肺成熟物质)。

9.治疗胎儿宫内发育迟缓(经羊膜腔注入氨基酸、白蛋白等可促进胎儿发育的营养物质)。

10.治疗羊水过少（时间段向羊膜腔内注入生理盐水，以免胎儿、胎盘、脐带受压而发生胎儿发育畸形、胎肺发育不良或胎儿宫内窘迫）。

11.控制羊水过多（对胎儿发育无畸形，羊水生化指标正常，切盼子女，又有羊水压迫症状者可间断穿刺放羊水以保胎）。

12.引产、胎儿畸形、死胎、计划外妊娠（中、晚期）引产。

【禁忌证】

1.孕期曾有流产征兆。

2.体温超过37.5℃以上时。

【羊膜腔穿刺时间】

穿刺适应症不同，时间各异。

1.染色体分析或生化分析孕13～17周，以孕15～17周最佳。因此期羊水内活细胞多，培养易成功。

2.测定羊水内AFP含量妊娠16～20周。

3.测定胎儿成熟度终止妊娠前进行穿刺。

4.IUGR应在排除畸形后穿刺注药。

5.治疗羊水过少或过多　在除外胎儿发育异常后进行。

6.促进胎肺成熟应在分娩前48小时以上穿刺注药。

【术前准备】

羊膜穿刺前先行胎盘及羊水暗区B超定位，可在B超引导下进行，亦可经B超定位标记后操作。穿刺时尽量避开胎盘，在羊水量相对较多的暗区进行。

【手术步骤】

一、排尿

排空膀胱。

二、体位

受术者采取平卧位。

三、麻醉

于定位点用1%利多卡因局部浸润麻醉。

四、铺巾

铺无菌巾。

五、B超

B超观察胎儿发育情况，了解胎盘位置和羊水量。

六、羊膜穿刺

在实施B超引导下穿刺，尽量避开胎盘。

用20号腰椎穿刺针经腹壁刺入宫腔。进羊膜腔时有落空感。拔出针芯后接10 mL注射器抽取羊水，开始2～3 mL丢弃之，因可能混有母血。然后再按检查需要量抽取。慢慢抽取羊水分析或注入药物、生理盐水进行治疗。

【注意事项】

1.胎盘在前壁者，由胎盘边缘部分进针。胎盘在后位者，防止穿刺过深。腹部有手术切口者应避开瘢痕处，因该处可能有肠管与腹壁粘连，易受到损伤。

2.若第一次穿刺无羊水，放回针芯将针稍进深些或回退一些，再无羊水抽出时当更换部位。若抽出为血液，可改变部位再穿。如仍为血液则表示穿刺失败。

3.抽取羊水量不应过多，速度不宜过快，以免引起宫缩或胎盘早剥。

4.术后注意胎动及胎心，术后24小时内听胎心3～4次。

5.术后3天内减少活动，暂不洗浴。

6.2周内禁性生活。

若穿刺次数多，术后有宫缩时可酌情用子宫松弛剂。

第八节 胎盘穿刺

【适应证】

同绒毛穿刺术。

【禁忌证】

同羊膜腔穿刺术。

【施术时间】

孕期＞18周。

【术前准备】

通过B超了解胎儿发育情况及胎盘定位，胎盘附着于前壁者，尤适宜应用此法。

【手术步骤】

一、排尿

排空膀胱。

二、体位

受术者采取平卧位。

三、消毒

常规消毒术野皮肤。

四、铺巾

铺无菌孔巾。

五、麻醉

用1%利多卡因局部浸润麻醉。

六、穿刺

按定位点或在B超引导下，用20号腰椎穿刺针垂直进针，刺入羊膜腔。若为后壁胎盘，则可继续进行，当针端到达胎盘胎儿面后插入2~4mm，拔出针芯，与经肝素冲洗过的、内盛10mL生理盐水的20mL注射器衔接，将其抽至20mL处，使形成负压，稍停留，迅速拔出穿刺针。若为前壁胎盘，当针端进入羊膜腔后退回至胎盘表面，再继续回退2~4mm，按上法接注射器抽取。

第九节　胎儿镜检

胎儿镜是直式针镜，是一种硬质光导纤维内窥镜，于妊娠中期经孕妇腹壁及子宫壁穿刺后放入羊膜腔中，可直接观察胎儿体表及胎盘胎儿面。附设装置可同时采集羊水、胎血及胎儿皮肤活检。

【适应证】

1.窥视胎儿体表异常。

2.取胎血主要用于

（1）染色体分析。

（2）诊断常染色体隐性及伴性染色体免疫功能缺陷。

（3）诊断胎儿免疫性溶血（母儿血型不合）。

（4）诊断胎儿血红蛋白病。

（5）诊断胎儿血小板数量及功能异常。

（6）诊断血友病。

（7）诊断先天性代谢异常，如半乳糖胺、黏多糖积累症。

（8）诊断胎儿病毒、细菌及寄生虫等宫内感染。

3.胎儿活体组织采取诊断遗传病

（1）胎儿皮肤活检：此法适用于不能经DNA分析或其他方法产前诊断的遗传性皮肤病。

①常染色体隐性遗传皮肤病，包括大疱性营养不良性表皮松解症，无汗性外胚层发育不良、大疱性表皮松解病、花斑性鱼鳞病、眼皮白化病、Sögren-larsoson综合征、非大疱性鱼鳞癣样红皮病。

②常染色体显性遗传皮肤病，包括大疱性先天性鱼鳞癣样红皮病。

③伴X染色体隐性遗传性皮肤病，包括少汗性外胚层发育不良。

（2）胎儿肝脏活检：用于产前诊断下述疾病。

①鸟氨酸转酰酶缺乏。

②非酮症性高乳酸血症。

③6磷酸葡萄糖苷酶缺乏。

④氨甲酰磷酸合成酶缺乏。

4.胎儿宫内治疗

（1）宫内输血：通过胎儿镜可以对某些溶血性贫血儿输血。

（2）计划性杀胎：对双胎输血综合征，可杀死其中一胎，使另一胎得以存活等。

（3）胎儿宫内治疗性引流术。

【禁忌证】

同羊膜腔穿刺术。

【施术时间】

1.孕15～18周，是观察胎儿体表最佳时间。

2.孕18～21周，为取胎血最佳时间。

【术前准备】

1.B型超声扫描行胎盘定位、胎儿测量、胎位确定、胎儿镜插入位置的选择。

2.术前用安定10mg静脉注射，可使孕妇镇静并减少胎儿活动。

【手术步骤】

一、排尿

排空膀胱。

二、体位

受术者采取平卧位。

三、消毒

常规消毒腹部术野皮肤。

四、铺巾

铺无菌孔巾。

五、麻醉

用1%利多卡因局部浸润麻醉。

六、切口

在拟定腹腔镜插入部位做5mm长的皮肤切口，切口应直接对着胎儿及胎盘的位置。

七、穿刺

用装上套管的套针（Trocar）经腹壁切口刺入羊膜腔内，如拔出套针有羊水溢出，即证实已在羊膜腔内，可插入胎儿镜窥视。

八、改变体位

操作过程中，可使孕妇改变体位如侧卧位、胸膝卧位等或用手在外部推动胎儿，使检查部位暴露在可见范围之内。

九、皮肤活检

取皮肤活检时，拔出胎儿镜，插入活检钳，在超声波引导下，对准胎儿的背、臀、肩及头皮等处采取皮肤组织。

十、取胎血

取胎血，可将胎儿镜对准胎盘表面血管，用26或27号针直接刺入胎盘表面较大的血管取血，或直接穿刺脐带取血。

术毕，取出胎儿镜，插入部位用纱布加压2分钟。

【注意事项】

1.胎儿镜的穿刺点应根据胎盘位置而定：后位胎盘穿刺点位于小肢体部分；前位胎盘应选择胎盘周围或胎盘很薄的边缘部位。

2.因视野有限，应选择需要的看，重点观察。

3.术后严密观察孕妇的一般状况。

第十节　经腹脐血管穿刺

【适应证】

1.产前诊断：凡从全血可能确诊的所有疾病，包括：

（1）血液病，如胎儿免疫性溶血、血友病、血小板减少症等。

（2）染色体异常。

（3）先天性内分泌异常。

（4）巨细胞病毒、弓形体所致的胎儿宫内感染。

2.可快速鉴定羊水培养的可疑结果。

3.晚孕时检查胎血酸碱度及血氧，可诊断胎儿宫内窘迫。

4.测定胎儿血液成分。

5.研究胎儿营养。

6.探讨胎儿宫内发育迟缓的原因及评估疗效。

7.研究孕母用药对胎儿的影响。

8.指导宫内治疗，经脐血管穿刺可开展宫内治疗，如：

（1）给胎儿输血、输血小板。

（2）向胎血循环中注药。

【禁忌证】

同羊水穿刺。

【术前准备】

1.排空膀胱。

2.从孕妇静脉注入地西泮（安定）10mg，使之镇静并可减少胎动，以增加穿刺的成功率。

3.用超声扫描确定胎盘位置及脐带附着处，测量胎儿及羊水暗区，了解胎心及胎动情况。

【手术时间】

妊娠20～22周为最佳抽血时期，此时脐带较粗，容易刺中血管，且胎儿较大，可以耐受抽出足够的血标本。

【手术步骤】

一、体位

受术者采取平卧位。

二、消毒

按常规做腹部皮肤灭菌后涂无菌耦合剂，超声探头亦涂无菌耦合剂后套裹一个无菌手套。

三、麻醉

用1%利多卡因局部浸润麻醉。

四、穿刺

经B超测定皮肤到脐带的距离，据此以22号穿刺针穿刺。

穿刺点在距胎盘附着处2cm以内的脐带（beuy stalk）较为理想，因此处脐带相对固定。

穿刺针刺入脐血管即拔出针芯，接注射器抽出适量胎血（3～5mL）后将针芯插回，拔针。

【注意事项】

1.拔针后压迫穿刺点片刻。

2.继续用B超观察脐带穿刺处有无出血及胎心、胎动15分钟。

3.观察孕妇1小时。

第十一节　胎儿大小的诊断方法

一、根据宫底高度预测胎儿大小

古老的概算胎儿身长的方法是根据妊娠月数，即胎儿身长值在妊娠5个月前为月数×2（cm）；妊娠6～10个月为月数×5（cm）。概测体重值于妊娠5个月前为月数

3×2（g）；妊娠6～10个月为月数3×3（g）。

由于羊水量正常的胎儿大小一般与子宫增大程度一致，故可用子宫的大小间接判断妊娠月份和估计胎儿大小。最常用的方法是根据测量的子宫底的高度（用软尺测量耻骨联合上缘至子宫底顶端的弯曲长度）推算胎儿的发育，其公式为：

子宫底高度（cm）–3（月数+1）

其值<–3为胎儿发育不良；

其值在3～+3之间为发育正常；

其值>+5为胎儿过大或异常；

巨大儿者应警惕是否盆头不称。

二、妊娠曲线图

系将孕妇体重的增加、腹围、宫高的增加、胎头双顶径值的增长（B超测量）、孕妇血压、蛋白尿、水肿及胎位、胎心等，制成标准曲线图。于每次孕期检查时，将检查的结果随时记录于曲线图上，连续观察，对比，可以预测出胎儿的发育及大小。

三、妊娠胎儿标度法

以妊娠日数为基准，按妊娠日数并列出相关的胎头双顶径值（cm），枕额径值（cm），子宫前后径厚度（cm），子宫体部长度（cm，超声波测知），母体腹围（cm），母体体重增加值（kg）以及胎儿标准体重（kg）的生理常数制成图表，以此推算子宫内的胎儿体重（kg）。按此表可推算出妊娠日数相应的胎儿体重数值。

四、超声波测量胎头双顶径（BPD）

胎头各径线的增长与胎儿体重的增加一致，其中以胎头双顶径值更有意义，妊娠28～38周期间，胎头双顶径每周增加2mm，每周增加的数值低于1.7mm为异常。胎头双顶径8.7cm为胎儿成熟的标志。通常认为如胎头双顶径达8.5cm以上，则91%的胎儿体重超过2500g。根据超声波诊断仪测得的胎头双顶径值，可按下述公式推算出胎儿体重的近似值。

Hellman氏：BPD（cm）× 772.2～3 973.8（误差 ± 382g）。

Sabbagha氏：BPD（cm）× 933.1～5 497.8（误差 ± 404g）

Thompson氏：BPD（cm）× 1 060～6 675（误差 ± 480g）

Kohorll氏：BPD × 613～2 569（误差 ± 490g）

中圜忠明：BPD × 838.3～4 411（误差 ± 653g）

简便计算法：BPD × 900 ~ 5 200

五、超声波测量AID、头围、腹围、股骨长，肱骨长根据测量结果来推测胎儿大小。

第十二节　胎儿成熟度的诊断方法

需进行羊水分析。

一、羊水L / S比值的测定

正常新生儿出生后能维持自由呼吸，且呼气时肺泡不萎陷，而保留一定的残气。是由于肺泡表现Ⅱ型细胞分泌表面活性物质。其中主要成分是卵磷脂。

自妊娠25周左右，卵磷脂（L）合成量迅速增加，但鞘磷脂（s）量增加缓慢。L / S ≥ 2为胎儿肺成熟的指标，L / S < 1.5为肺不成熟。

二、泡沫试验

羊水加入95%乙醇混合振荡，出现较为稳定的泡沫为（+）。（+）表示肺表面活性物质增加，标志肺成熟。

三、羊水中肌酐浓度的测定

羊水中的肌酐是胎儿肌组织中肌酸的代谢产物，经胎儿肾脏随尿液排入羊水中。因此，可通过羊水中肌酐浓度来判定胎儿肾成熟度。羊水中肌酐浓度超过2.0 mg/dL，指示胎儿肾成熟；肌酐浓度低于1.49 mg / dL，指示胎儿肾未成熟，其中间值为可疑，此法准确性较高。

四、羊水中胆红素类物质浓度的测定

羊水中胆红素、胆绿素、氧合血红蛋白、正铁血红蛋白、正铁血红素、尿胆原等总称为胆红素类物质。随着妊娠的进展，胎儿肝脏酶系统逐渐完善，则羊水中胆红素类物质逐渐减少。妊娠36周以后，羊水中无胆红素类物质。当肝脏未成熟或Rh血型不合时，羊水中含胆红素类物质。此法估计胎儿成熟度不够敏感。

五、测定羊水中脂肪细胞的出现率

妊娠后半期，羊水中出现的上皮细胞，主要来自逐渐发达的皮脂腺细胞，随着妊娠周数的增加，胎儿皮脂腺逐渐成熟，羊水中脂肪细胞出现率逐渐增高，可作为胎儿皮肤成熟度的指标。如羊水滴片中的脂肪细胞出现率达10% ~20%，标志胎儿皮肤成熟。

六、测定羊水中的甲胎蛋白（AFP）

羊水中的AFP产生于胎儿肝、消化管、卵黄囊、胎盘合体细胞。随着妊娠的进展，羊水中AFP逐渐减少。羊水中含AFP 50 μg时，为妊娠37周以上。此值可作为胎儿成熟度的指标之一。羊水中AFP值的测定，也有助于死胎、胎儿畸形的诊断。当胎死宫内时，胎盘内的AFP可一时地转入母体，使母血中的AFP呈异常高值。当胎儿发育畸形（神经管开放）时，AFP向羊水中漏出。因此，母血及羊水中AFP值的升高是诊断无脑儿、脊椎裂等胎儿畸形的依据之一。

七、测定羊水中的电解质

妊娠初期，羊水中电解质含量基本和细胞外液相同，其中含的主要是钠、氯、碳酸氢根离子及少量的钾、钙、镁、磷酸氢根离子。随着妊娠的进展，由于胎儿尿大量排至羊水中，使羊水逐渐变为低钠、低钾、低渗。当钠值低于25 mg / dL时，胎儿体重在2500 g以上。

第十三节　胎儿储备功能检查法

可通过内源性及外源性胎儿监护仪进行检查，有条件的医院，产程中最好能对每个产妇连续监护，以便及时发现异常。如只能做选择性监护，可对先兆子痫、过月妊娠、胎儿有宫内窘迫症状及应用催产素静脉点滴者，进行系统的监护。应用胎儿监护仪时，在胎心率、宫缩图上记录，并应注意观察宫缩曲线与胎心率间的关系。

一、胎儿心率变化的观察

1.胎儿基线心率（Baseline heart rate，BHR）系指在一定时间内（至少10分钟）胎儿心率的平均值。正常时，每分钟胎心率（Beats per minute，bpm）基线的摆动幅度是在120 ~ 160次 / min之间。

（1）胎心加速型：BHR＞160次 / min称为频脉或心动过速。见于母体发烧、甲状腺功能亢进、母体应用副交感神经阻滞剂（如阿托品类药物）以及胎儿宫内窘迫的早期。

（2）胎心减速型：BHP＜120次 / min为迟脉或心动过缓见于宫颈旁神经阻滞、母亲注射利血平等药物以及胎儿宫内窘迫的晚期。

2.胎儿心率的变异性　系指胎儿交感神经与副交感神经的变动所出现的胎心率的生理性变化。

（1）胎儿心率基线：其摆动幅度仅为5～10次/min时，提示胎儿入睡或受镇静剂影响，或因胎儿缺氧呈中度抑制状态。

鉴别其原因的方法，经阴道或经腹部推按，或振荡胎头或臀部，如经此刺激后BHR出现变化，说明胎儿曾入睡；如经刺激后BHR无变化，则说明胎儿神经系统处于抑制状态。

（2）胎心基线固定型：胎心基线率变化相差每分钟低于5次，或几乎无变化，呈平直状。提示胎盘功能不良，胎儿宫内窘迫，或胎儿曾接受过度镇静剂，或心动节律中枢受到严重抑制。

3.胎儿心率周期性变动　系指宫缩引起的胎心率加速或减速变化而言。

宫缩时胎心率一过性加速，表明胎儿良好；宫缩时胎心率变慢，则为不良征兆。

宫缩时胎心率减慢分为早发型心率减慢；迟发型心率减慢；变化型心率减慢三种类型。

（1）早发性心率减慢（早期减缓，early decelera tions，ED）。

特点：宫缩的同时出现胎心率减慢，宫缩终了同时消失。多见于宫口开大4～7cm时，给产妇吸氧及改变体位时此波形不改变。这是由于胎头受压副交感神经张力增加所致。应用阿托品后此减速消失。出现此种心率的胎儿头皮血pH值常无异常。胎儿出生后Apgar评分不低。但当胎儿心率下降到80次/分以下，或在分娩早期频繁出现，或心率基线在160次/分以上并发早期减缓时，预示胎儿不良。

（2）迟发性心率减慢（晚期减缓Late decelerations，LD）。

特点：为迟于宫缩出现的胎心率减慢。系因子宫胎盘功能不良，导致缺氧，胎儿心肌受抑制引起。静滴催产素诱发子宫过强的收缩可使原胎盘功能低下的胎盘血液更加减少，出现迟发性心率减缓。给产妇吸氧能改善此种波形或使之消除。迟发型减缓很难由听诊发现。监护发现此种波形尤其是在持续20分钟以上时，提示胎儿预后不良。应给予下述处理：

①左侧卧位。

②氧气吸入。

③静脉输液等全身支持疗法。

④停止静脉点滴催产素或刺激乳头等刺激子宫收缩，可加重胎儿宫内缺氧窒息的处理。

如果经上述积极治疗后，胎心率仍无改善，应除外胎儿畸形，尤其应注意排除胎儿心脏发育缺陷，在此前提下，应考虑采取剖宫产术抢救胎儿。

（3）变化型心率减慢，即变异减缓（Variable decelerations，VD）。

特点：散在性、多发性胎心减速、胎心率的减慢及波型、振幅的变化与子宫收缩波型间无固定关系。

导致变异减缓的原因，主要是脐带受压。多见于脐带绕颈，绕体病例。由于脐带受压或因宫缩引起胎盘绒毛间腔血流量突然减少，以致引起胎儿大循环血容量的降低。心率下降的深度及持续时间与脐带受压程度相一致。

如果此种胎心率减慢持续的时间少于60秒，一般不需要立即手术结束分娩。

严重的变化型心率减慢，胎心率可降至70次/分以下，持续时间在60秒钟以上；或低于60次/分，持续30秒以上，或反复发作时，均应立即行剖宫产术，以抢救胎儿，避免胎死宫内。

二、无刺激试验（NST）

系不给产妇任何刺激，观察孕34～37周的高危患者，在胎动时胎儿反映出来的胎心率变化，以判断胎儿对缺氧的耐力及胎儿的储备能力。

通常胎儿在子宫内每隔15～20分钟呈反复交替地睡眠与觉醒状态。睡眠时无胎动，无胎心变异率的增加。正常的胎儿在宫缩与胎动时胎心率呈一过性增加。

具体方法：孕妇取平卧位，将胎心探头放在胎心最响处，测宫缩或胎动的探头放在宫底或胎体一侧，一般先观察20分钟，如无反应可推动胎体（推1分钟）再试验20分钟，观察胎心率的变化，进一步判断试验结果。

反应型：胎心率基线在120～160次/分，胎动时胎心加速＞15次/分，持续时间＞15秒。此型表示胎儿情况良好。无其他因素影响，在一周内分娩，胎儿能耐受分娩时暂时缺氧的负荷。

无反应型：胎心率基线在120～160次/分，或胎动很少。胎动时胎心率不上升或上升，＜15次/分，或持续时间＜15秒，此型表示胎儿在宫内已受到一定程度的损害，对暂时缺氧耐受力差。

三、催产素激惹试验（Oxytocin challenge test，OCT）

又称催产素刺激试验或宫缩应激试验（Contmchon stress test，CST），试验原理系通过一过性缺氧负荷（宫缩），测定胎儿储备能力。

试验方法：受检的孕妇取平卧位，将描绘仪探头置于腹壁，连续描记胎心及宫缩。若10分钟内无自发性宫缩或异常胎心率，即给静脉点滴小剂量稀释的催产素（0.5%浓度的催产素：5%～10%葡萄糖500mL中加催产素2.5u），静点从0.5～1.0mU/分（2～4滴/分）开始，每15～20分钟加1倍剂量，直到10分钟内出现3次宫缩，每次宫缩持续40～60秒时，即维持此剂量催产素30分钟。Freeman将OCT试验结果分为以下三种：

1.阴性变异率在6次/分以上，无迟发性胎心率减慢。

2.阳性变异率在5次/分以下，迟发性胎心率减慢连续出现3次以上。

3.可疑阳性偶见迟发型胎儿心率减慢LD。

催产素激惹试验的临床意义：OCT阴性者一般在一周内不致死亡，是胎儿在一周内临产耐受良好的指标；OCT阳性者表示胎儿死亡危险性增加，不一定是胎盘功能不良。约有1/4的OCT阳性病例，分娩时不出现LD。但OCT阳性而尿E3低时，胎儿肺已成熟能存活者，应行剖宫取子术结束分娩。通常OCT配合尿E3连续测定，可提高诊断准确率。OCT、试验应结合临床情况及实验室检查结果，做出具体处理方案。

OCT禁忌证：

1.古典式剖宫产史。

2.产前出血可疑前置胎盘。

3.多胎妊娠。

4.早产先兆。

第十四节　胎儿呼吸、循环功能检查法

一、羊水镜（羊膜镜）

是通过羊膜观察羊水中有无胎粪混浊，以此来判断胎儿有无窘迫的检查方法。如有条件，分娩开始后的病例均可通过羊水镜进行宫内监视。

正常的羊水镜像为澄清，无色透明，胎发束状浮动。胎脂片浮游闪白色，胎儿皮

肤呈白色。羊水被胎便污染时，可呈黄色、淡绿色或暗绿色。

1.在分娩开始前羊水即呈现黄色混浊，指示胎盘功能不良，胎儿储备力低下。

2.羊水呈淡绿色或暗绿色时，则预示胎儿缺氧，预后常常不良。

3.羊水呈红色混浊时，标志胎盘早剥。

羊水呈上述异常变化时，往往需剖宫产术抢救胎儿。通常，褐色羊水提示胎儿已经死亡。

羊水镜检测方法简便、经济，容易掌握，与胎心率密切配合，可作为估计胎儿情况的辅助诊断方法。

二、胎动

胎儿在子宫内活动正常是胎儿情况良好的一种临床表现，正常胎动每小时3～5次。胎动增加表明有良好的储备能力；若每小时胎动低于3次，可能是胎儿储备能力不足、胎儿慢性缺氧，胎动减少所致。一般胎动停止后12～48小时胎心随之消失。急性缺氧的初期，胎动突然异常活跃，继之胎动停止，胎儿死亡。因此，当胎动活跃时，应把握住时机，适时剖宫，抢救胎儿。

估计胎儿体重在2500g以下者，如每周胎动次数减少50%以上，常表明胎儿情况严重。若每日12小时的胎动数低于10次，则指示胎儿缺氧。应进一步检查其他指标，必要时行剖宫产术。

三、胎儿头皮末梢血的pH值和气体分析

一般来讲，如胎心节律、强弱以及每分钟的跳动次数均在正常范围内，胎儿不存在宫内窘迫，但如果胎心率和胎动异常，则需要做其他辅助的检查，以协助处理方针的决定。在未破膜病例，可借助羊水镜观察羊水有无胎便污染；对已破膜病例，如有条件，则可测定胎儿头皮末梢血的酸碱度并进行气体分析，以便了解胎儿有否呼吸性和代谢性酸中毒。胎儿头皮血实验室检查的正常值：pH值＞7.25，Pco2＜8kPa（60mmHg），碱剩余＞8mEq／L。

第十五节　胎儿胎盘单位功能检查法

胎盘的运输功能对胎儿的生长发育有直接影响。慢性胎盘运输功能不良，可导致胎儿宫内发育迟缓；急性胎盘运输功能障碍，可使胎儿死于宫内。

一、母体尿中雌激素值

妊娠期雌激素E的产生，显著增加是与胎儿胎盘相关联的。即从胎儿肾上腺分泌的去氢表雄酮（DHEA），在胎儿的肝脏及肾上腺16－α羟基化，在胎盘芳香化，被转化为E3，从母体尿中大量排出。妊娠中、晚期尿中E主要是E3，故多以E3的测定作为胎儿一胎盘的功能指标。

根据尿中E值测定可了解：胎儿的DHEA（生成E的原料）的产生能力；胎儿胎盘E（特别是E3）的转化能力；胎儿－胎盘－母体系的循环动态。孕妇尿中E的测定是最主要和可靠的方法。

正常妊娠过程中，越接近妊娠末期，E值就越高，需连续观察E值的图线变化。母体尿中E值在正常范围以下或虽在正常范围内，但其值急剧下降50%以上时应考虑为胎儿胎盘功能不全。

仅依靠雌激素的量来处理高危妊娠是不够的，还应明了胎儿的成熟度及其在母体外的生活能力。故雌激素的测定应与胎儿的成熟度的判断结合起来，以减少早产儿与新生儿死亡。

二、随意尿中雌激素/肌酐比值（E/C）

E/C与24小时尿中的E之间关系密切。可用E/C值代替24小时尿E值的测定。此法可纠正由于留尿不准或由于肾功能变化而造成的误差。E/C对胎儿预后的估计价值大，正常的E/C值＞15；E/C值10～15为警戒值；E/C值以10为危险值的上界。

三、血中B的测定

近年来用放射免疫测定血中的E3值来了解胎儿－胎盘功能。此种检查法较复杂，要求条件较高。

四、雌激素/17酮类固醇比值（E/17ks）

测定孕妇尿E/17ks比值可进一步判定胎儿－胎盘单位功能障碍的主要矛盾之所在。野岳等指出，妊娠32周以后，E/17ks＞4表明胎盘的芳香化能力正常。如E值低，而E/17ks亦低，说明胎盘的芳香化能力不足；如E值低而E/17ks高，则表明主要障碍来自胎儿的DHEA生成少。

五、去氢表雄酮（DHEA）负荷试验

其意义与E/17ks相似。可进一步判定胎儿－胎盘单位功能不良主要障碍之所在。如给DHEA负荷后，尿中雌激素的量在4小时内急剧上升为正常；如24小时仍不增长，则表明胎盘功能低下。反之，如E值低而DHEA负荷试验的反应正常是表明胎盘功能正常，而胎儿不能供给足够的DHEA。

第十六节　胎盘功能检查法

一、内分泌检查

血中胎盘生乳素（HPL）的测定：HPL是胎盘合体滋养细胞产生的蛋白类激素。

HPL是胎盘特有物质，HPL的测定对胎盘功能的判定有重要意义。HPL半衰期短，可迅速地反映胎盘的功能状态。因此，它可预测胎儿的预后，是一种可靠的检查方法。

妊娠晚期，HPL的正常值为14μm/mL，其值＜4μg/mL时，表示胎盘功能不良，胎儿危险，应考虑行剖宫产术挽救胎儿。

二、血清酶的检查

1.耐热性碱性磷酸酶（Heat stable alkaline phos phatase，HSA／P） 是胎盘合体细胞产生的一种酶。它随妊娠的进展而增加，超过预产期后缓慢下降，当胎盘退化，梗死时，大量滋养叶细胞崩解，胎盘功能急性受损，HSAP突然升高，持续的HSAP的低值可伴有低体重儿（SFD）、畸形儿，死胎；而HSAP突然升高时，则多有胎盘急性坏死，胎儿危险现象。

2.催产素酶（oxytocinase） 孕妇血清中有使催产素失活的酶，即催产素酶。主要是胱氨酸氨肽酶（CAP），CAP由胎盘合体细胞产生。CAP持续低值表明胎盘功能不良；CAP骤降，则表明胎盘有急性功能障碍。

三、阴道脱落细胞涂片

成堆舟状细胞、无表层细胞，嗜酸性细胞指数10%以下，致密核少，表示胎盘功能良好；舟状细胞消失或极少，表层细胞增多，嗜酸性细胞在10%以上，致密核20%以上，并有底层细胞出现，预示胎盘功能不良或老化。

四、B超测定羊水量及胎盘功能

1.羊水平段3.5～6cm为正常范围。羊水平段越大畸形发生率越高。8～10cm畸形率为43.6%，11cm以上畸形率为88.5%。低于3.5cm为羊水过少。

2.胎盘功能分级的临床意义

0级：未成熟。

I级：开始趋向成熟。

Ⅱ级：Ⅱ级早，成熟早期；Ⅱ级晚，成熟。

Ⅲ级：胎盘已成熟，趋向老化。

胎盘成熟为一渐进过程，故各级成熟度在各孕周可有交叉重叠现象。少数Ⅲ级胎盘在37周前出现，相反在37周后尚有少数胎盘为Ⅰ级。

五、胎盘运输功能的动力试验

常用的方法有阿托品试验和去氧肾上腺素试验。

1.阿托品试验　对早期诊断胎盘功能不全有很重要的临床意义。本试验是根据Fick原理，即通过胎盘的物质浓度和通过的速度，与胎盘功能成正比；与母体胎儿循环中药物浓度亦成正比；而与胎盘渗透膜的厚度成反比。

先描记宫缩及胎心图。描记30分钟后再用阿托品静点，每分钟0.1mg/mL，10分钟（共滴入1mg），用药期间连续观察胎心对阿托品的反应。包括反应的速度，胎心率的变化及反应持续的时间。阿托品阻断副交感神经受体，引起交感神经功能亢进，使胎心加速。阿托品的试验结果如下。

（1）阳性反应：静点阿托品5～9分钟后，胎心率增加约30次/分。该反应见于胎盘运输功能良好的孕妇。

（2）阴性反应：静点阿托品胎心率无变化。见于过期妊娠，胎盘梗死，绒毛透明性变，胎盘渗透功能降低，胎儿存在慢性或隐性宫内窘迫。

（3）不典型反应：静注阿托品后，胎心增快的潜伏期延长（超过10分钟）；或胎心率仅增加5～10次/分，呈现迟钝反应。

阿托品试验阳性者，多足月顺利分娩；阴性及不典型反应者，其中绝大部分均因胎儿宫内窘迫需行剖宫取子术。

2.去氧肾上腺素试验与阿托品试验的原理相似，均系通过注入药物观察胎盘的通透性和胎儿储备能力，来协助诊断胎盘运输功能障碍。由于此项试验的个体差异大，准确性较差，临床上应用少。胎儿监护种类及可靠性将不断增加，应综合分析各监护指标。

如果各种检查指标指明胎儿已有生活能力，无畸形和遗传性疾病，其胎盘功能低下，或胎儿有宫内窘迫，短期内又不能自然分娩者，可选择剖宫产术。

第十七节　产程进展图

该图简称为产程图，是一种反映产程进展实况的图形，主要根据临产后宫口开大与儿头下降的具体数据画成产程进展的曲线，以判定产程进展是否顺利，鉴别难、顺产，指导临床处理。产程图分期如下。

一、潜伏期

从孕妇出现规律宫缩（即每10分钟内有2～5次宫缩）开始，宫颈展平，宫口逐渐开至2cm所持续的时间称之为潜伏期。

二、活跃期

宫缩频率及强度逐渐增加，宫口从开大2cm起进入活跃期。活跃期又分为如下3个阶段。

1.加速阶段　宫口开大2～4cm所持续的时间称之为加速阶段。

2.最大倾斜阶段　宫口开大4～9cm所持续的时间称之为最大倾斜阶段。

3.减缓阶段　宫口开大9～10cm所持续的时间称之为减缓阶段。

临床应用产程图的关键在于善于识别异常产程图，及时、准确地处理分娩中的异常，适时地决定剖宫产。

第十八节　异常产程图

全国第一次围产会议将异常产程图归纳为五种。

一、潜伏期延长

为可能阴道分娩型。应仔细查出隐蔽性难产因素，盆头不称、软产道梗阻、宫颈难产、原发性宫缩乏力、子宫收缩不协调或过度精神紧张、疲劳、进食不佳等，均可导致潜伏期延长。经积极处理后有阴道分娩的可能。

单纯潜伏期延长需剖宫产结束分娩者不多。原发性宫缩乏力引起的潜伏期延长应鉴别是属于低张型还是高张型的宫缩乏力。

潜伏期延长是否需要采用人工破膜及刺激宫缩的方法，主张尚不一致。大多数人主张潜伏期的治疗应着重休息和营养等支持疗法，在除外盆头不称与胎位不正，经其他方法刺激宫缩效果不佳，且宫颈已容受，宫口开大2cm时，始考虑行人工破膜，刺激宫缩的方法。

二、宫颈扩张延缓或停滞

活跃期宫口扩张速度应大于1cm/h，若其扩张率≤0.8cm／h，为活跃期宫口扩张延缓。

活跃期宫口扩张或胎先露下降停滞≥4小时，为活跃期宫口扩张停滞或胎先露下降停滞，宫口扩张停滞与胎先露下降停滞可同时发生。有的学者主张≥2小时产程无进展即应视为停滞。

活跃期是产程的关键时刻，难产大多发生在此期。无论是活跃期延缓或停滞均应积极寻找原因。阴道检查，一般宫口开大3～4cm，如果能触及胎头颅的矢状缝，无明显盆头不称，未破水者可行人工破膜。有下列情况应考虑有盆头不称的可能。

1.矢状缝在骨盆入口斜径上，在矢状缝的前方可能触及大囟门，为枕后位，儿头屈曲不良。

2.矢状缝在骨盆入口横径上，靠近骶岬侧（或靠近耻骨联合侧），为前顶先露（或后顶先露），称之为前盆头倾势不均（或后盆头倾势不均）。一般前盆头倾势不均不易纠正。

3.矢状缝在骨盆入口前后径上，为胎头高直位，小囟门位于宫口中央，标志胎头极度俯屈。枕骨朝向耻骨弓者为枕耻位；枕骨朝向骶岬者为枕骶位。

4.额先露或颏后位。

5.颅骨变形严重，产瘤大，颅骨重叠明显。或产瘤位于棘下，但耻骨联合上方仍可触及部分胎头未入盆。

6.已破水，先露与宫颈不能紧贴，宫缩时胎头不下降，或宫口扩张停滞。

7.宫颈严重水肿，呈紫黑坏死外观，活跃期继发宫缩无力，应想到是否有盆头不称。只有通过对产程的仔细观察才能发现相对性盆头不称。

Ⅰ型（阴道自然分娩型）：此型多能经阴道自然分娩。但临床过程中如出现胎儿宫内窘迫或产前出血等危及母子安全的症状时，也应考虑选择剖宫产术。

Ⅱ型（可能阴道自然分娩型）：即单一潜伏期延长图形。经积极寻找隐蔽性难产因素处理后，可争取阴道自然分娩。

Ⅲ型（可能产钳分娩型）：包括活跃期的减缓阶段延长与活跃期有两个阶段连续延长的两种图形。经积极处理后，多可经阴道分娩，产钳分娩的机会增加。

Ⅳ型（可能剖宫产分娩型）：潜伏期延长合并其他阶段延长。此种图形预示可能有部分梗阻，校正困难时，需行剖宫产术。

Ⅴ型（剖宫产分娩型）：包括活跃期的加速阶段或最大倾斜阶段梗阻，以及胎头下降梗阻两种图形，表示分娩进展停滞，需行剖宫产结束分娩。

第十九节　鉴别难产的指标

1.宫口扩张各阶段的生理界限数值及最大界限数值

生理界限数值——生理均数+2倍标准差。

最大界限——生理均数+3倍标准差

生理界限数值的临床意义，如超越此界限未达最大界限，可进行观察并及时寻找出现延长的原因，如超越最大界限，应积极寻找原因进行矫正治疗，使分娩进展恢复正常。治疗后1～2小时，再行宫口检查，如无进展即可认为宫口扩张梗阻，应积极决定分娩方式。

2.宫口扩张速度的指标可判断分娩的难易，以活跃期的加速阶段及最大倾斜阶段较为可靠，为宫口扩张最活跃时期，所以掌握宫口每扩张1 cm所需的时间最为重要。

（1）活跃期的加速阶段：	初产	经产
生理情况扩张1 cm	58 min	37 min
生理界限扩张1 cm	lh 50 min	lhl 5 min
最大界限扩张1 cm	2 h 16 min	1 h 34 min

（2）最大倾斜阶段：	初产	经产
生理情况扩张1 cm	21 min	15 min 36 s
生理界限扩张1 cm	45 min	32 min
最大界限扩张1 cm	57 mihn	40 min

超过最大界限为宫口扩张速度延长。

3.胎头下降速度的指标　胎头下降潜伏期胎头下降缓慢，不宜作为判断分娩进展的指标，下降加速期（宫口开在≥4 cm），此阶段开始时胎头居棘下0.5 cm，第二产程终了时胎头下降5cm。胎头下降速度指标，参考宫口扩张速度后再加以判定。

4.产程的警戒区数值　正常经产妇的分娩预警线为4小时4分钟，警戒线为5小时23分钟，异常线为6小时41分钟。警戒区为2小时37分钟。

警戒区数值仅适用于临产后无明显盆头不称者，无胎位不正，无骨盆狭窄者。对有明显盆头不称，骨盆狭窄或横位等胎位异常者均不适用。

正常初产妇的分娩有83%从宫口开大2～3cm开始计算为7小时5分钟，即预警线前分娩完了，97%以上到9小时2分钟即警戒线前分娩完了，只有2%～3%到11小时前分娩完了。超越11小时还不能分娩者应为超越异常线，可能就成为异常分娩，警戒区时限为4小时。

警戒区的设计有利于基层接生人员作为转送产妇的时间依据。基层接生人员或实习医生在处理分娩过程中，如产妇超越预警线时限尚未分娩，进入警戒区者，应提高警惕，严密观察，积极寻找原因。有条件者应做好处理难产的准备，否则应在接近异常线之前，做好转送产妇的准备。

第二十节　遗传病及先天畸形儿的产前诊断

产前准确地诊断遗传病及畸形儿，可帮助医师正确选择分娩方式，是优生优育的重要环节。

一、产前诊断对象

对每个孕妇都应进行产前诊断，但在有些地区，因受条件限制，只能对以下孕妇进行必要的产前诊断。

1.40岁以上高龄孕妇。

2.有生产染色体异常儿史的孕妇。

3.夫妇有一方为染色体平衡易位或嵌合体。

4.已生过一个无脑儿等神经管缺陷的孕妇。

5.双亲有先天性代谢病或已生过一个病儿者。

6.前胎或家族系中有严重伴性遗传病者。

7.羊水增生过快，疑有胎儿异常者。

8.孕期，尤其孕前8周胚胎发育最重要的时期，接触过下述有致畸危险因素者。

（1）妊娠3个月内接受过x线照射，尤其受精后8周之内，胚胎对放射线最敏感。

（2）病毒感染，如风疹病毒、巨细胞病毒、流感病毒、水痘病毒、肝炎病毒、柯萨奇B等病毒。

（3）药物和化学物质

①抗生素：四环素可影Ⅱ向胎儿牙齿发育并引起白内障；链霉素可损害颅神经；卡那霉素可引起听觉障碍。

②磺胺药。

③激素及其拮抗药物。

④抗惊厥药。

⑤抗代谢药和免疫抑制剂，如5-FU、MTX等。

9.罹患可引起胎儿畸形疾病的孕妇，如甲状腺功能减退的孕妇，除了可引起甲状腺代偿性肿大外，还可以引起骨骼、牙齿异常和隐睾等畸形的发生。

二、产前诊断的主要方法

1.遗传咨询　遗传咨询是遗传病患者或有患遗传病风险的亲属，就此病的转归、发病或遗传的概率及其预防或缓解的方法提供意见的过程，其内容包括：

（1）详细询问家族史：根据病史做出初步诊断是遗传咨询的基础。医师应采集家族详史，绘制家族系谱，家族史记录越详细，对诊断的核实越仔细，则遗漏或差错也就越少。

（2）风险估算：一旦获得家族详史诊断明确后，就可对某次妊娠的风险进行估算了。在严重的遗传性疾病中，其子代危险率如果等于或大于10%时，通常不应再要孩子。

主要遗传病风险估算如下：

①常染色体显性遗传病：患者的子女有50%的患病风险，而健康亲属的子女则无患病风险。常见的有马凡氏综合征、家族性多囊肾、多指（趾）畸形、软骨发育不全、成骨不全、先天性肌强直、遗传性球形红细胞增多症等。

②常染色体隐性遗传病：子女中有高达1/4的再发风险，50%为表现型正常的致病基因携带者，25%完全正常。常见有白化病、苯丙酮尿症、半乳糖血症、肝豆状核变性、糖原累积病、黏多糖增多症I型等绝大多数先天性代谢异常疾病。

③X连锁显性遗传病：子代患病机会为50%，绝无父子相传。女婴发病多于男婴，

但症状较男婴轻，临床较少见，如遗传性肾炎、抗维生素D佝偻病等10多种疾病。

④X连锁隐性遗传病：男性患儿的母亲必为隐性基因携带者，遗传常由母系而来。男婴儿一半正常，一半为患者；而女婴中一半正常，一半为携带者。常见病如血友病A、血友病B、6-磷酸葡萄糖脱氢酶缺乏症。

2.产前实验室诊断

（1）血清a-FP的测定：羊水中甲胎蛋白（a-FP）含量增高可以作为无脑畸形和开放性脊柱裂胎儿产前诊断的一种标志。母血的a-FP（MSa-FP）测定作为开放性神经管缺损的筛选试验。

MSa-FP测定最适时间是孕16～18周，在测MSa-FP之前，应通过B超准确测定胎龄，免疫放射测定或酶联免疫试验，在孕15周时超过90mU／mL，孕20周时超过160mU／mL时应警惕。并应排除由于多胎和先兆流产所造成的MSa-FP的升高。

（2）孕早期绒毛膜绒毛活检：在妊娠的第8～12周，可进行绒毛膜绒毛活检，主要是查染色体。此期可发现的胎儿缺陷有染色体畸变、神经管缺损（羊水a-FP的测定）部分遗传代谢病和血红蛋白病。

（3）孕中期羊膜穿刺：常在妊娠16周前行羊膜穿刺，既可作为初步诊断，又可作为进一步诊断的手段。羊膜穿刺的主要目的是羊水分析，包括检测羊水细胞的染色体胎儿核型，测定羊水的生化成分，如甲胎蛋白、乙酰胆碱酯酶、光密度、卵磷脂一鞘磷脂比值或磷脂酰甘油。同时通过羊膜穿刺，向羊水内注射不透X线液体，可用来显示胎儿解剖方面的缺陷。

（4）胎儿镜检查和胎组织采样：胎儿镜检查是一项新技术，可直接窥视胎儿，并能采取胎血或胎儿组织，可诊断几十种先天畸形。此法是在局麻下，做3mm长的皮肤切口，然后插装有尖头套管针的胎儿镜套管。用胎儿镜检查法，可从妊娠中期的绒毛板或脐带血管获取胎血，用胎血进行产前诊断的第一类疾病是血红蛋白病。

（5）先天性畸形的超声诊断：用B超诊断胎儿异常，主要根据胎儿某一特定部分不成比例的生长（如小头畸形的头部或侏儒症的四肢），或是呈现组织结构缺损（如脊柱裂），或是出现某一缺陷时有关器官影响（如阻塞性尿路病或十二指肠闭锁）的图像。

要特别观察羊水量，高位肠道阻塞一般伴羊水过多，羊水过少时应仔细观察胎儿泌尿道。

第二十一节 B超在产科临床的应用

B超扫描对剖宫产有重要指导作用。术前进行B超检查，可对胎盘位置、成熟度、胎盘病变、羊水量多少以及胎儿大小、发育状况、胎方位、有无畸形等做出较明确的诊断。

一、胎盘

1.胎盘成熟度　当代妇产科临床上多采纳Grannum分级法，即按胎盘的绒毛板、胎盘实质以及胎盘基底层三部分结构的变化将胎盘分为4级。

胎盘成熟是一个复杂、渐进的过程，相互间交叉重叠吗，少数Ⅲ级胎盘出现在37周以前，相反，37周以后也偶有I级胎盘者。

2.胎盘位置　早期、中期妊娠观察胎盘位置时，必须充盈膀胱，一般膀胱需充盈300～500mL尿液。无尿可注入生理盐水500mL左右。

通常，胎盘居于子宫底、前壁、后壁、侧壁。胎盘位置下移时形成前置胎盘。

因胎盘下移的程度不同，前置胎盘又分为以下几种类型。

（1）边缘性前置胎盘：胎盘下缘达宫内口边缘为边缘性前置胎盘。

（2）部分性前置胎盘：胎盘部分遮住宫内口为部分性前置胎盘。

（3）中央性前置胎盘：胎盘将宫口全部遮住为中央性前置胎盘。

（4）低置胎盘：胎盘下缘距宫口4cm以内为低置胎盘。

胎盘下缘距宫颈外口超过6cm时，可排除前置胎盘。

妊娠中期胎盘覆盖宫内口者甚为常见。随着胎儿的发育，子宫下段伸展，胎盘位置多能自然上移。因此，原本胎盘位置低者，可因其位移而发生转化。故孕末期不能根据孕中期的B超扫描结果来决定分娩方式。

一般来讲，妊娠30周以后胎盘仍覆盖宫内口者，可诊断为前置胎盘。

后壁前置胎盘，常因胎头遮挡，不易查出。遇此情况，最好令孕妇取头低臀高位，检查者可用手轻压并将胎头轻轻上推。使胎先露离开子宫下降，以暴露后壁的前置胎盘。

3.胎盘异常

（1）胎盘早剥：妊娠28周以后，正常位置的胎盘在胎儿未娩出前，部分或全部自子宫壁剥离称之为胎盘早期剥离。

后壁胎盘在超声波扫描时不易看清胎盘全貌，因胎头、胎体可遮盖胎盘的某部分，故后壁胎盘早期剥离，在B超扫描时可能漏诊。

胎盘早期剥离的B超扫描表现有以下特点。

①胎盘变厚。

②胎盘后有边缘不规则暗区（胎盘后出血）。

③胎盘绒毛板隆起，突入羊膜腔内。系由于胎盘后血肿对其推挤所致。

④血性羊水，则可见羊水中有光点浮动。

⑤重症者胎心减慢，甚至消失。

（2）胎盘大小异常：自妊娠36周以后，胎盘逐渐变薄，正常胎盘厚度一般不超过5cm。

胎盘过大、过厚者多见于母体重度贫血，母子血型不合、有核红细胞增多症及糖尿病等。

孕妇合并慢性高血压或妊娠高血压综合征时可伴有小胎盘。

因此，胎盘的大小不能作为估计胎盘发育的指标。

（3）胎盘绒毛血管瘤：此瘤可生长在胎盘的任何部位，大小不一，多呈圆形或椭圆形红色实性肿块，瘤体大者影响胎儿的血液供应，尤其瘤体压迫脐带，可引起胎儿死亡。胎盘绒毛血管瘤常合并羊水过多、妊高征、产前出血、早产、低体重儿和胎儿异常等。

二、羊水

羊水量间接反映宫内胎儿的状态，羊水过多或过少，均属于异常现象。

超声波检测羊水，可确定羊水量及有无浑浊。羊水的声像图特征为宫腔内透声暗区。羊水深度低于或等于3cm为羊水过少；高于8cm为羊水过多；3cm以上8cm以下为正常范围。测量羊水过少时，需测量羊水的纵径与横径，测量4个象限的羊水，各记录在图内。

多胎妊娠两个以上的羊膜囊中的羊水应分别测定，不能笼统而论。双胎间“输血综合征”的胎儿，受血的胎儿羊水量多，给血的胎儿羊水量少。因此，必须分别测量，才能正确地估计胎儿状况。

羊水量的多少与孕周相关。

羊水量过多、过少均可能合并胎儿畸形。早破水、过期妊娠、胎盘功能低下可合并羊水过少。

三、脐带

1.脐带缠绕　B超扫描观察脐带主要是了解有无脐带缠绕与脱垂，以指导临床处理。脐带缠绕的声像图表现为缠绕处体表有明显压迹，在压迹上方可有扁圆形或圆形小衰减包块（脐带横断面），有时可见其内的血管呈短光条。

脐带缠绕周数不同，声像图也各异。

（1）脐绕颈1周：胎儿颈背皮肤压迹呈U字形。

（2）脐绕颈2周：胎儿颈背皮肤压迹呈W形，其上方有两个相连的衰减小包块，形似带壳花生，内有短光条。

（3）脐绕颈3或4周：胎儿颈背皮肤压迹呈锯齿状，上方有一念珠样衰减包块，内有短光条。

2.脐带隐性脱垂B超扫描可见长条绳索状或呈团状的脐带在儿头（头位）的下方或侧下方。

四、胎儿

B超扫描可了解胎儿数目、胎儿大小，主要是胎头大小，胎方位，性别，胎儿脏器、软组织及骨骼发育状况及有无畸形。实施扫描时可直接观察胎儿在子宫里的活动，以及脏器的功能状态——胎儿心跳节律、宫内呼吸运动、吞噬羊水及排泄尿液的过程。应尽量争取在早期妊娠期间给孕妇做一次B超检查，以便能尽早发现胎儿异常。

1.鉴定单胎或多胎　早在妊娠7周即可查出多胎妊娠。一般来讲，在妊娠早期与中期多胎妊娠的检出率几乎是100%。妊娠晚期因胎儿充满宫腔易漏诊。

多胎妊娠的超声影像特点如下：

（1）子宫各径线大于孕周。

（2）宫腔内可见两个或两个以上胎囊。

（3）两个或两个以上胎儿影像。

（4）两个胎盘，或一个大胎盘。

若超声扫描发现是双胎妊娠时，应注意观察两胎儿间“隔膜”的层数，以鉴别是单卵双胎，还是双卵双胎。

一绒毛膜二羊膜双胎具有一个胎盘，是单卵双胎。二羊膜囊间隔膜是二层羊膜，如纸样薄，超声显像似发丝。

二绒毛膜二羊膜者多为双卵双胎，若见到两个胎盘，则可确定为双卵双胎。若两胎盘融合为一，则不易鉴别是单卵双胎还是双卵双胎。二绒毛膜二羊膜双胎其间隔膜是四层，即由二层绒毛膜、二层羊膜组成。此隔膜厚度如同脐带壁，B超扫描时易于见到。

如果B超检查发现是单羊膜囊双胎，即单卵双胎，应对胎儿进行密切地随访观察，待胎儿有宫外生存能力时，即行选择性剖宫产术，以防单羊膜囊双胎发生脐带相互缠绕，宫内窒息死亡等意外。

2.测定胎儿大小　B超扫描可通过双顶径、肢体长度、腹周径、坐高等的测量推算胎龄，估计胎儿体重。

（1）胎儿坐高：系指胎儿头顶至臀部的最大距离。

此径线变异小，是估计胎龄的较准确的方法。坐高测量时间以孕6～13周为宜。

（2）胎头双顶径（BPD）：胎头双顶径于妊娠31周前平均每周增加3mm，妊娠31～36周平均每周增大1.5mm，妊娠36周以后平均每周增长1mm。自妊娠12周开始直至足月均可进行双顶径测量。

孕末期主要是通过胎头双顶径，来估计胎儿大小。双顶径的大小与孕周相关，双顶径值受检测技术、胎方位及胎头型的影响。长头形双顶径小，圆头形双顶径大。因此，通过BPD估计胎儿大小不能达到100%准确。

双顶径值与头围、腹围、股骨长度测定值等多种参数相结合，推测胎儿体重，可提高准确度。

（3）头围：头围值是妊娠晚期（最后6周）推测胎龄的一项有价值的指标。此期间应用头围测量比双顶径更准确，且可补充双顶径的不足。

（4）腹围：妊娠36～42周测量腹围，可补充双顶径的不足。胎儿宫内生长迟缓，母子血型不合者，则改用股骨长度等的测量。

（5）股骨长度：从妊娠15周后，即可测量股骨长度。股骨长度可推测胎龄，诊断短肢畸形。其准确性与双顶径相似。

3.诊断胎儿畸形

（1）脑积水：诊断脑积水不能仅以双顶径作为唯一诊断依据。因脑室扩张先于颅骨，脑室扩大至一定程度，脑积水进入晚期，胎头颅骨才开始扩大。

晚期脑积水声像学表现为如下情况。

①双顶径明显大于胎龄：要求在丘脑标准平面测量双顶径，在非标准平面测出的双顶径误差是2～3mm。

②胎头围明显大于腹围，头体比例失调。

③颅腔内持续出现lcm处的液性暗区。

④大脑镰薄膜在脑脊液中漂动，超声扫描时，尤其振动腹壁时，可见大脑镰显像呈一条线，此正中线可随之漂动，即“正中线漂动征”。这是脑室积水的特征之一。

胎头双顶径大于11cm时，应警惕有无脑积水畸形。若正中线漂动征阴性，可排除脑积水。

⑤妊娠20周以后，若脑室率大于0.5，则应考虑胎儿有脑积水畸形。

（2）无脑儿：B超扫描时无胎头颅骨完整的圆形光环。为无脑畸形。

（3）脑膜脑膨出：系颅骨沿矢状缝发生破裂，自颅裂处膨出脑膜、脑组织。超声图像表现为：头颅光环中断，自此中断处有球形透声暗区突出，有脑组织膨出者，在透声暗区内掺杂低回声区。

（4）小脑畸形：超声图像表现胎儿的头围、双顶径、头面积低于该孕周的3个标准差以上，即可诊断为小脑畸形。

（5）脊柱裂：B超扫描正常胎儿脊柱的纵切面呈排列整齐的两条平行光带。而脊柱裂表现为如下几种现象。

①两条光带变宽，排列不齐。

②外侧光带有缺损。

③合并脊膜膨出者，在外侧光带缺损处可见囊性暗区。

④脊柱横切面破裂处椎管呈“U”字形。

（6）心脏畸形：心脏体积大于1／2胸腔容积，则揭示有心脏畸形。

（7）内脏外翻畸形

①胸壁发育不全：B超扫描时可见胸廓切面轮廓线不完整，搏动的心脏暴露于羊水中。

②腹壁发育不全：腹壁切面轮廓线不完整，胃、肠等脏器漂浮在羊水中。

（8）膈疝：横膈发育有缺陷时，肠管可进入胸腔。B超扫描时可见在胸腔内心脏的下方有充液的肠管。

（9）胎儿胸腔积液与腹水：胎儿的胸腔积液与腹水常同时发生。胎儿的胸腔或腹腔积液可单独存在，亦可与其他畸形并存。

①胸腔积液：B超扫描显示胸腔内有液性暗区，肺脏被挤，变小，胎心在胸腔积液中搏动。

②腹水：B超扫描可见胎儿腹壁与内脏之间有不等程度液性暗区，常见到肠管、肝脏等在腹水中漂动。

（10）食管闭锁：超声扫描胎儿胃肠区找不到含液的胃泡或肠管。偶可见胎儿有反吐现象。

（11）胃幽门梗阻：B超检查可见胃扩张呈“单泡”状。

（12）十二指肠闭锁：B超扫描可见胎儿上腹部出现“双泡症”。系由于近端十二指肠及胃扩张造成的影。连续观察此征不消退，即可确诊。

（13）小肠闭锁：超声检查可见到许多扩张充液的肠环。

（14）肛门闭锁：B超扫描可在胎儿下腹部见到“双叶症”。

（15）肾发育不全或缺如：正常发育的胎儿，在妊娠20周后，在胎脊柱两侧可看到椭圆形肾脏。肾缺如或发育不良者，则不易看清正常轮廓。双侧肾缺如时，可看不到充液的膀胱。

（16）肾盂积水：正常肾脏内有小于0.7cm的液性暗区。若肾脏体积增大，且有超过1cm的液性暗区，胎儿可能有肾盂积水。

（17）多囊肾：B超扫描可见多发性囊性肿物，呈蜂窝状，看不清肾脏的正常结构。

（18）尿道梗阻：胎儿尿道狭窄畸形可导致膀胱尿潴留。尿潴留常伴双侧。肾盂积水。尿液潴留膀胱，其前后径常超过5cm。

（19）骶尾部肿物：B超扫描可见胎儿骶尾部有质地不均的团块。

（20）联体双胎畸形：B超扫描可发现两胎儿某部有连结部位。

（21）先天愚型：妊娠中期做超声检查，可显示出某些可疑先天愚型征象。

先天愚型在B超扫描时显示出的典型表现特征如下。

①颈背部皮褶增厚：孕15～20周时，先天愚型胎儿颈背部皮褶厚度超过6mm者占43%。

②第五指中节指骨骨化中心发育不良：约60%的先天愚型患儿第五指中节骨发育不良，导致指弯曲者50%。

③长骨较短

a.先天愚型儿上肢长骨长度较正常胎儿平均值小2个标准差。

b.股骨较短。如测得的股骨长度比应有股骨长度之比小于0.91时，其中68%可诊断为先天愚型儿。

双顶径与股骨长度比值，有助于鉴别患儿与正常发育儿。如比值大于正常值1.5个标准差，至少可确定50%的先天愚型儿。

超声波测量胎儿双顶径及长骨长度，特别是肱骨长度，及颈背部皮褶厚度，结合母亲年龄（高龄初产发生率高），血浆甲胎蛋白和人绒毛膜促性腺激素值，有助于确定先天愚型儿。

第三章　外阴上皮内非瘤样病变

外阴上皮内非瘤样病变是指一组确切病因尚未明了的女性外阴皮肤、黏膜营养障碍性疾病，因病变部位皮肤黏膜变白、变粗或萎缩，伴不同程度的组织变性，故又称外阴白色病变。包括硬化性苔藓和鳞状上皮增生。

第一节　外阴鳞状上皮增生

【概述】

是以外阴瘙痒为主要症状但病因不明的外阴疾病。虽无导致此病发生的直接原因，但外阴局部皮肤长期处于潮湿状态和阴道排出物的刺激等解剖生理因素可能与其发病有关。此病多见于绝经后女性，但亦可发生在生育年龄。

【病史采集】

（1）现病史　患者就诊时应仔细询问有无外阴瘙痒、时间、诱因，有无阴道分泌物异常、质量、颜色和气味异常。起病前外阴有无接触过敏物质，外院诊断治疗情况，疗效如何。

（2）过去史　既往有无类似病史，有无滴虫、假丝酵母菌感染，有无糖尿病或泌尿系统疾病及全身慢性疾病（如贫血、肝炎等）等，有无药物、食物过敏史等。

（3）家族史　家族中有无类似病史。

【体格检查】

注意外阴皮肤黏膜之色泽、范围、硬度、弹性，有无皲裂、溃疡，注意白带之性状并进行盆腔内检查。

【辅助检查】

阴道分泌物查滴虫、假丝酵母菌，尿常规，血糖，宫颈刮片，必要时于外阴（皮肤黏膜增厚、皲裂、溃疡、隆起、结节处）取活检除外恶变，尤其是经治疗不愈者。

【诊断】

1.诊断要点

（1）外阴瘙痒　为此病的主要症状，患者多难以忍受。

（2）外阴色素减退　起病时病变部位稍隆起，产后暗红色或粉红色，间有白色区。进一步可发展为界限清晰的白色斑块。

（3）妇科检查　见外阴色素减退，常对称性累及大小阴唇、阴蒂包皮、阴唇后联合及肛门周围。鳞状上皮增生病损区皮肤增厚似皮革、湿疹、硬化性苔藓样改变，黏膜变白、变薄，失去弹性，易破裂，阴道口狭窄，肛周皮肤变白。

（4）病理检查　为主要的确诊依据。为明确有无外阴上皮内瘤变（VLN）或癌变。应选择不同部位多点活检。

（5）阴道分泌物检查　伴有阴道分泌物增多者，应查阴道分泌物排除滴虫、念珠菌感染。

（6）尿糖、血糖检查　外阴皮肤对称性发红、增厚，伴有严重瘙痒但无分泌物者，应考虑为糖尿病所致的外阴炎，检查尿糖、血糖可以明确诊断。

2.鉴别诊断

本病需与外阴炎、阴道炎，宫颈炎，外阴癌，白癜风相鉴别。

【治疗】

1.一般治疗

对本病的治疗首先让患者保持外阴清洁干燥，禁用肥皂及其他刺激物清洗外阴，内裤应选用通气较好的棉制品以免加重病情，避免用手或器械搔抓患处，并忌食辛辣刺激及易致敏食物。然后在控制局部瘙痒时，主张采用皮质激素局部治疗。

2.局部治疗（可选择以下一种处方）

处方一　1%氢化可的松软膏　局部外用 tid或qid

处方二　0.025%氟轻松软膏　局部外用tid或qid

处方三　0.01%曲安奈德软膏　局部外用 tid或qid

3.全身用药

（1）镇静药

处方一　地西泮（安定）2.5 mg　po tid

处方二　苯巴地妥（苯巴比妥）0.1 g　po tid

（2）脱敏药

处方一　氯苯那敏 4mg　po bid

处方二　异丙嗪　25mg　po bid

处方三　苯海拉明　25mg　po bid

4.激光治疗

一般采用CO2激光或氦氖激光治疗。激光破坏深达2mm的皮肤层即可消灭异常上皮组织和破坏真皮层内神经末梢，从而阻断瘙痒恶化搔抓所引起的恶性循环。

5.手术治疗

外阴白色病变不是手术治疗（外阴切除或外阴局部切除）的适应证，但出现以下情况应行手术治疗。

①症状明显，经药物治疗无效，特别是出现局部溃疡、结节者。

②病理检查诊断为VIN Ⅱ级及VIN Ⅲ级者。

手术范围应包括所有白色病变区。手术前病理检查取材应足够，排除外阴癌。

第二节　外阴硬化性苔藓

外阴硬化性苔藓是一种以外阴及肛周皮肤萎缩变薄为主的皮肤病，以皮肤萎缩为特征。

【病因】

1遗传因素：文献中有母女、姐妹等直系亲属家族性发病的报道，且发现患者中HLA-B40抗原的阳性率较无该病的妇女显著增高，故认为此病与HLA-B40关系密切。

2免疫因素：有人发现患者可合并斑秃、白癜风、甲状腺功能亢进或减退等自身免疫性疾病，说明此病因与自身免疫有关。

3内分泌因素：由于此病好发于成年女性，男女之比为 1∶10，且患者血中二氢睾酮水平明显低于正常同龄妇女，更有意义的是当临床上采用睾酮对患处皮肤进行局部治疗时往往有效，因而提示患者血中睾酮水平低下可能为发病因素之一。

4感染因素：近年来有人发现，部分外阴硬化性苔藓患者伴有螺旋体感染，提示螺旋体可能是本病的致病原因。

5神经血管营养失调：外阴深部结缔组织中神经血管营养失调，导致覆盖其上的皮肤发生病变。有人将外阴的病变皮肤与患者大腿正常皮肤交换移植，发现被移植到大腿的病变皮肤逐渐转为正常，而被移植到外阴的正常皮肤发生了硬化性苔藓。因此，提出局部神经血管营养失调是本病的原因。

虽然临床上观察到上述各种不同现象似与发病有关，但迄今尚未能获得证实和普遍承认。

【病理】

病变早期真皮乳头层水肿，血管扩大充血。进一步发展的典型病理特征为表皮层角化过度和毛囊角质栓塞，表皮棘层变薄伴基底细胞液化变性，黑色素细胞减少，在均质化的下方即真皮中层有淋巴细胞和浆细胞浸润带。

【临床表现 】

此病可发生于包括幼女在内的任何年龄妇女，但多见于围绝经期妇女。主要症状为病损区皮肤发痒，但其程度远较鳞状上皮增生的患者为轻，甚至有个别患者无瘙痒不适。常见病损部位位于大阴唇、小阴唇、阴蒂包皮、阴唇后联合及肛周，多呈对称性。早期皮肤发红肿胀，出现粉红、象牙白色或有光泽的多角形顶小丘疹，中心有角质栓，丘疹融合成片后呈紫癜状，但在其边缘仍可见散在丘疹。进一步发展时皮肤和黏膜变白、变薄、失去弹性，干燥易皲裂，阴蒂萎缩且与包皮粘连，小阴唇缩小变薄，逐渐与大阴唇内侧融合以致完全消失。晚期皮肤菲薄皱缩似卷烟纸，阴道口挛缩狭窄，仅能容指尖以致性交困难，但患者仍有受孕可能。严重者出现排尿困难。此外，尿液浸渍外阴菲薄的皮肤，可造成糜烂和刺痛。

幼女患者瘙痒症状多不明显，可能仅在小便或大便后感外阴及肛周不适。检查时在外阴及肛周区可见锁孔状珠黄色花斑样或白色病损坏。但至青春期时，多数患者的病变可能自行消失。

【诊断】

一般根据临床表现做出诊断，病理检查是唯一最优诊断方法，病检方法同上节外阴鳞状细胞增生。硬化性苔藓应与老年生理性萎缩相区别。后者仅见于老 年性妇女，其外阴部皮肤的萎缩情况与身体其他部位皮肤相同，表现为外阴组织包括皮肤各层及皮下脂肪层均萎缩，因而大阴唇变平，小阴唇退化，但患者无任何自觉症状。另有所谓“原发性外阴萎缩”，可发生于中年妇女，初起时皮下脂肪组织消失，大阴唇变平，继而毛发脱落，表皮枯萎，干燥发亮，呈淡白或灰白色，可能出现小红斑，小阴唇及阴蒂亦随之萎缩消失，多伴有外阴瘙痒、烧灼或刺痛感。此类患者虽无硬化性苔藓发病早期出现的典型丘疹病变，但其临床与病理发现无法与晚期硬化性苔藓患者相区别，因而有些学者认为所谓原发性外阴萎缩可能是在幼女期曾患外阴硬化性苔藓，痊愈后在中年又复发，因而外阴萎缩，故仍应当诊断为外阴硬化性苔藓而不应另行诊断为原发性外阴萎缩以免混淆。

【鉴别诊断】

本病应与老年生理性萎缩相鉴别。

二、治疗

1.局部药物治疗

处方一　2%丙酸睾酮鱼肝油软膏　局部涂擦，tid或qid

处方二　2%丙酸睾酮鱼肝油软膏1支

1%氢化可的松软膏1支　混合局部涂擦

处方三　0.5%黄体酮鱼肝油软膏　局部涂擦。

处方四　1%氢化可的松软膏2支

20%鱼肝油软膏10g　混匀涂擦患处 tid或qid

2.手术治疗

外阴白色病变不是手术治疗（外阴切除或外阴局部切除）的适应证，但出现以下情况应行手术治疗。

①症状明显，经药物治疗无效，特别是出现局部溃疡、结节者。

②病理检查诊断为VIN Ⅱ级及VIN Ⅲ级者。

手术范围应包括所有白色病变区。手术前病理检查取材应足够，排除外阴癌。

3.并发症治疗

硬化性苔藓伴鳞状上皮增生多是在原有硬化性苔藓基础上由于长期瘙痒和搔抓而出现的。治疗主要选用氟轻松软膏局部涂擦，每天3～4次，连用6周，然后改用2%丙酸睾酮软膏，每天3～4次，连续6～8周，瘙痒症状消失后改为每周2～3次必要时长期使用。

第四章　女性生殖道炎症

第一节　外阴及阴道炎症

【概述】

外阴及阴道炎症是妇科最常见疾病，每个年龄组均可发病。外阴及阴道与尿道、肛门毗邻，局部潮湿，易受污染；生育年龄妇女性生活较频繁，且外阴及阴道是分娩、宫腔操作的必经之路，容易受到损伤及外界病原体感染；绝经后妇女及婴幼儿雌激素水平低，局部抵抗力下降，也易发生感染。

【病史采集】

（1）现病史　患者就诊时应仔细询问有无外阴瘙痒、肿胀、疼痛、灼热感，其发病时间、诱因，性质；有无阴道分泌物、量、颜色、性质和气味异常；有无尿频、尿急、尿痛等症状。起病前外阴尤为接触过敏物质，外院诊断治疗情况，疗效如何。

（2）过去史　应询问患者既往有无类似病史，有无糖尿病、尿瘘、粪瘘或泌尿系统疾病及全身慢性疾病（如贫血、肝炎等）等，有无药物、食物过敏史等。

（3）婚育史　询问其丈夫有无生殖系统炎症。

（4）个人史　应询问患者有无偏食甜品、辛辣刺激之品。

【体格检查】

注意外阴皮肤、阴道黏膜之色泽、范围、硬度、弹性，有无皲裂、溃疡、赘生物、充血、肿胀；阴道分泌物的量、颜色、性状、性质、气味，盆腔双合诊的情况。

【辅助检查】

阴道分泌物常规检查（查滴虫、念珠菌、线索细胞），血常规，尿常规，血糖，宫颈刮片，必要时于外阴（皮肤黏膜增厚、皲裂、溃疡、隆起、结节处）取活检除外恶变，尤其是经治疗不愈者。

【诊断】

（一）非特异性阴道炎

（1）病史　糖尿病、尿瘘、粪瘘病史。

（2）症状　外阴瘙痒、疼痛、烧灼感，于活动、性交、排尿及排便时加重。

（3）妇科检查　外阴局部充血、肿胀、糜烂，常有抓痕，严重者形成溃疡或湿疹。慢性炎症可使皮肤增厚、粗糙、皲裂，甚至发生苔藓样改变。

（4）辅助检查

①阴道分泌物生理盐水悬液检查滴虫、念珠菌，排除特异性外阴炎。

②必要时宫颈分泌物检查衣原体、淋菌，排除衣原体感染及淋病。

③外阴部溃疡必要时做活组织病理检查。

④糖尿病高危患者必要时检查尿糖及血糖。

【治疗】

（1）一般治疗　选用宽松透气的衣物，以棉织物为佳。急性期应卧床休息，避免性生活，停用引起外阴激惹的外用药品。饮食宜清淡，忌烟酒及辛辣刺激食品。保持外阴清洁，局部忌用肥皂清洗及搔抓。

（2）局部治疗（可选择以下一种处方）

处方一　0.1%碘附液　坐浴　bid　每次15～30min

或　1∶5000高锰酸钾液　坐浴　bid　每次15～30min

1%氢化可的松软膏　局部外用　bid或tid

或　复方曲安奈德霜　局部外用　bid或tid

处方二　金霉素软膏　涂患处　bid

或　红霉素软膏　涂患处　bid

或　环丙沙星软膏 涂患处　bid

（3）抗感染治疗　感染性外阴炎急性期必须针对病原体治疗，选下列抗菌药口服。

处方一　甲硝唑　400mg　po　tid

处方二　头孢氨苄胶囊　0.5g　po　qid

或　头孢拉定胶囊　0.5g　po　qid

或　红霉素　0.25g　po　q6h

或　克林霉素　300mg　po　tid

（4）病因治疗　积极寻找病因，若发现糖尿病应及时治疗糖尿病，若有尿瘘、粪瘘应及时行修补术。

（二）前庭大腺炎

【概述】

病原体侵入前庭大腺引起炎症称前庭大腺炎。前庭大腺位于两侧大阴唇后1/3深部，腺管开口于处女膜与小阴唇之间，在性交、分娩等情况污染外阴部时易发生炎症。急性炎症发作时，病原体首先侵犯腺管，导致前庭大腺导管炎，腺管开口往往因肿胀或渗出物积聚而堵塞，脓液不能外流，积存而形成脓肿，称前庭大腺脓肿。

【诊断】

（1）局部情况　炎症多为一侧。初起时外阴单侧局部肿胀、疼痛、灼热感，行走不便，有时会致大小便困难，当脓肿形成时疼痛加剧，部分患者可有发热或腹股沟淋巴结肿大。

（2）妇科检查　大阴唇下1/3处局部皮肤红肿、发热、压痛明显，患侧前庭大腺开口处有时可见白色小点。脓肿形成时，疼痛加剧，脓肿直径可达3～6cm，局部可触及波动感，当脓肿内压力增大时表皮可自行破溃。

（3）实验室检查　血常规白细胞增多，前庭大腺开口处取分泌物做涂片及细菌培养可确定致病菌。

【鉴别诊断】

本病需与前庭大腺囊肿疾病鉴别。

【治疗】

（1）一般治疗　急性炎症发作时，需卧床休息，局部保持清洁。

（2）局部治疗

处方　1:5 000高锰酸钾液　坐浴　bid　每次15～30min。

（3）抗感染治疗　根据病原体选用口服或肌内注射抗菌药。

（4）脓肿切开引流　当脓肿局限、边界清晰、有波动感时应及时切开引流，切口选小阴唇内侧皮肤黏膜交界处，应达脓肿全长。脓液引流后用新霉素或庆大霉素溶液冲洗并放置橡皮膜引流条，24h后取出。

（三）前庭大腺囊肿

【概述】

前庭大腺囊肿系因前庭大腺导管开口部阻塞，分泌物积聚于腺腔而形成。

【诊断】

（1）病史　有急性前庭大腺炎或淋病病史。

（2）症状　若囊肿小且无感染，患者可无自觉症状，往往于妇科检查时被发现；若囊肿大，可有外阴坠胀感或性交不适。

（3）局部情况　多由小逐渐增大，囊肿多为单侧，也可为双侧，检查见囊肿多呈椭圆形，大小不等，位于外阴部后下方，可向大阴唇外侧突起。

（4）实验室检查　诊断困难时，可做局部穿刺，抽得的黏液送细菌培养和药敏试验。

【鉴别诊断】

本病需与前庭大腺脓肿鉴别。

【治疗】

囊肿较小、无症状者可随访。囊肿较大或反复急性发作者宜行囊肿造口术，仍可保持腺体功能。

（四）滴虫性阴道炎

【概述】

滴虫性阴道炎由阴道毛滴虫引起，是常见的阴道炎。滴虫阴道炎患者的阴道pH值为5～6.5。本病可由性交直接传染也可经浴池、浴具、游泳池、衣物及污染的器械间接传播。

【诊断】

（1）阴道分泌物情况　分泌物典型特点为稀薄脓性、黄绿色、泡沫状、有臭味。

（2）外阴瘙痒、灼热感、性交痛，常在月经后加重。感染尿道时，可有尿频、尿痛甚至血尿。

（3）妇科检查　阴道黏膜充血，严重者有散在出血点，宫颈甚至有出血斑点，形成“草莓样”宫颈，后穹窿有多量白带为灰黄色、黄白色稀薄液体或黄绿色脓性分泌物，常呈泡沫状。

（4）实验室检查　阴道分泌物生理盐水悬滴法可找到滴虫。若悬滴法结果阴性而临床症状可疑时，可进一步作滴虫培养。

【鉴别诊断】

本病与淋病、细菌性阴道病、外阴阴道假丝酵母菌病鉴别。

【治疗】

（1）一般治疗　做好个人卫生，避免交叉感染；内裤、洗涤用品要经常暴晒。有复发症状的病例多数为重复感染，为避免重复感染，内裤及洗涤用的毛巾，应煮沸5～10min以消灭病原体。

（2）药物治疗　抗滴虫治疗

①全身用药

处方　甲硝唑　400mg　bid～tid（共用7天）

或　甲硝唑　2g　单次口服

或　替硝唑　2g　单次口服

或　奥硝唑　2g　单次口服

②局部用药

处方　甲硝唑泡腾片　1片　塞入阴道内　pn（连用7天）

（五）外阴、阴道假丝酵母菌病

【概述】

外阴、阴道假丝酵母菌病，是常见的外阴、阴道炎症，也称外阴、阴道念珠菌病。约80%～90%的病原体是由白色假丝酵母菌引起的。只有在全身及阴道局部细胞免疫能力下降，假丝酵母菌大量繁殖，并转变为菌丝相时，才出现症状。常见的发病诱因有妊娠、糖尿病，大量应用免疫抑制及广谱抗生素。其他诱因有胃肠道假丝酵母菌异位，应用避孕药，穿紧身化纤内裤及肥胖。

【诊断】

（1）症状　主要表现为外阴、阴道瘙痒，有灼痛感，严重时坐卧不宁，异常痛苦，阴道分泌物可增多，还可伴有尿频、尿痛及性交痛症状。

（2）阴道分泌物特征　白色稠厚呈凝乳或豆腐渣样。

（3）体征　外阴潮红，水肿，常伴有抓痕。阴道黏膜可见水肿、红斑，小阴唇内侧及阴道黏膜上附有白色块状物（呈凝乳或豆腐渣样），擦拭该膜后露出红肿黏膜面，急性期还可能见到糜烂及浅表溃疡。

（4）实验室检查　阴道分泌物常规可找到白色假丝酵母菌。

【鉴别诊断】

本病需与慢性宫颈炎、细菌性阴道病、滴虫性阴道炎、老年性阴道炎鉴别。

【治疗】

（1）消除诱因　若有糖尿病应给予积极治疗；及时停用广谱抗生素、雌激素及糖皮质激素。勤换内裤，用过的内裤、盆及毛巾均应用开水烫洗。

（2）局部用药（可选用下列一种处方）

处方一　咪康唑栓剂　200mg　塞入阴道内　qn（连用7天）

或　咪康唑栓剂　400mg　塞入阴道内　qn（连用3天）

处方二　克霉唑栓剂　150mg　塞入阴道内　qn（连用7天）

或　克霉唑栓剂　150mg　塞入阴道内　（早晚各一次　连用3天）

或　克霉唑栓剂　500mg　塞入阴道内　单次用药

处方三　制霉菌素栓剂　1粒（10万单位）　qn　（连用10～14天）。

（3）全身用药（可选用下列一种处方）

处方一　氟康唑　150mg　po　qd

处方二　伊曲康唑　200mg　po　qd（连用3～5天）

或　伊曲康唑　400mg　po　bid（只用1天）

（4）复发性外阴、阴道假丝酵母菌病的治疗　抗真菌治疗分为初始治疗及维持治疗。

初始治疗若为局部治疗，延长治疗时间至7～14天；若口服氟康唑150mg，则72h后加服1次。

常用的维持治疗处方（可选用下列一种处方）

处方一　氟康唑　150mg　塞入阴道内每周1次，共6个月

处方二　克霉唑栓剂　500mg　塞入阴道内每周1次，连用6个月

处方三　伊曲康唑　400mg　塞入阴道内每月1次，连用6个月

（5）性伴侣治疗　对有真菌感染症状的男性应进行假丝酵母菌检查及治疗，为预防女性重复感染，无症状者无需治疗。

（6）妊娠合并外阴、阴道假丝酵母菌病的治疗　为防止药物致畸，以局部治疗为主，禁用尼立达唑类药物口服。

（六）细菌性阴道病

【概述】

细菌性阴道病指由加德纳菌与某些厌氧菌等多种病原体共同引起的一种阴道黏膜非炎症性的疾病，多由性接触感染。频繁混乱的性生活成为细菌性阴道病的主要传播途径。而生殖道感染的存在及阴道卫生条件差，则为该病的促发因素。

【诊断】

（1）症状　阴道分泌物增多，呈稀薄胶质状或稀糊状，为灰白色、灰黄色或乳黄色，带有特殊的鱼腥臭味，尤其性交后加重，可伴有轻度外阴瘙痒或烧灼感。

（2）体征　阴道内见均质分泌物，为灰白色，均匀一致，用拭子易从阴道壁擦去，而阴道黏膜无充血或水肿。

（3）实验室检查

①阴道pH值升高（pH＞4.5，正常人pH4.7～5.7）。

②氨臭味试验阳性　有鱼腥臭气味。

③线索细胞阳性　阴道分泌物涂片可找到边缘不规则的线索细胞（变性的上皮细胞）。无乳酸杆菌或乳酸杆菌极少。

④加德纳菌培养及荧光抗体检查阳性。

【鉴别诊断】

（1）本病需与滴虫性阴道炎、外阴、阴道假丝酵母菌病相鉴别。

（2）本病还需与淋菌性关节炎、性心理异常或性病疑病症、外阴瘙痒症等病相鉴别。

【治疗】

（1）一般治疗　注意局部卫生，平时尽量不要冲洗阴道，以免引起菌群失调。

（2）药物治疗（选用下列一种处方）

处方一　用于全身用药

甲硝唑　200mg　po　tid（连用7天）

或　甲硝唑　2g　po　qd

或　克林霉素　300mg　po　bid（连用7天）

处方二　适用于局部用药

甲硝唑泡腾片　200mg　塞入阴道内　qd（连用7天）

（3）性伴侣的治疗　本病虽与多个性伴侣有关，但对性伴侣给予治疗并不能改善治疗效果及降低其复发，因此，性伴侣不需常规治疗。

（4）妊娠期细菌性阴道病的治疗（可选用下列一种处方）

处方一　甲硝唑　200mg　po　tid或qid（连服7天）

处方二　克林霉素　300mg　po　bid（连服7天）

（七）老年性阴道炎

【概述】

老年性阴道炎见于自然绝经及卵巢去势后妇女，因卵巢功能减退，雌激素水平降低，阴道壁萎缩，黏膜变薄，上皮细胞内糖原减少，阴道内pH值增高，常接近中性，局部抵抗力降低，致病菌容易入侵繁殖引起炎症。

【诊断】

（1）病史　妇女绝经前后、双侧卵巢已切除、长期闭经、长期哺乳、盆腔放疗后或卵巢功能早衰。

（2）症状　阴道分泌物增多及外阴瘙痒、灼热感。阴道分泌物稀薄，呈淡黄色，感染严重者呈脓血性白带。由于阴道黏膜萎缩，可伴有性交痛。

（3）检查　阴道呈老年性改变，上皮皱襞消失、萎缩、菲薄。阴道黏膜充血，有散在小出血点或点状出血斑，有时见浅表溃疡。溃疡面可与对侧粘连，严重时造成狭窄甚至闭锁，炎症分泌物引流不畅形成阴道积脓或宫腔积脓。

（4）阴道分泌物检查　显微镜下见大量基底层细胞及白细胞而无滴虫及假丝酵母菌。

【鉴别诊断】

本病应与子宫恶性肿瘤鉴别，须常规做宫颈刮片，必要时行分段诊刮术。对阴道壁肉芽组织及溃疡需与阴道癌相鉴别，可行局部活组织检查。

【治疗】

（1）一般治疗　加强锻炼，增强全身和局部抵抗力。注意营养，给予高蛋白食物，并给予维生素B及维生素A，有助于阴道炎的消退。

（2）药物治疗　治疗原则为抑制细菌生长，增加阴道抵抗力。

处方一　0.1%～1%乳酸液　冲洗阴道　qd（共7～10天）

或　0.5%醋酸液　冲洗阴道　qd（共7～10天）

处方二 （可选用下列一种药物）

甲硝唑 200mg 塞入阴道内 qn （共7～10天）

或 氧氟沙星 100mg 塞入阴道内 qn（同7～10天）

（3）增加阴道抵抗力

处方一 局部用药以增加阴道抵抗力。

己烯雌酚 0.125～0.25mg 塞入阴道内 qn（共7天为1个疗程）

或 0.5%己烯雌酚软膏 阴道局部涂抹 bid

处方二 全身用药以增加阴道抵抗力

尼尔雌醇 2mg po（首次加倍）每2~4周一次（维持2～3个月）。

或 结合雌激素（妊马雌酮） 0.625mg po qd（维持3～6个月）。

甲地孕酮 2mg po qd（维持3～6个月）。

（八）婴幼儿外阴、阴道炎

【概述】

婴幼儿阴道炎常见于5岁以下幼女，多与外阴炎并存。由于婴幼儿的解剖、生理特点，容易发生炎症。病原体常通过患病母亲或保育员的手、衣物、毛巾、浴盆等间接传播。

【诊断】

①母亲有阴道炎病史。

②患儿哭闹、烦躁不安或用手搔抓外阴。

③主要症状为阴道分泌物增多，呈脓性。部分患儿伴有泌尿系统感染，出现尿频、尿急、尿痛。外阴瘙痒，若有小阴唇粘连，排尿时尿流变细，尿道或尿不成线。

④检查见外阴、阴蒂、尿道口、阴道口黏膜充血、水肿，有时可见脓性分泌物自阴道口流出。病变严重者，外阴表面可见溃疡，小阴唇可发生粘连，粘连的小阴唇有时遮盖阴道口及尿道口，粘连的上、下方可各有一裂隙，尿至裂隙排出。

⑤用膝棉拭子或吸管取阴道分泌物找滴虫、白色假丝酵母菌或涂片行革兰染色做病原学检查，以明确病原体，必要时做细菌培养。

【鉴别诊断】

本病应与阴道异物及肿瘤、外生殖器畸形相鉴别。

【治疗】

（1）一般治疗 保持外阴清洁、干燥，减少摩擦。

（2）抗感染治疗 针对病原体选择相应口服抗菌药治疗，或用吸管将抗菌药溶液滴入阴道。

处方一 1:5 000高锰酸钾液 坐浴 bid（每次15～30min）

处方二 青霉素软膏 涂外阴 bid

（3）对症处理 有蛲虫者，给予驱虫治疗；若阴道有异物，应及时取出。

（4）小阴唇粘连的治疗 外涂雌激素软膏后，多可松解，严重者应分离粘连，并涂以抗菌药软膏。

处方一 结合雌激素（妊马雌酮）0.625mg 涂外阴qd

处方二 青霉素软膏 涂外阴 bid

第二节 宫颈炎

（一）急性宫颈炎

【概述】

急性宫颈炎常与急性阴道炎、急性子宫内膜炎同时存在，多见于产褥感染或感染性流产后。目前临床最常见的急性宫颈炎为黏液脓性宫颈炎，黏液脓性宫颈炎的病原体主要为淋菌及沙眼衣原体。

【诊断】

（1）症状 主要表现为阴道分泌物增多，呈黏液脓性，由于阴道分泌物的刺激可引起外阴瘙痒及灼热感，也可出现经间期出血、性交后出血等症状，还可伴有尿频、尿急、尿痛。

（2）体征 妇科检查见宫颈充血、水肿、黏膜外翻，脓性分泌物可经宫颈外口流出。宫颈触痛，质脆，触之易出血。若为淋菌感染，因尿道旁腺、前庭大腺受累，可经尿道口、阴道口黏膜充血、水肿以及多量脓性分泌物。

（3）实验室检查 宫颈棉拭子试验可找到病原体。MPC者应做淋菌及沙眼衣原体检测以明确病原体。

【鉴别诊断】

本病应与由念珠菌、滴虫引起的宫颈炎相鉴别。

【治疗】

（1）一般治疗 休息，忌阴道灌洗和性生活，保持外阴清洁。

（2）药物治疗　主要针对病原体治疗。

处方一　单纯急性淋菌性宫颈炎

头孢曲松　250mg　im　单次

或　头孢克肟　400mg　po　单次

或　大观霉素　4g　im单次

或　环丙沙星　500mg　po　单次

或　氧氟沙星　400mg　po　单次

处方二　沙眼衣原体感染

多西环素　100mg　po　bid（共用7天）

或　阿奇霉素　1g　po　qd

或　红霉素　500mg　po　qid（共用7天）

或　左旋氧氟沙星　500mg　po　qd（共用7天）

（二）慢性宫颈炎

【概述】

慢性宫颈炎多由急性宫颈炎未治疗或治疗不彻底转变而来，常因分娩、流产或手术损伤宫颈后，病原体侵入而引起感染；其次为由性传播疾病的病原体引起感染。部分患者无急性宫颈炎病史，直接表现为慢性宫颈炎。

【诊断】

（1）症状　阴道分泌物增多，分泌物呈乳白色黏液状，有时呈淡黄色脓性，可有血性白带或性交后出血。可出现尿急、尿频，腰骶部疼痛、下腹坠痛等。可有不孕史。

（2）体征　妇科检查时可见宫颈有不同程度的糜烂、肥大、充血、水肿，有时质较硬，有时可见息肉及宫颈腺囊肿。

（3）各种病理类型的慢性宫颈病变均可通过阴道窥器检查鉴别。

（4）宫颈糜烂和早期宫颈癌或宫颈结核，从外观上难以鉴别，须做宫颈刮片检查和宫颈活组织检查加以鉴别。

【鉴别诊断】

本病需与子宫颈管内膜炎、早期宫颈癌相鉴别。

【治疗】

（1）宫颈糜烂

①物理治疗　是目前治疗子宫颈糜烂疗效较好、疗程最短的方法。适用于糜烂面较大和炎症浸润较深的病例。一般只需治疗1次即可治愈。方法有电熨法、激光疗法、冷冻疗法。目前常用的方法是LEEP刀治疗，宜在月经干净后3～7天内进行。

宫颈炎物理治疗注意事项：a.治疗前取宫颈管分泌物做培养及药敏试验，并排除淋病及沙眼衣原体感染；b.治疗前应常规做宫颈刮片行细胞学检查；c.有急性生殖器炎症为禁忌证；d.治疗时间一ing在月经净后3～7天；e.治疗后阴道分泌物增多，甚至有大量水样排液，术后1～2周脱痂时有少许出血；f.术后4~8周内创面未愈合，禁盆浴、性交和阴道冲洗；g.物理治疗后有引起术后出血、宫颈管狭窄、不孕、感染的可能。治疗后需定期复查。

②药物治疗

处方一　20%～50%硝酸银　糜烂面及宫颈内口0.5cm处涂布每周1次（用3～4次）或铬酸糜烂面及宫颈内口0.5cm处涂布　每周1次（用2～3次）

处方二　呋喃西林粉喷雾或呋喃西林栓　塞入阴道深部　qd（用10天）或干扰素（奥平）1粒　塞入阴道深部贴近宫颈部位　qod（7次为1个疗程）

（2）宫颈息肉　行息肉摘除术，术后将切除息肉送病理组织学检查。

（3）宫颈黏膜炎　需全身用抗感染药物治疗。

（4）宫颈腺囊肿　对小的宫颈腺囊肿，无需处理；若囊肿大，或合并感染，可采用物理治疗。

第三节　盆腔炎

【概述】

盆腔炎是女性盆腔生殖器官炎症及周围结缔组织和盆腔腹膜发生炎症反应的统称，包括子宫内膜炎、输卵管炎及盆腔腹膜炎等，为妇科常见病之一。盆腔炎常见的发病原因为分娩及流产后的感染，不良卫生习惯、性生活、经期性交等均可导致病原体的侵入而引起炎症。盆腔炎有急性和慢性两种。

【病史采集】

（1）现病史　患者就诊时应仔细询问有无宫腔内手术操作史，有无腹痛，发病时间、有无诱因、性质及部位，与月经周期的关系；有无高热寒战、头痛、食欲不振，有无腹膜炎引起的消化系统症状（恶心、呕吐、腹胀、腹泻等），有无膀胱刺激症状（尿频、尿急、尿痛）；有无直肠刺激症状（腹泻、里急后重和排便困难）；有无阴道分泌物异常，其量、色、质、气味如何等情况；有无月经异常，如经量增多、经期延长等；以及外院诊断治疗情况，疗效如何。

（2）过去史　询问既往有无宫腔内手术史、有无外阴及阴道炎疾病史、有无慢性盆腔炎史、有无性传播疾病病史，有无药物食物过敏史。

（3）月经史　询问月经期、量、色、质，有无痛经史。

（4）个人史　询问有无不洁性生活史。

（5）家族史　询问家族有无类似病史。

【体格检查】

注意有无发热；腹部有无压痛及压痛部位，有无反跳痛；腹部可否触及包块，若有，包块部位、大小、质地、活动度、有无压痛；听诊有无肠鸣音减弱或消失；阴道宫颈有无充血、水肿；分泌物性状；后穹窿有无触痛，宫颈有无抬举痛；子宫体大小、质地、活动度、有无压痛；双附件区有无压痛、包块及包块性质等。

【辅助检查】

血常规、尿常规、宫颈管分泌物涂片，或宫颈管分泌物培养加药敏试验、子宫内膜活检、后穹窿穿刺检查、B超、磁共振成像（MRI）、腹腔镜检查。

（一）急性盆腔炎

【诊断标准】

（一）临床表现

1.病史　常见产后、流产后或盆腔手术感染史或有慢性盆腔炎史，原发或继发不孕史。

2.腹痛　一般为下腹痛。弥漫性腹膜炎为全腹痛。

3.发热　轻症有发热，重症有畏寒、寒战、高热。

4.常有头痛、食欲不振、下腹疼痛、白带增多等症状，有时在排尿、排便时有疼痛不适等刺激症状。

5.全身情况有急性病变，心率快，腹胀。下腹部刺激征，肌紧张、压痛、反跳痛。

6.妇科检查　宫颈有举痛，子宫略大有压痛，两侧附件增厚，压痛明显，扪及块物，一般为双侧性。

（二）腹胀检查

1.白细胞及中性粒细胞增多，血沉增快。

2.宫颈管分泌物做淋球菌、衣原体、支原体培养及药物敏感试验等。

3.后穹窿穿刺有助于盆腔炎诊断。

4.宫腔培养及药物敏感试验，血培养及药物敏感试验。

5.B超对输卵管卵巢脓肿、盆腔积脓之诊断有价值。

【鉴别诊断】

本病需与急性阑尾炎、输卵管妊娠流产或破裂、卵巢囊肿蒂扭转或破裂、黄体破裂等急腹症相鉴别。

【治疗】

（1）一般治疗　卧床休息，半卧位；进食富营养、易消化的饮食；贫血者少量输血；痛重时给予镇痛剂。高热者予以降温，纠正水、电解质紊乱及酸碱平衡失调。

（2）门诊治疗

处方一　氧氟沙星　400mg　po　bid

或　左旋氧氟沙星　500mg　po　qd

同时加用　甲硝唑　400mg　po　bid或tid（连用14天）

处方二　头孢西丁　2g　im　同时口服丙磺舒　1g

然后改为　多西环素　100mg　po　bid（连用14天）

处方三　头孢曲松　250mg　im　单次

多西环素　100mg　po　bid（连用14天）

甲硝唑　400mg　po　bid或tid（连用14天）

（3）住院治疗　若患者一般情况差，病情严重，伴有发热、恶心、呕吐，或有盆腔腹膜炎；或有输卵管卵巢脓肿，或门诊治疗无效，或不能耐受口服抗菌药，或诊断不清，均应住院给予抗菌药物治疗为主的综合治疗。

① 支持疗法　卧床休息，半卧位有利于脓液积聚于直肠子宫凹陷而使炎症局限。给予高热量、高蛋白、高维生素流食或半流食，补充液体，注意纠正电解质紊乱及酸碱平衡失调，必要时少量输血。高热时采用物理降温。尽量避免不必要的妇科检查以免引起炎症扩散，若有腹胀应行胃肠减压。

② 抗菌药物治疗　给药途径以静脉滴注起效快（可选择以下一种处方）。

处方一　青霉素或红霉素与氨基糖苷类药物及甲硝唑联合方案

①0.9%氯化钠注射液　100mL

青霉素钠　240万~320万单位　　Ⅳ drip tid（AST）

或　5%葡萄糖注射液　500mL

红霉素　0.6g　　Ⅳ drip tid

②5%葡萄糖注射液　500mL

庆大霉素　8万单位　　Ⅳ drip bid（连用7天）

或　阿米卡星注射液　0.2　im　bid（连用7天）

③甲硝唑注射液　100mL　Ⅳ drip bid（连用7天）

处方二　克林霉素与氨基糖苷类药物联合方案

5%葡萄糖注射液　500mL

克林霉素　0.6g　　Ⅳ drip bid（连用7天）

5%　葡萄糖注射液　500mL

庆大霉素　8万单位　　Ⅳ drip bid（连用7天）

【说明】此方案对以厌氧菌为主的高热疗效较好，常用于治疗输卵管卵巢脓肿。

处方三　第二代头孢菌素或相当于第二代头孢菌素的药物及第三代头孢菌素或相当于第三代头孢菌素的药物

①0.9%氯化钠注射液　100mL

头孢西丁1~2g　　Ⅳ drip q6h（AST）（连用10~14天）

或　0.9%氯化钠注射液　100mL

头孢替坦1~2g　　Ⅳ drip q12h（AST）（连用10~14天）

②多西环素100mg　po bid（连用10~14天）

或　阿奇霉素　500mg　po qd（连用3天）

处方四　喹诺酮类药物与甲硝唑联合方案

环丙沙星　200mg　Ⅳ drip q12h

或　氧氟沙星　400mg　Ⅳ drip q12h

或　左氧氟沙星　500mg　Ⅳ drip qd

甲硝唑　500mg　Ⅳ drip q8h

处方五　青霉素类与四环素类药物联合方案

0.9%氯化钠注射液　100mL

氨苄西林/舒巴坦　3g　　　Ⅳ drip q6h

多西环素　100mg　po bid（连服14天）

急性盆腔炎主要应用抗菌药物治疗。抗菌药治疗可清除病原体，改善症状及体征，减少后遗病变。经恰当的抗菌药积极治疗，绝大多数急性盆腔炎能彻底治愈，即使输卵管卵巢脓肿形成，若治疗及时，用药得当，75%也能得到控制。根据药敏试验选用抗菌药较为合理，但通常需在获得实验室结果前即给予抗菌药治疗，因此，初始治疗往往根据经验选择抗菌药。由于急性盆腔炎的病原体多为需氧菌、厌氧菌及衣原体的混合感染，需氧菌及厌氧菌又有革兰阴性及革兰阳性之分，故抗菌药多采用联合用药。

（4）手术治疗　主要用于治疗抗生素控制不满意的输卵管、卵巢脓肿或盆腔脓肿。

① 手术指征

a.药物治疗无效　输卵管卵巢脓肿或盆腔脓肿经药物治疗48～72h，体温持续不降，患者中毒指征加重或包块增大者，应及时手术，以免发生脓肿破裂。

b.脓肿持续存在　经药物治疗病情有好转，继续控制炎症数日（2~3周），包块仍未消失但已局限化，应手术切除，以免日后再次急性发作，或形成慢性盆腔炎。

c.脓肿破裂　突然腹痛加剧，寒战、高热、恶心、呕吐、腹胀，检查腹部拒按或有中毒性休克表现，应怀疑脓肿破裂。若脓肿破裂未及时诊治，死亡率高。因此，一旦怀疑脓肿破裂，需立即在抗菌药治疗的同时行剖腹探查。

②手术方式　手术可根据情况选择经腹手术或腹腔镜手术年轻妇女应尽量保留卵巢功能，以采用保守性手术为主；年龄大、双附件受累或附件脓肿屡次发作者，行全子宫及双附件切除术。

（二）慢性盆腔炎

【诊断】

（一）临床表现

1.病史　曾有急性盆腔炎史，盆腔炎反复发作史，不孕史等。

2.主要表现为下腹坠胀痛，骶尾部痛，性交痛等疼痛常在劳累、性交后，排便时及月经前、后加重。

3.白带增多，低热，精神不振，全身不适，失眠等。

4.月经失调，表现为周期不规则，经量增多，经期延长或伴痛经。

5.常伴不孕症。

6.妇科检查　输卵管卵巢炎患者有附件区压痛：结缔组织炎者有主韧带、阴道组织压痛。病变组织增生、粘连，包块形成，附件周围炎以粘连为主，附件炎可形成输卵管卵巢炎性肿块，亦可形成输卵管积水或输卵管卵巢囊肿（大型者可超过脐上）。子宫常呈后位，活动受限。

（二）辅助检查

1.血常规、血沉，必要时做宫腔分泌物培养。

2.B超于附件区可测得包块（不规则实性、囊性或囊实性）。

3.腹腔镜直视下见内生殖器周围粘连，组织增生，包块形成。

【鉴别诊断】

本病需与子宫内膜异位症、卵巢囊肿、卵巢癌等相鉴别。

【治疗】

（1）一般治疗　心理治疗，增强营养，加强锻炼，注意劳逸结合，提高机体抵抗力。

（2）子宫内膜炎的治疗

① 对产后、流产后怀疑有胎盘、胎膜残留者，应用抗菌药治疗后行刮宫术。

② 对老年性子宫内膜炎采用全身抗菌药治疗，必要时应用小剂量雌激素。

③ 若有宫腔积脓，须行扩宫术。

（3）输卵管炎及输卵管卵巢炎治疗

①物理疗法　物理疗法能促进盆腔局部血液循环，改善组织营养状态，提高新陈代谢，以利于炎症的吸收和消退。常用激光、短波、微波、离子透入等疗法。

② 抗菌药治疗　宜联合用药，最好同时采用抗衣原体药物。

③手术治疗　存在感染灶，反复引起炎症急性发作或伴有严重盆腔疼痛，经综合治疗无效者应行手术治疗。手术以彻底治愈为原则，避免遗留病灶复发。根据患者年龄、病变轻重及有无生育要求决定手术范围，行单侧附件切除术或子宫全切术加双侧附件切除术。对年轻妇女应尽量保留卵巢功能。

（4）输卵管积水及输卵管、卵巢囊肿治疗　抗菌药治疗无效，应行手术治疗。对年轻要求生育患者可行输卵管造口术或开窗术；对无生育要求患者行患侧附件切除术。

第四节　生殖器结核

【概述】

生殖器官结核是由结核分枝杆菌引起的女性生殖器炎症，又称结核性盆腔炎。根据结核病变累及的部位，可分为输卵管结核子宫内膜结核、子宫颈结核、卵巢结核及盆腔腹膜结核等。

【病史采集】

（1）现病史　多数生殖器结核患者因不孕就诊。应询问不孕 患者有无外院诊治史，夫妻双方既往检查情况。仔细询问月经史及月经改变史，有无下腹坠痛史及其性质，与月经的关系；白带有无异常，有无接触性出血；有无疲劳、乏力、食欲不振、体重减轻、持续傍晚体温轻度升高、盗汗等慢性消耗症状。

（2）过去史　应询问既往有无肺结核、肠结核、腹膜结核等结核病史。

（3）月经史　应询问月经改变史。

（4）婚育史　应询问有无不孕史。

（5）个人史　应询问有无结核病接触史。

（6）家族史　应询问有无结核病家族史。

【体格检查】

较多患者因不孕而行诊断性刮宫、子宫输卵管碘油造影及腹腔镜检查才发现患有盆腔结核，而无明显体征和其他自觉症状。较严重患者若有腹膜结核，检查时腹部有柔韧感或腹水征，形成包囊性积液时，可触及囊性肿块，边界不清，不活动，表面因由肠管粘连，叩诊空响。子宫一般发育较差，往往因周围有粘连时活动受限。若附件受累，在子宫两侧可触及大小不等及形状不规则肿块，质硬，表面不平，呈结节或乳头状突起，或可触及钙化结节。

【辅助检查】

1.子宫内膜病理检查

是诊断子宫内膜结核最可靠的依据。应选择在经前1周或月经来潮6h内行刮宫术。术前3天及术后4天应每日肌内注射氯霉素0.75g及口服异烟肼0.3g，以预防刮宫引起结核病扩散。刮宫时应注意刮取子宫角部内膜，并将刮出物送病理检查。

2.X线检查

（1）胸部X线片　必要时行消化道或泌尿系统X线检查，以便发现原发病灶。

（2）盆腔X线片　发现孤立钙化点，提示曾有盆腔淋巴结结核病灶。

（3）子宫输卵管碘油造影　子宫输卵管造影对生殖器结核的诊断帮助较大，但也有可能将输卵管管腔中的干酪样物质及结核分枝杆菌带到腹腔，故造影前后应肌内注射氯霉素及口服异烟肼等抗结核药物。

3.腹腔镜检查

能直接观察子宫、输卵管浆膜面有无粟粒结节，并可取腹腔液行结核分枝杆菌培养，或在病变处做活组织检查。做此项检查时应注意避免肠道损伤。

4.结核分枝杆菌检查

取月经血或管腔刮出物或腹腔液做结核分枝杆菌检查。

涂片抗酸染色查找结核分枝杆菌。

结核分枝杆菌培养，此法准确，但结核分枝杆菌生长缓慢，通常1～2个月才能得到结果。

分子生物学方法，如PCR技术，方法快速、简便，但可能出现假阳性。

动物接种，方法复杂，需时较长，难以推广。

5.结核菌素试验

结核菌素试验阳性说明体内曾有结核分枝杆菌感染，若为强阳性说明目前仍有活动性病灶，但不能说明病灶部位，若为阴性一般情况下表示未有过结核分枝杆菌感染。

6.其他

白细胞计数不高，分类中淋巴细胞增多，不同于化脓性盆腔炎；活动期红细胞沉降率增快，但正常不能除外结核病，这些实验室检查均非特异性，只能作为诊断参考。

【诊断】

（1）症状　有原发不孕、月经稀少或闭经；下腹坠痛；未婚女青年有低热、盗汗、盆腔炎或腹水、体重下降；慢性盆腔炎久治不愈；既往有结核病接触史或本人曾患肺结核、结核性胸膜炎、肠结核，均应考虑有生殖器结核的可能。

（2）体征　腹部有柔韧感或腹水征，子宫活动受限；或子宫两侧可触及大小不等及形状不规则的肿块，质硬、表面不平、呈结节或乳头状突起，或可触及钙化结节。

（3）辅助检查　子宫内膜病理检查是诊断子宫内膜结核最可靠的依据，胸部X线摄片有助于发现原发病灶，盆腔X线摄片可发现孤立钙化点，提示曾有盆腔淋巴结结核病灶，子宫输卵管碘油造影对生殖器结核的诊断帮助较大，腹腔镜检查、结核分枝杆菌培养与动物接种、结核菌素试验等都有助于诊断。

【诊断鉴别】

为进一步提高诊断率，必须对可疑征象不轻易放过，如不孕患者有月经稀少，或闭经者，未婚而有低热、消瘦者，慢性盆腔炎久治不愈者，有结核病接触史或本人曾有结核病史者，应首先考虑生殖器结核的可能，生殖器结核患者中，约20%有家族结核病史；50%以上早期曾有过盆腔外的结核病，常见者为肺结核、胸膜炎，其次为结核性腹膜炎、结节性红斑及肾、骨结核等。如发现这类病史，须特别警惕本病的可能。不孕常常是本病的主要或唯一症状。因此，对这类 患者应仔细查问有关结核病史，进行胸部X线检查。如怀疑生殖器官结核而又缺乏明确体征，则须进一步通过内膜病理检查或细菌学检查、子宫输卵管造影等辅助诊断方法明确诊断，部分生殖器结核 患者有长期慢性消耗病史，食欲差、消瘦，易于疲劳乏力，持续午后低热或月经期发热，月经不规则，长期下腹部隐痛。年青少女查有附件炎性肿块，几乎即可诊断为附件结核。对于无明显感染病史，病程经过缓慢，一般治疗效果不好的附件炎块应考虑为结核性。

（一）遇下列情况应怀疑为生殖道结核：

1.未婚女子有附件增厚或有肿块，伴有低热、下腹痛或月经失调等；

2.婚后不育，有盆腔肿块而无其他感染接触史者；

3.结核患者，有盆腔肿块者；

4.慢性盆腔炎久治不见好转者。

（二）确诊方法：

1.取内膜或诊刮作活检；

2.月经血或经前子宫内膜做结核分枝杆菌培养，或行动物接种；

3.子宫输卵管碘油造影，可能见宫腔边缘呈锯齿状，输卵管僵直或呈念珠状，或因阻塞不显影；盆腔内可有钙化点；

4.B超检查发现子宫内膜钙化病灶。

5.必要时剖腹探查以确诊。

【治疗】

1.一般治疗

急性期 患者至少需卧床休息3个月；本病受到抑制后可以从事轻度活动；对不孕妇女要进行安慰、鼓励，解除思想顾虑，以利于全身健康状况的恢复。

2.抗结核药物的治疗

必须贯彻合理化治疗的五项原则，即早期、联合、适量、足程和规则使用敏感药物。常用的抗结核方案有以下几种。

处方一　2SHRZ/4HR

氯霉素（S）0.75g（50岁以上或肾功能减退者可用0.5～0.75g）im qd（氯霉素皮试阴性，共用2个月）

异烟肼（H）300mg　po　qd（共用6个月）

利福平（R）450～600mg（体重小于50kg者用450mg）po（早晚饭前）qd（共用6个月）

吡嗪酰胺（Z）0.5g　po tid（共用2个月）

处方二　2SHRZ/6HRE

氯霉素（S）0.75 g（50岁以上或肾功能减退者可用0.5～0.75g）im qd（氯霉素皮试阴性，共用2个月）

异烟肼（H）300mg　po　qd（共用2个月）

利福平（R）450～600mg（体重小于50kg者用450mg）po qd（共用2个月）

吡嗪酰胺（Z）0.5g　po tid（共用2个月）

处方三　异烟肼　300mg　po　每周3次（共用6个月）

利福平450～600mg　po　每周3次（共用6个月）

乙胺丁醇0.5～0.75g　po　每周3次（共用6个月）

处方四　氯霉素（S）0.75 g（50岁以上或肾功能减退者可用0.5～0.75g）im qd（氯霉素皮试阴性，共用2个月）

异烟肼（H）300mg　po　qd（共用2个月）

利福平（R）450～600mg（体重小于50kg者用450mg）po qd（共用2个月）

乙胺丁醇（E）0.5～0.75g　po　pd（共用2个月）

处方五　异烟肼　300mg　po　每周3次（共用4个月）

利福平450～600mg　po　每周3次（共用4个月）

手术治疗

生殖器结核以抗结核药物治疗为首选，一般不做手术治疗。只有在：①药物治疗6个月，盆腔包块持续存在；②多种药物耐药；③症状（盆腔疼痛或子宫异常出血）持续或复发；④药物治疗后病变复发；⑤瘘管未能愈合；⑥怀疑同时有生殖道肿瘤存在等，方考虑手术治疗。

为避免手术时感染扩散，减少盆腔器官广泛粘连、充血而导致手术操作困难，也有利于腹壁切口的愈合，术前应做抗结核治疗一二个月。

手术并发症目前虽已很少，但在术时仍应高度警惕。凡炎块粘连严重，分离时损伤邻近脏器，可能发生瘘管，故在分离粘连时应避免用力做钝性剥离。一经在器官间作出分离线后，即作镜性剥离，每次宜少剪，循序渐进。陈旧肠管彼此间粘连不必予以分离。附着性粘连宁可残留小部分宫壁或输卵管附着于肠管或膀胱，比强行切除全部更为安全。如遇盆腔器官粘连严重、广泛，应查明圆韧带，首先游离子宫底，便于确定手术方向，进行剥离。

如有盆腔结核所形成的瘘管，手术前应做泌尿系及全消化道X线检查，以了解瘘管的全部情况后，才可进行手术。术前数日开始服新霉素进行肠道准备。

手术已将子宫及双侧附件完整切除，腹腔内病灶全部除净，无并存其他器官结核，则术后再做一二个月抗结核治疗即可，避免复发。

第五章　妇科急腹症

第一节　黄体破裂

本症指排卵后卵巢囊性黄体持续存在或增大，或黄体血肿含血量多，发生破裂，引起腹腔内出血，严重者可发生出血性休克。

【诊断】

（1）腹痛　未破裂前常有下腹隐痛，一旦破裂，即出现剧烈腹痛。

（2）内出血　出血少可无症状，出血多时面色苍白、脉搏加快、血压下降、四肢厥冷，甚至休克。

（3）下腹局限性压痛及反跳痛，内出血多者腹部转移性浊音阳性。

（4）妇科检查　宫颈有举痛，后穹窿饱满有触痛，宫体正常大小，患侧可触及边界不清块状物，压痛明显。

（5）辅助检查

①血常规　血红蛋白下降。

②血或尿HCG测定　阴性。但若妊娠黄体破裂，HCG可阳性。

③B超　患侧卵巢增大，腹腔积液。

④后穹窿穿刺　不凝的暗红色血液。

⑤腹腔镜检查　可见卵巢破裂有活动性出血。

【鉴别诊断】

应与流产、异位妊娠、急性输卵管炎、卵巢肿物蒂扭转相鉴别。

【治疗】

1.保守治疗

内出血少，生命体征平稳者，可保守治疗。主要措施是卧床休息和应用止血药物，严密观察。

2.手术治疗

适用于出血较多者，若出现休克则在积极抗休克同时手术治疗。术式原则上是设法保留卵巢功能，可行卵巢楔形切除。可在腹腔镜下行卵巢电凝治疗或部分切除术或修补术，必要时可行患侧卵巢切除。亦可开腹手术。

第二节　卵巢囊肿蒂扭转

卵巢囊肿蒂扭转常发生于蒂较长、活动度大、中等大小的不均质卵巢肿瘤，如卵巢成熟畸胎瘤。患者体位发生改变，或妊娠期、产褥期子宫位置改变时，易发生扭转。

【诊断】

（1）下腹疼痛　突然发生下腹一侧剧烈疼痛，阵发性，疼痛与体位变动有关。可伴有恶心、呕吐、低热等。

（2）下腹压痛、反跳痛、肌紧张。

（3）妇科检查　在子宫一侧扪及张力较大的触痛性肿块，与子宫相连的蒂部位有固定压痛点。

（4）辅助检查　B超检查可发现盆腔肿块，白细胞计数升高。

【鉴别诊断】

应与流产、异位妊娠、黄体破裂、急性输卵管炎相鉴别。

【治疗】

一旦明确诊断，立即剖腹探查，切除肿瘤。如疑有恶性病变应做冷冻切片病理检查，根据患者年龄、肿瘤性质等决定进一步手术方案。

第三节　卵巢囊肿破裂

卵巢囊肿可发生外伤性和自发性破裂。外伤性破裂常因腹部受撞击、分娩、性交、妇科检查及穿刺等引起。自发性破裂常因肿瘤生长过速所致，多数为肿瘤浸润性生长突破囊壁。

【诊断】

（1）病史　既往妇科检查或B超检查发现囊肿，部分有外伤史。

（2）临床表现　其症状轻重取决于破裂口大小、流入腹腔囊液的性质和数量。小囊肿或单纯浆液性囊腺瘤破裂时，患者仅感轻度腹痛；大囊肿或成熟性畸胎瘤破裂后，常致剧烈腹痛、恶心呕吐，有时导致内出血、腹膜炎及休克。

（3）妇科检查　可发现腹部压痛、腹肌紧张或有腹水症，原有肿块摸不到或扪及缩小瘪塌的肿块。

（4）辅助检查B超检查原有肿块缩小或消失。后穹窿穿刺可抽出囊肿液。

【鉴别诊断】

应与流产、黄体破裂、急性输卵管炎、卵巢肿物大囊肿相鉴别。

【治疗】

疑有肿瘤破裂应立即剖腹探查。术中应尽量吸净囊液，并涂片行细胞学检查，清洗腹腔及盆腔，切除标本送病理学检查，尤需注意破口边缘有无恶变。

第四节　浆膜下子宫肌瘤蒂扭转

浆膜下肌瘤可在蒂部发生扭转，引起急性腹痛。瘤蒂扭转严重者若不立即进行手术或不能自行转回，则可能由于瘤蒂扭断而形成游离肌瘤。

【诊断】

（1）病史　既往有子宫肌瘤的病史。

（2）临床表现　下腹疼痛，突然发生下腹一侧剧烈疼痛，阵发性，疼痛与体位变动有关，剧烈腹痛呈持续性并伴有呕吐及腹膜刺激症状等全身不适的急腹症表现，类似卵巢囊肿蒂扭转。

子宫增大，在子宫一侧扪及质硬、触痛性肿块，与子宫相连的蒂部位有固定压痛点。

（3）辅助检查　B超检查可以协助诊断本病。

【鉴别诊断】

应与流产、黄体破裂、急性输卵管炎、子宫肌瘤红色变性、卵巢肿物蒂扭转相鉴别。

【治疗】

一经确诊，手术治疗，术中剖视标本，必要时快速冰冻送病理检查。

第五节　子宫肌瘤红色变性

子宫肌瘤红色变性系子宫肌瘤的一种特殊类型的坏死，主要因血管栓塞、组织坏死、出血溶血、血红蛋白渗入而将组织染成红色。主要继发于较大、单一的壁间肌瘤，多发生在妊娠期及产褥期，也可见于绝经期或其他时期，发生在妊娠期及产褥期者，症状较非孕期严重。

【诊断】

（1）病史　既往有子宫肌瘤病史，多发生在妊娠期及产褥期。

（2）临床表现　患者可有腹痛，常伴发热、白细胞计数升高，剧烈腹痛呈持续性并伴有呕吐及腹膜刺激症状等全身不适的急腹症表现。症状严重时可累及卵巢囊肿蒂扭转。临床上也有患者出现可耐受的不同程度的腹痛或中度、低度发热。

（3）妇科检查　子宫张力增加、有压痛。

（4）B超检查可以协助诊断本病。

【鉴别诊断】

应与流产、黄体破裂、急性输卵管炎、卵巢肿物蒂扭转相鉴别。

【治疗】

1.保守治疗

妊娠期及产褥期子宫肌瘤红色变性大多数采用保守治疗；妊娠期子宫充血，组织水肿，平滑肌细胞肥大，肌瘤明显增大，分娩后逐渐缩小，妊娠期肌瘤迅速增大可发生红色变性，确诊后不做手术，以采用适量抗生素预防感染，止血药防止进一步渗血和出血，以及镇静剂应用和休息为主，通常经上述处理均能好转和缓解，仅极少数红色变性肌瘤甚大或以上处理仍无效者可予手术治疗。

2.手术治疗

非孕期子宫肌瘤红色变性者，若肌瘤较大，结合症状，有手术指征者，则按子宫肌瘤手术原则处理。对年轻或未生育者，则在保守治疗病情稳定后，可做肌瘤剔除术，保留子宫和生育功能。

第六章　女性生殖器肿瘤

第一节　外阴肿瘤

外阴肿瘤主要分为外阴良性肿瘤、外阴上皮内瘤变、外阴恶性肿瘤。

【病史采集】

（1）现病史　主要是针对 患者主诉进行针对性的问诊，如果发现外阴肿物则需要询问患者外阴肿块的发现经过、增长速度，有无短期内迅速增大病史，有无局部瘙痒、红肿、疼痛，有无渗液、出血；外院诊断治疗情况，疗效如何。

（2）过去史　询问患者既往有无类似病史，有无高血压、心脏病病史，有无药物、食物过敏史等。

（3）家族史　询问患者家族中有无类似病史。

【体格检查】

（1）妇科检查　检查时要注意外阴肿物的位置、大小、形态、质地、活动度、是否与周围组织粘连，有无渗液、出血，有无溃疡。

（2）淋巴结检查　注意淋巴结有无肿大，尤其是腹股沟淋巴结有无肿大。

【辅助检查】

（1）B超检查　它不但可以判断肿物的大小、囊实性、血供、有无钙化、与周围组织的关系，还可以了解盆腔、腹腔、腹膜后淋巴结、病灶与周围器官、组织的关系等，以便为制定治疗方案提供依据。

（2）外阴肿物活组织检查　为主要确诊依据。

（3）阴道镜检查　观察外阴皮肤及病灶处，有助于做定位活检。

（4）氮激光固有荧光诊断仪检查　用其检查外阴局部，病灶呈紫红色，有助于做定位活检。

【诊断】

（一）外阴良性肿瘤

外阴良性肿瘤分为囊性肿瘤及实性肿瘤。囊性肿瘤有前庭大腺囊肿、尿道旁腺囊肿、表皮样囊肿、皮脂腺囊肿、中肾管囊肿、腹股沟管囊肿，临床均较少见，体积小，除伴发感染外，临床常无症状。

乳头状瘤

发生于外阴皮肤或黏膜，多由慢性刺激或病毒感染导致上皮增生、表面覆以鳞状上皮，间质为纤维结缔组织。生长缓慢，恶变率2%～3%。

【诊断】

（一）临床表现

1.症状　可见于任何年龄，但多见于老年，常与萎缩性病变并存。多无症状或伴瘙痒。

2.体征　外阴或肛周可见单发或多发小而多的乳头状突起，呈菜花状或疣状，质略硬。

【鉴别诊断】

应与圆韧带囊肿、前庭大腺囊肿、外阴囊肿等相鉴别。

【治疗】

以手术切除为主，术中可行快速冰冻切片检查，如有恶变，应行广泛外阴切除。

色素痣

色素痣是皮肤色素细胞生长过度所致。其组织来源有表皮、间胚叶及神经组织。色素痣按生长的部位分为交界痣、内皮痣和复合痣。

【诊断】

1.色素痣多无症状，如因受长期刺激或摩擦，局部可出现瘙痒、疼痛或伴炎症、出血等，或位于外阴，常为交界痣或混合痣。

2.隆起或带毛的色素痣很少恶变，平坦周边活跃的痣恶变机会较大。

【治疗】

深部切除，其切除范围应超过痣边缘1cm。切线要垂直，具有一定的深度，达浅筋膜上，切不可向痣中心，防止扩散，应避免切除不全、创伤性刺激、药物腐蚀或取活检。

汗腺瘤

多起于外阴大汗腺，因汗腺管畸形，外阴汗腺阻塞扩大所致。

【诊断】

1.一般无症状，或伴瘙痒，多发于40岁以上妇女，发于大小阴唇，多为单发，如皮下隆起结节，大小约为1cm左右，个别可达4～5cm，色灰红，质硬。

2.活体组织检查确诊。

3.当肿物表皮出现下凹或破溃时，临床易与腺癌相混淆，应注意鉴别。

【治疗】

汗腺瘤一般为良性，可作局部切除，标本送病理检查。

纤维瘤

纤维瘤是纤维结缔组织及少量肌纤维增生所致。多为良性，恶性变者罕见。

【诊断】

1.症状　多见于生育年龄妇女，一般无症状，偶因摩擦表面破溃。肿瘤过大可影响行动及性生活。

2.体征　外阴可见单发，绿豆至樱桃大小，个别可如儿头大赘生物，质硬，有蒂，色泽近于皮肤、浅黄或深黄色，表皮有沟纹，粗糙多皱。肿瘤过大，发生水肿，黏液囊性变。

【治疗】

局部手术切除，标本送病理检查。

脂肪瘤

它是脂肪细胞增生所致，脂肪细胞分化成熟，间质内有纤维组织及血管。良性，发生率低。

【诊断】

1.一般无症状，大阴唇或阴阜皮下基底较宽，呈半球形，肿物质地松软，偶见分叶。

2.必要时活体组织检查确诊。

【治疗】

小者无症状不需治疗，大者可手术切除。

平滑肌瘤

它是肌细胞增生所致，生长缓慢，多为良性。

【诊断】

1.可见于成年妇女，无症状，瘤体大时可有外阴下坠感，影响活动及性生活。

2.体征　肿瘤多位于阴唇及阴唇系带的皮内或皮下。无蒂，甚广，呈孤立状，分叶或哑铃状，质韧，大小不一。

3.外阴平滑肌瘤很少＞5cm，若直径＞5cm，有肉瘤变可能。

4.活体组织检查可确诊。

【治疗】

1.带蒂肌瘤或浅表肌瘤，局部切除即可。

2.较深的肌瘤，应切开包膜，切除肌瘤。

3.直径＞5cm者，术中应行冷冻切片检查。

血管瘤

血管瘤属先天性，由无数毛细血管或海绵状血管构成。起源于中胚叶，可分为毛细血管瘤、海绵状瘤、老年性瘤及血管角质瘤四型。

【诊断】

1.多见于新生儿，一般无症状，瘤体大伴外阴部肿胀感。

2.体征　生长在大阴唇、阴阜，呈小红血管痣或点、红海绵状肿物，柔软，大小不一，直径数毫米至数厘米。压迫肿物，红色可褪去，放松又可恢复原状。亦有在成年后血管瘤可停止生长或渐缩小。

3.辅助检查　阴道镜下可见增生、扩张的血管。

【治疗】

1.较小者可以冷冻、电灼、激光治疗。

2.较大需行手术切除病灶，必要时可行植皮。因外阴血运丰富，术时出血多，术前充分准备，术中加强止血。

预后：由于外阴血运丰富，常在手术后复发

淋巴管瘤

淋巴管瘤由先天遗留的胚胎组织发展形成。分表浅局限性淋巴管瘤及深在性淋巴管瘤两种。

【诊断】

1.一般无症状，于外阴皮下形成多发或成群的大小不等的小泡或疣状物。压制破裂淋巴液溢出。可伴有局部皮肤呈弥漫性肥厚突起。

2.病理活检确诊。应注意与非霍奇金瘤或淋巴瘤鉴别。

【治疗】

小者激光、电灼、放射性核素等治疗；较大者手术切除，必要时植皮。

（二）外阴上皮内瘤变

【概述】

外阴上皮内瘤变（VIN）是外阴鳞状上皮癌的癌前病变，包括外阴上皮不典型增生及原位癌。外阴上皮内瘤变分为三级：VIN Ⅰ级为轻度外阴上皮不典型增生（异型上皮占外阴上皮的下1/3）；VIN Ⅱ级为中度外阴上皮不典型增生（异型上皮占外阴上皮的下2/3）；VIN Ⅲ级为重度外阴上皮不典型增生（异型上皮占外阴上皮的下2/3以上，但未达全层）及原位癌（癌灶局限在上皮层内，为突破基底膜）。VIN不易发展为浸润癌。

【诊断】

（一）临床表现

1.曾有外阴瘙痒、皮肤破损、溃疡等反复发作的病史。

2.外阴瘙痒、皮肤破损、溃疡形成等。

3.妇科检查。

（1）外阴上皮不典型增生　常见灰白色丘疹、斑点，单个或多个，分散或融合。有时见苔藓样或角化不全的斑块。黏膜病灶常为粉红色或红色斑点，有时见深棕色或赤褐色略高出表面的色素沉着。

（2）外阴原位癌　常为单一病灶，呈暗红色、斑片状，边界清晰但不规则，有时见斑块中间结痂，其下面有颗粒状渗血面，向周围缓慢扩散。中间不愈合。

（二）辅助检查

1.甲苯胺蓝局部染色法：外阴表面涂以1%甲苯胺蓝液，3分钟后用1%醋酸洗去外阴上被染的蓝色，若在外阴表面无溃疡部位仍保持蓝色，可能为角化不全或不典型增生，称为甲苯胺蓝染色阳性。

2.外阴活组织检查　在外阴有可疑的部位过多的活组织检查，送病理检查即可确诊，在甲苯胺蓝染色阳性部位取材可以提高阳性率。

【治疗】

（一）药物治疗　适用于VIN Ⅰ，1%氟尿嘧啶溶液局部湿敷，每日3次。

（二）物理治疗　电灼、激光、冷冻治疗均可选用。效果肯定，但是治疗后局部皮肤的坏死溃疡，愈合较慢。

（三）手术治疗

1.手术的原则是既要尽量切除病灶，但又要尽量少毁损外阴，以免影响性功能。凡是甲苯胺蓝染色阳性部位均应切除。在病灶外1cm处切除外阴皮肤，同时行外阴修复术。

2.VIN Ⅰ、VIN Ⅱ多采用切除局部病灶，VIN Ⅲ及老年患者多主张行单纯外阴切除术。

3.阴蒂病灶的处理：年轻患者应尽量保留阴蒂。可用刀片刮净病灶或用CO_2激光汽化。如行手术，应仅切除阴蒂皮肤，保留皮下脂肪。

（三）外阴恶性肿瘤

【概述】

外阴恶性肿瘤包括许多不同组织结构的恶性肿瘤，均占女性全身恶性肿瘤的1%，占女性生殖道恶性肿瘤的3%～5%，常见于60岁以上妇女。以外阴鳞状细胞癌最常见，其他有恶性黑色素瘤、基底细胞癌、前庭大腺癌等。

外阴鳞状细胞癌简称外阴鳞癌或外阴癌，占外阴恶性肿瘤的85%～95%。常见于绝经后妇女。

【诊断】

（一）病史　有外阴瘙痒，外阴白色病变，性病，外阴溃疡经久不愈等病史。

（二）临床表现

1.外阴瘙痒、灼热感。

2.初起时感外阴局部小结节、溃疡形成、排液增多，呈血性、脓性排液。

3.病灶进一步发展则呈菜花样或较明显的溃疡，基底部坚硬，并有疼痛或压痛。

4.妇科检查

（1）外阴任何部位如大、小阴唇、阴蒂、会阴体等处见乳头状赘生物，或为溃疡性、浸润性病灶。

（2）若伴继发感染，局部可有臭味、血脓样分泌物。

（3）晚期患者有腹股沟淋巴结肿大，单侧或双侧，单个或多个，固定或活动，有时有破溃等。

（4）癌灶也可波及肛门、直肠、尿道、膀胱等。

（三）辅助检查

1.细胞学防癌涂片检查　在癌灶处刮取材料做涂片，巴氏染色检查找到癌细胞。

2.阴道镜检查　观察外阴皮肤及病灶处有助于做定位活检。

3.氮激光固有荧光　诊断仪检查用其检查外阴局部，病灶呈紫红色。有助于做定位活检。

4.影像学检查　作B超或CT或MRI等检查以了解盆、腹腔腹膜后淋巴结、病灶与周围器官、组织的关系等，以便为制订治疗方案提供依据。

5.外阴病灶作多点活检、活组织送病理检查，即可明确诊断。

6.必要时做直肠镜和膀胱镜检查。

【治疗】

（一）手术治疗　外阴癌以手术治疗为主。手术范围趋向个体化，根据病灶大小、浸润深度、有无转移灶等而决定。

1.I期微小浸润癌（浸润深度小于5mm）　行外阴病灶广泛局部切除术，手术切缘应距病灶边缘1cm以上。切除标本应即刻送冷冻切片，基底的浸润深度。

2.I期、II期病例　应行外阴根治术及腹股沟淋巴结清扫术。外阴的切缘应距病灶边缘2～3cm。一般先行双侧腹股沟浅淋巴结清扫术，继之行外阴根治术。切除的腹股沟淋巴结送冷冻切片检查，如淋巴结已有转移，应同时行盆腔淋巴结清扫术或加用放射治疗。

（二）放射治疗　晚期病例无法手术或年老体弱或合并严重内科疾病不能耐受手术者可行放射治疗。

（三）化学药物治疗　晚期或复发病例根据病情可加用或单用化学药物治疗。

1.动脉化疗常见方案

（1）PAB方案　由顺铂、阿霉素、平阳霉素组成。

（2）MF方案　由氮芥、氟尿嘧啶组成。

2.静脉化疗　PAC方案：由顺铂、阿霉素、环磷酰胺组成。

（四）前庭大腺癌

【诊断】

（一）临床表现

1.早期无症状。

2.局部肿块呈暗红色，质硬，表面光整。

3.肿瘤发展时，可延伸到大阴唇和阴道下部，固定，表面破溃。

4.妇科检查　在小阴唇内侧深部扪及硬结，肿物长大时可延伸到大阴唇和阴道下部，可推动或固定，表面溃烂，有脓血性分泌物。有时块物可侵犯会阴与肛提肌。

（二）辅助检查

1.阴道分泌物细胞涂片，巴氏染色，癌细胞阳性或阴性。

2.肿物取材做活组织检查　显微镜下多见分化好的粘液腺癌，在癌肿周围组织中见前庭大腺组织。

【治疗】

1.早期时应做外阴根治术及双侧腹股沟淋巴结清扫术，如淋巴结已有转移，应考虑加做盆腔淋巴结清扫术。

2.晚期病例可行放射治疗。

3.复发及转移病例可行化学药物治疗。

第二节　阴道肿瘤

阴道肿瘤主要分为阴道良性肿瘤、阴道上皮内癌变、阴道恶性肿瘤。

【病史采集】

（1）现病史　主要是针对 患者主诉进行有针对性的问诊，应询问有无自觉阴道下坠，有无性交不适或性交困难，有无阴道异常分泌物，其量、色、质地、气味如何，有无尿频、尿急及血尿，有无排便困难、里急后重、便血等；有无短时间明显消瘦。还应询问胚胎期其母亲有无服用雌激素；外院诊断治疗情况，疗效如何。

（2）过去史　询问患者既往有无类似病史，有无高血压、心脏病病史；有无药物、食物过敏史等。

（3）家族史　应询问家族中有无类似病史。

【体格检查】

（1）妇科检查　注意检查全外阴、阴道和宫颈，检查时要注意阴道肿物的位置、大小、形态、质地、活动度、是否与周围组织粘连、有无渗液、出血，有无溃疡，有无盆腔转移；肿物与子宫附件、外阴、盆腔的关系如何。

（2）淋巴结检查　注意淋巴结有无肿大，尤其是锁骨上淋巴结和腹股沟淋巴结有无肿大。

【辅助检查】

（1）影像学检查　行B超或X线电子计算机断层扫描（CT）或磁共振成像（MRI）等检查，以了解盆腔、腹腔、腹膜后淋巴结、病灶与周围器官、组织的关系等，以便为制订治疗方案提供依据。

（2）肿物活组织检查　为主要的确诊依据。

（3）阴道镜检查　观察病灶处，有助于做定位活检。

【诊断】

（一）阴道良性肿瘤

阴道组织主要由鳞状上皮、结缔组织和平滑肌所组成。阴道良性肿瘤很少见，常见的有乳头状瘤、平滑肌瘤、纤维瘤、神经纤维瘤等。

【诊断】

（一）临床表现

1.肿瘤小者无症状。

2.肿瘤较大者出现阴道下坠，性交不适或性交困难。

3.合并感染有阴道分泌物增多或阴道流血。

4.妇科检查 阴道壁上见大小不一，带或不带蒂，单个或多个肿瘤。

（二）辅助检查　根据病理组织学检查可明确诊断。

1.乳头状瘤　肿瘤表面为鳞状上皮，乳头向外生长，中心有结缔组织构成。

2.纤维瘤　肿瘤切面白色或淡黄色，主要成分为成纤维细胞和胶原纤维组织。

3.平滑肌瘤 肿瘤为实性球形结节，表面光滑，与周围肌组织有明显界限。肌瘤由皱纹状排列的平滑肌纤维相互交叉而组成，呈漩涡状，掺有不等量的纤维结缔组织。细胞大小均匀，呈卵圆形或杆状，核染色较深。

4.神经纤维瘤　肿瘤切面呈白色，半透明，镜检主要成分为神经鞘细胞和胶原纤维。

5.阴道壁囊肿。

【治疗】

（一）随访观察　肿瘤较小无症状可以随访观察。

（二）手术切除

1.肿瘤较大症状明显者，可予手术切除。

2.肿瘤合并感染有破溃者，应先控制感染再手术切除。

3.阴道神经纤维瘤，易复发，手术切除后应定期随访。

（二）阴道上皮内癌变

阴道上皮内瘤变（vaginal intraepithelial neoplasia，VAIN）是阴道癌的癌前病变，包括阴道鳞状上皮不典型增生和阴道鳞状上皮原位癌。

【诊断】

①常无症状。

②白带增多，偶尔性交后见血性白带或极少量阴道出血。

③妇科检查　阴道壁未见异常或有炎症表现。

④阴道脱落细胞涂片可疑阳性或阳性。

⑤阴道镜检查能识别孤立病灶，表现为白色上皮，镶嵌、点状、轻微粒状结构。阴道镜检查阳性部位应做定位活组织检查。

⑥碘试验阳性部位应做活组织检查。

⑦活组织标本应送病理检查以明确诊断。

【病理学诊断与分级】

根据阴道鳞状上皮异常细胞侵犯上皮的程度，VAIN可分为3级。

（1）I级　阴道上皮轻度不典型增生，即异型性细胞局限于上皮下1/3。

（2）Ⅱ级　阴道上皮中度不典型增生，即异型性细胞侵犯上皮下2/3。

（3）III级　阴道上皮重度不典型增生及原位癌，异常变化的细胞可达于上皮全层，仅表面细胞成熟，上皮表面有一层扁平的细胞。阴道原位癌是指异常细胞已侵犯上皮全层。

【治疗】

（1）局部治疗

①电凝及CO2激光治疗　治疗时须注意局部组织破坏的深度。

②局部应用氟尿嘧啶软膏　将5%氟尿嘧啶软膏放在阴道内，2周后做阴道镜复查，观察阴道病灶愈合情况。

（2）手术切除　根据病灶的部位、范围、子宫存在与否可以采取不同的手术范围，如局部病灶切除，部分阴道切除及全阴道切除术，年轻患者须行阴道重建术。

（3）综合治疗　CO_2激光治疗及手术切除的综合治疗常用于VAIN合并根据上皮内癌变（CIN）的病例，当病灶位于颈管内时，可用CO_2激光治疗阴道及宫颈阴道部的病灶，然后行宫颈锥形切除或全子宫切除治疗颈管内的病灶。

（三）阴道恶性肿瘤

1.原发性阴道癌

原发性阴道癌少见，仅占女性生殖道恶性肿瘤的1%～2%。多见于60岁以上的老年妇女。大部分由宫颈癌转移引起。

【诊断】

（一）临床表现

1.早期可无症状。

2.不规则阴道流血，特别是绝经后阴道流血，流血时间长短不一，量或多或少，多为接触性出血。

3.阴道排液　当肿瘤表面坏死组织感染时阴道排液增多，排液可为水样、米汤样或混有血液。

4.晚期时可出现压迫症状　当肿瘤压迫或侵犯膀胱及尿道，可引起尿频、尿急及血尿，压迫直肠可引起排便困难，里急后重，便血等。

5.晚期癌由于长期出血，全身耗损可表现为消瘦、恶病质、严重贫血等。

6.妇科检查　在阴道内看到或扪及肿瘤，外生型肿瘤向阴道内生长，呈菜花状或形成溃疡，触之易出血。结节型则向内生长，阴道黏膜仍光滑，看不见赘生物，此时需应用触诊，仔细扪摸才发现阴道黏膜变硬，无弹性。

（二）辅助检查

1.病灶局部做细胞学检查，可找到癌细胞。

2.阴道镜检查，在可疑部位行活组织检查，可提高早期病变诊断率，最后确诊需根据病理检查。

3.临床上继发性阴道癌多于原发性。诊断原发性阴道癌必须符合下列标准：①癌灶在阴道内；②子宫颈完整，活检证实无癌存在；③其他全身各部位无原发性癌依据。

（三）临床分期　采用国际妇产科联盟（FIGO 1992）分期法

原发性阴道癌的临床分期（FIGO，Petterson，1992）

0期　原位癌

I期　癌灶局限于阴道黏膜层

II期　癌灶扩展到阴道黏膜下或阴道旁组织，但未扩展到骨盆壁

IIa期　癌灶扩展到阴道黏膜下组织，但未侵犯宫旁及阴道旁组织

IIb期　癌灶扩展到宫旁及阴道旁组织，但未达到骨盆壁

III期　癌灶扩展到骨盆壁或耻骨联合

IV期　癌灶扩展已超出骨盆或已累及膀胱及直肠黏膜，但泡样水肿不应属IV期

IVa期　癌灶侵及邻近器官或直接扩展超出真骨盆

IVb期　癌灶侵及远处脏器

【治疗】

（一）放射治疗　腔内加体外照射，腔内照射主要是针对阴道原发肿瘤区照射，剂量约6000 cGy。体外照射主要是针对阴道旁组织，盆壁及其所属淋巴区进行照射，采用四野垂直照射，组织剂量可达4000 cGy。除阴道早期癌外均应配合体外照射。

（二）手术治疗

1.阴道上段早期癌行子宫根治术和阴道部分切除（阴道的切缘距癌灶边缘至少3 cm）及盆腔淋巴结清除术。

2.阴道下段早期癌行女阴阴道癌根治术及腹股沟淋巴结和盆腔淋巴结清扫术。

（三）化疗　作为综合治疗的方法之一。按肿瘤类型选择用药，一般采用顺铂、阿霉素、氟尿嘧啶等作介入化疗。如阴道内较大癌灶可先行介入化疗，待肿瘤缩小后再行手术辅助放疗。

第三节　宫颈肿瘤

宫颈肿瘤主要分为宫颈良性肿瘤、宫颈上皮内瘤变、宫颈癌。

【病史采集】

（1）现病史　参见本章第2节“阴道肿瘤”。

（2）过去史　参见本章第2节“阴道肿瘤”。

（3）个人史　应询问有无性生活过早、性生活紊乱与吸烟史。

（4）婚育史　应询问有无口服避孕药，其配偶有无阴茎癌、前列腺癌或前妻曾患宫颈癌。应询问早年是否有分娩、密产、多产史。

（5）家族史　应询问家族中有无类似病史。

【体格检查】

（1）妇科检查　注意检查全外阴、阴道和宫颈，检查时要注意宫颈的大小、硬度、形态、有无糜烂、撕裂、吸入、腺囊肿，有无接触性出血、举痛，有无肿物，肿物的位置、大小、形态、质地、活动度、是否与周围组织粘连、有无渗液、出血，有无溃疡。注意阴道穹窿前后及两侧壁有无增厚、变硬等癌症浸润情况。每个 患者均应常规做三合诊以明确主韧带及骶韧带之浸润范围。

（2）淋巴结检查　注意淋巴结有无肿大，尤其是锁骨上淋巴结和腹股沟淋巴结有无肿大。

【辅助检查】

（1）宫颈刮片细胞学检查　普遍用于筛检宫颈癌。必须在宫颈移行带区刮片检查。光镜下读片需认真细致，以免漏诊及误诊。

（2）碘试验　将碘溶液涂于宫颈和阴道壁，观察其着色情况。本试验对癌无特异性。碘试验主要识别宫颈病变危险区，以便确定活检取材部位，提高诊断率。

（3）阴道镜检查　宫颈刮片细胞学检查Ⅲ级或Ⅲ级以上者，应在阴道镜检查下，观察宫颈表面有无异形上皮或早期癌变，并选择病变部位进行活组织检查，以提高诊断正确率。

（4）宫颈和宫颈管活组织检查　是确诊宫颈癌最可靠和不可缺少的方法。选择宫颈鳞—柱交接部的3、6、9、12点处取4点组织，或在碘试验、阴道镜观察到的可疑部位取活组织做病理检查。

（5）宫颈锥切术　当宫颈刮片多次检查为阳性，而宫颈活检为阴性；或活检为原位癌，但不能排除浸润癌，均应做宫颈锥切术，并将切下的宫颈组织分成12块，每块作2～3张切片检查以确诊。

（6）其他　确诊宫颈癌后，根据具体情况，进行胸部X线摄片、淋巴造影、膀胱镜、直肠镜检查等，以确定其临床分期。

【诊断】

（一）宫颈良性肿瘤

包括发生于子宫颈的良性赘生性疾病。主要有鳞状上皮乳头状瘤、宫颈平滑肌瘤、腺肌瘤、血管瘤，乳头状纤维腺瘤和绒毛状腺瘤较为少见。

（1）多发生于生育年龄的妇女，少数发生在绝经期或老年妇女。

（2）可有白带增多、颜色发黄等异常，少数患者月经量最多。

（3）接触性阴道出血或不规则阴道流血。

（4）平滑肌瘤较大时可压迫膀胱或直肠，出现尿频、不能憋尿或小便困难、盆腔痛、里急后重或大便变细、排便困难。

（5）腺肌瘤患者可出现伴随月经周期的腹痛。

（6）盆腔检查

①子宫颈局部占位性病变　宫颈上见实性肿块，宫颈表面光滑，病变位于宫颈一侧者可致宫颈变形，形态不对称，宫颈管和外口歪曲失去正常轮廓，宫颈管展平等。宫颈管内肌瘤可自宫颈口脱出至阴道或体外。

②腺肌瘤　宫颈局部可呈蓝色，有触痛。

③注意宫颈局部有无接触性出血。

（7）B型超声检查有助于宫颈肌瘤和腺肌瘤的诊断与鉴别诊断。

（8）确诊依赖组织病理学检查。

【鉴别诊断】

①鳞状上皮乳头状瘤需与尖锐湿疣、鳞状细胞疣状癌相鉴别。

②乳头状纤维腺瘤、平滑肌瘤需与宫颈息肉、宫颈内膜息肉相鉴别。

③绒毛状腺瘤需与绒毛状腺癌相鉴别。

④腺肌瘤需与恶性中胚叶混合瘤、巨大宫颈息肉相鉴别。

【治疗】

①宫颈良性肿瘤以手术治疗为主，如肿瘤局部切除、子宫颈锥形切除甚至全子宫切除，手术切除即可治愈。局限性小病灶可使用激光、冷冻等物理方法进行治疗。

②宫颈良性病变有多中心发布现象，可于原发病部位或其他部位再次出现同样类型的肿瘤，这种情况多为肿瘤再发，而非肿瘤复发。

（二）宫颈上皮内瘤变

【概述】

子宫颈上皮内瘤变（CIN）是子宫颈癌的癌前病变，为一组子宫颈病变，包括附关节扁平上皮不典型增生及原位癌。

【诊断】

（一）临床表现

1.多数病例无自觉症状。

2.接触性出血及白带增多。

3.妇科检查　子宫颈表面光滑或糜烂。

（二）辅助检查

1.子宫颈刮片细胞学检查　由于多数病例无自觉症状，因此定期普查，常规做子宫颈刮片细胞学检查，是发现子宫颈上皮内瘤变的最简便诊断方法。凡涂片检查Ⅱ级以上（包括Ⅱ级）应进一步检查及处理。

2.碘试验　将制备的碘溶液涂在宫颈上，若不染色视为阳性，说明鳞状上皮不含或缺乏糖原，此检查旨在确定活检取材部位，提高诊断率。

3.阴道镜检查　凡宫颈刮片细胞学检查Ⅲ级或Ⅲ级以上者或Ⅱ级涂片经对症治疗后，未见好转者，均应阴道镜检查，观察宫颈表面有无上皮及毛细血管异常，并选择病变部位进行活检，以便提高诊断的正确率。

4.宫颈和宫颈管刮取活组织检查是确诊宫颈上皮内瘤变最可靠的方法。一般选择宫颈鳞-柱上皮交接部的3、6、9、12点处取活检，或在碘试验及阴道镜下观察到的可疑部位取活组织做病理检查。所取组织需有一定深度、包含上皮组织和间质组织。

【治疗】

（一）CIN Ⅰ者

暂按炎症处理，每3～6个月随访刮片，必要时再次活检。

（二）CIN II者　应选用冷冻、激光、电熨等治疗。术后每3～6个月随访一次。

这3种物理治疗，治疗后都有阴道排液增多和（或）点滴状阴道流血，故需保持外阴清洁。老年患者宫颈萎缩、颈管有粘连者，不宜行物理治疗，可行子宫切除术。

（三）CIN III者　应行手术治疗。

1.治疗性宫颈锥切术适用于年轻患者希望保留生育功能者。应注意切除宫颈需行12点处切片病理检查有无浸润癌。

2.子宫全切术适用于老年或已完成生育的年轻患者。

（三）宫颈癌

宫颈癌常为鳞状上皮癌，腺癌较少见。

【诊断】

（一）临床分期　FIGO 1995年修订。

子宫颈癌的临床分期（FIGO，1995）

0期　原位癌（不列入浸润癌治疗效果统计中）。

I期　癌局限于宫颈（癌扩展到宫体，在分期中不予考虑）。

Ia期　宫颈临床前癌，即肉眼未见病变，显微镜下才能诊断，又称早期浸润、镜下早期浸润癌、原位癌早期浸润等。间质浸润最深5mm，宽度在7mm以内。

Ia1期　微灶间质浸润癌，即镜下见轻微间质浸润，浸润深度＜3mm，宽度＜7mm。

Ia2期　镜下可测量的微小癌，其浸润间质深度为上皮或间质的基底膜下3mm，≤5mm，其水平方向播散不超过7mm。

Ib期　病变范围超出Ia2期，临床可见或不可见病变。效果间隙浸润，血管内或淋巴管内有瘤栓不改变分期，但应注明，以便将来判断是否影响治疗效果。

Ib1期　临床见病灶直径≤4cm者。

Ib2期　临床见癌灶直径＞4cm者。

II期　癌灶超越宫颈，浸润阴道未达下1/3，浸润宫旁未达盆壁。

IIa期　癌累及阴道为主，但未达下1/3；无明显宫腔浸润。

IIb期　癌浸润宫腔为主，未达盆壁且无明显阴道浸润。

III期　癌灶超越宫颈，阴道浸润已达下1/3，宫旁浸润已达盆壁，有肾盂积水或肾无功能者均列入III期，但非癌所致的肾盂积水及肾功能者除外。

IIIa期　癌累及阴道为主，已达下1/3，宫腔浸润未达盆壁。

IIIb期　癌浸润宫腔为主，已达盆壁。

IV期　癌播散超出真骨盆，或癌浸润膀胱黏膜及直肠黏膜。

IVa期　癌浸润膀胱黏膜或（和）直肠黏膜。

IVb期　癌浸润超出真骨盆，有远处转移。

（二）临床表现

1.症状　早期多无症状。主要症状是阴道出血、白带增多，有接触性出血。晚期病灶增大，阴道出血量多，白带血性有臭味。此外有侵犯邻近脏器的相应症状。

2.体征　检查宫颈可呈菜花状，癌向内生长，宫颈、子宫、阴道被侵犯处均质硬，也可溃烂成洞。宫颈可局部浸润、淋巴转移，晚期血行转移出现不同的症状。妇科检查必须行三合诊检查，癌侵犯至宫旁时，主韧带短缩，无弹性。

（三）辅助检查

1.宫颈脱落细胞学检查

2.阴道镜检查　对可疑部位行活检。

3.宫颈活检　如细胞学检查及阴道镜检查均为阴性，可行宫颈管诊刮术病理检查确诊。

4.宫颈肿瘤表面取活组织病理检查。

5.活组织病理性检查最后确诊。

【治疗】

（一）治疗原则

1.手术适用于早期病例如I期及IIa期。

2.放疗适用于各型宫颈癌病例。

3.化疗是有效的辅助治疗，即可用于手术或放疗前后，也可用于晚期患者以及治疗后复发或转移的患者。

4.宫颈腺癌对放疗敏感性较差，尽量争取手术治疗，若手术有困难，可于术前或术后加用放疗。

（二）手术治疗　手术范围应根据不同病情、病理类型、细胞学分级等决定。

1.Ia1期可行筋膜外子宫全切术。

2.Ia2期行子宫次广泛切除术。如有淋巴、血管转移应切除盆腔淋巴结。

3.Ib期及IIa期应行子宫次广泛切除术及双侧盆腔淋巴结切除术。卵巢无器质性病变者可予保留。术后放置经腹膜外或经阴道放置导管以引流淋巴液及渗液，如引流液少，可在48～72h后取出。

术后保留导尿管5～7日，去除导尿管后注意排尿情况，并测剩余尿。如剩余尿超过50～100mL者，应继续保留导尿管至排尿功能恢复正常。

4.卵巢的去留　以上各期手术时，年轻患者卵巢正常可予以保留，如有可能术后放疗，可行卵巢移位术，将卵巢移至放射野外。

（三）放射治疗

1.早期以腔内照射为主、体外照射为辅。晚期则以体外照射为主，腔内照射为辅。

腔内照射剂量：早期A点5000cGy/5周，宫腔2500 cGy，穹窿2500 cGy；晚期A点40000 cGy/4周，宫腔1750 cGy，穹窿2500 cGy。

体外照射：针对盆腔淋巴区。早期两侧骨盆中部剂量4000～4500cGy；晚期全盆腔照射3000cGy左右，以后小野照射至骨盆中部剂量5000～5500 cGy。

2.放疗后嘱患者每日温开水冲洗阴道，以防阴道窄缩、粘连。

3.放疗后应注意放射性膀胱炎和放射性直肠炎，可用药物对症治疗。

4.病灶较大（Ib2）可腔内放疗后72小时手术。细胞分化差，或组织类型不好（腺鳞癌、透明细胞癌等），可先放疗，缩小后手术。

5.术后切除残端、宫旁或淋巴有转移，可于伤口及阴道断端愈合后行手术后放疗。

（四）化疗

1.适用于晚期或转移复发病例，可采用化疗为主的综合治疗。

2.也可作为手术、放疗的辅助治疗。

3.常用化疗方案：鳞癌：顺铂＋博莱霉素＋异环磷酰胺；腺癌：顺铂＋吡柔比星＋长春瑞滨。

动脉插管化疗常用氟尿嘧啶（FU）、环磷酰胺（CTX）、氮芥（HN2）、平曲霉素（BLM）、顺铂（CDDP）、阿霉素（ADM）等。

第四节　子宫肿瘤

子宫肿瘤主要多见于子宫肌瘤、子宫内膜上皮内瘤变、子宫内膜癌。

【病史采集】

（1）现病史　主要是针对 患者主诉进行有针对性的问诊，应询问有无月经改变，如经期延长、周期缩短、经量增多、不规则阴道流血或脓血性排液；有无阴道异常分泌物，其量、色、质地、气味如何；有无可触及的腹部包块；有无腹痛、腰酸、下腹坠胀；有无尿频、尿急及尿潴留，有无排便困难、里急后重等；有无全身乏力、气短、心悸等不适；有无在短时间明显消瘦。还应询问外院诊断治疗情况，疗效如何。

（2）既往史　询问患者既往有无类似病史，有无排卵性功能性子宫出血、多囊卵巢综合征、颗粒细胞瘤、卵泡膜细胞瘤、长期服用雌激素他莫昔芬导致的乳腺癌病史，有无高血压、糖尿病、不孕症病史；有无药物、食物过敏史等。

【体格检查】

（1）妇科检查　要注意子宫的位置、大小、硬度、形态、活动度，有无压痛；肿瘤的发现、位置、形态、质地、活动度，与子宫的关系。

（2）淋巴结检查 注意淋巴结有无肿大，尤其是锁骨上淋巴结和腹股沟淋巴结有无肿大。

【辅助检查】

（1）影像学检查　行B超或CT或MRI等检查，以了解盆腔、腹腔、腹膜后淋巴结、病灶与周围器官、组织的关系，以便为制订治疗方案提供依据。

（2）诊断性刮宫　探测宫腔大小、宫腔形态，并将刮取所得的子宫内膜送病理检查。

（3）宫腔镜检查　直接观察宫腔形态。

（4）血CA 125等检查。

【诊断】

（一）子宫肌瘤

【概述】

子宫肌瘤是女性生殖器中最常见的一种良性肿瘤，多见于30~50岁妇女。以宫体部肌瘤多见，少数为宫颈肌瘤，以肌壁间肌瘤为最常见，其次为浆膜下肌瘤和黏膜下肌瘤。

【诊断】

（一）临床表现

1.症状出现与肌瘤生长部位、生长速度及肌瘤变性有关。

2.多数患者无症状，仅于妇科检查或B超检查时被发现。

3.阴道流血　为最常见症状，肌壁间肌瘤表现为月经量增多，经期延长或周期缩短，浆膜下肌瘤表现为不规则阴道流血、月经过多，浆膜下肌瘤常无月经改变。

4.腹块下腹触及实质性肿块，不规则，质硬，特别是在清晨膀胱充盈时腹块更为明显。

5.白带增多　肌壁间肌瘤可有白带增多，黏膜下肌瘤更为明显，当其感染坏死时，可产生多量脓血性排液，伴有臭味。

6.压迫症状　肌瘤增大时常可压迫周围邻近器官而产生压迫症状，尤多见于子宫体下段及宫颈部肌瘤。压迫膀胱则产生尿频、尿急，甚至尿潴留；压迫直肠产生排便困难。

7.腰酸、下腹坠胀、腹痛　一般患者无腹痛，常诉有下腹坠胀、腰背酸痛。浆膜下肌瘤蒂扭转时可出现急腹痛。肌瘤红色变性时，腹痛剧烈且伴发热。

8.其他症状　患者可伴不孕，继发性贫血等。

9.妇科检查　子宫不规则增大，质硬、表面呈多个球形或结节状隆起。若为黏膜下肌瘤，有时可见宫颈口或颈管内有球形实性块物突出，表面暗红色，有时有溃疡、坏死。

（二）辅助检查

1.超声检查　B型超声显像显示子宫增大，失去正常形态，肌瘤区出现圆形低回声区或近似漩涡状结构的图像。B超能准确地显示肌瘤数目、大小及部位。

2.探测宫腔大小、宫腔形态及不规则突起。

3.宫腔镜检查　直接窥视宫腔形态，可见突出在宫腔内的肌瘤，明确诊断并指导治疗方案。

（三）鉴别诊断

子宫肌瘤需与以下疾病鉴别。

1.妊娠子宫　有停经史，早孕反应，质软，B超见胎囊、胎心或胎儿。

2.卵巢肿瘤　多无月经改变，妇科检查与子宫可分开，B超、腹腔镜检可鉴别。

3.子宫腺肌症和腺肌瘤　有继发痛经，进行性加重，子宫常为均匀增大，一般不超过妊2～3月大小。

4.盆腔炎性肿物　有盆腔炎病史，妇科检查肿物边界不清，消炎治疗后好转。

5.子宫畸形　无月经改变，B超可协助诊断。

【治疗】

子宫肌瘤的处理，根据好转年龄、症状、肌瘤大小、有无变性、生育要求及全身情况全面考虑。

（一）随访观察　如肌瘤小于妊娠10周子宫大小，无明显症状或近绝经期患者，可3～6个月复查一次。

（二）药物治疗　凡肌瘤小于2个月妊娠子宫大小，症状较轻、近绝经年龄及全身情况不能手术者，可选择下列药物治疗。

1.雄激素　丙酸睾酮25mg，肌注，5～7日1次，共4次，经期每日注射1次，连用3日，每月总量不宜超过300mg。或甲睾酮5～10mg，口服，每日2次，每月用药10～15日。

2.促性腺激素释放激素类似物（GnRH-a）常用的国产药物为LHRH-a（丙氨瑞林）150μg，肌注，每日1次，自月经第1日起，连续使用3～6个月。也可用亮丙瑞林（亮丙瑞林）3.75mg，每4周肌注一次，用3～6个月。用药期间肌瘤明显缩小，症状改善，但停药后肌瘤又可逐渐增大。GnRH-a不宜长期持续使用，以免雌激素缺乏导致骨质疏松症。GnRH-a更适用于拟行肌瘤的术前准备，使手术时易于剥离肌瘤，并减少术中出血。

3.米非司酮（米非司酮、Ru486）米非司酮12.5～25mg，口服，每日1次，连续服3～6个月。不宜长期大量服米非司酮，以防抗糖皮质激素副作用。

4.三烯炔诺孕酮（R2323，内美通）三烯炔诺孕酮2.5mg，口服，每周2次，连服3～6个月，用药期间需随访肝功能。

5.子宫收缩剂　主要用于减少月经量，常用益母草冲剂口服，缩宫素10~20U肌注，或麦角新碱0.2mg，肌注等。

（三）手术治疗

1.手术指征

（1）肌瘤大于妊娠10周子宫。

（2）月经过多，继发贫血。

（3）有压迫症状。

（4）黏膜下肌瘤。

（5）宫颈肌瘤。

（6）肌瘤生长迅速，可疑恶变。

2.手术方式

（1）肌瘤切除术　年轻未婚或未生育，希望保留生育功能的患者，可经腹作肌瘤切除。有条件者可在腹腔镜下手术切除肌瘤。

黏膜下肌瘤可在宫腔镜下做肌瘤切除术，黏膜下肌瘤突出宫颈口或阴道内者，可经阴道切除肌瘤。

（2）子宫切除术　凡肌瘤较大，症状明显，经药物治疗无效，不需保留生育功能，或疑有恶变者，可行子宫次全切除或子宫全切术。若决定行次子宫全切术，术前应详细检查宫颈除外宫颈癌或癌前病变。月经不规则者，术前应行分段刮宫，病理学检查，除外子宫内膜病变。双侧卵巢正常者应考虑保留。若患者已绝经或年龄在50岁以上，征得患者同意可同时作双侧附件切除，如患者不愿切除，也可保留。子宫肌瘤术后仍需按常规定期随访。

（三）子宫内膜癌

子宫内膜癌在女性生殖器恶性肿瘤中的发病率仅次于子宫颈癌，20多年来有逐年上升趋势。子宫内膜癌出现症状早，临床确诊手段可靠，但高危病例及晚期病例预后较差。

【病因与预防】

1.病因　目前尚不明确，通过流行病学调查及实验研究，认为其发病可能与下列因素有关。

（1）不孕　有资料显示未孕者比生育1个小孩者患病的危险增加1倍以上。30岁以后生育者发病的危险性也会升高。

（2）月经异常　在子宫内膜癌患者中60%绝经年龄超过50岁。据文献报道52岁以后绝经妇女比49岁以前绝经妇女发生子宫内膜癌的危险增加2.4～4倍。

（3）肥胖、糖尿病、高血压　患这类疾病妇女均易患子宫内膜癌。

（4）外源性雌激素　不合理地使用外源性雌激素可导致子宫内膜癌发生的危险增加4～8倍。

（5）卵巢肿瘤、多囊卵巢综合征（PCOS）　这类患者患子宫内膜癌的危险性升高。

（6）遗传因素　子宫内膜癌患者有相似癌的家族史，比例占12%～28%。

（7）免疫缺陷，多发癌倾向，盆腔放疗史也可能诱发子宫内膜癌。

2.预防。

（1）加强防癌知识普及，高危人群应定期做防癌检查。

（2）在医生指导下使用雌激素，防止不合理使用雌激素导致子宫内膜癌。

（3）更年期妇女出现月经紊乱或绝经妇女出现阴道出血，应及时就医查明原因。

【临床表现】

1.主要临床症状。

（1）阴道不规则出血　老年患者多为绝经后阴道排血性液或出血；未绝经患者表现为月经周期紊乱，月经量增多，经期延长。

（2）阴道异常分泌物　可为血性或水样分泌物，合并感染时可伴有臭味。

（3）疼痛　部分病例可出现下腹痛或阵发性疼痛；晚期患者也可因肿瘤压迫或侵犯骶神经丛，引起下腹或腰骶部疼痛。

（4）晚期病例可出现贫血、消瘦、恶病质　出现肺转移时可出现胸痛、胸腔积液。以盆腹腔转移为主的部分患者表现为腹胀、腹痛、腹块。

2.分类。

（1）大体病理可分为弥漫型和局限型。

（2）镜下病理可分为子宫内膜样腺癌、乳头状浆液性腺癌、黏液性腺癌、鳞状细胞癌和未分化癌。

【辅助检查】

一、病史

子宫内膜癌患者多为老年妇女，绝经期延迟，或月经不规则；常为不孕或产次不多，合并肥胖、高血压、糖尿病；若绝经后又有不规则阴道流血或排液且臭则更易引起注意。对年轻患者，有不规则阴道流血者，也要慎重弄清其原因，尤其经过治疗而无效者也应做诊刮。阴道排液及腹痛已是晚期症状。

二、临床检查

早期一般妇科检查多无所发现，子宫体不大，宫颈光滑，附件也无异常。疾病的晚期则子宫大于相应年龄，有的双合诊后指套沾有血性白带或附有腐败的癌组织；有的则在宫颈口已可见到突出的息肉状肿物。但子宫内膜癌可与子宫肌瘤同时存在，所以子宫过大者不一定为晚期子宫内膜癌。

三、细胞学检查

子宫内膜癌的阴道细胞学检查诊断比宫颈癌低，其原因：①柱状上皮细胞不经常脱落；②脱落细胞通过颈管到达阴道时往往已溶解，变性，不易辨认；③有时颈管狭窄闭锁，脱落细胞难于达到阴道。为了提高阳性诊断率，不少学者对采取标本的部位、方法进行了改进，加上诊断技术水平的提高，子宫内膜癌的阳性诊断率也大大提高。

四、B超检查

子宫超声检查对子宫内膜癌在宫腔大小、位置、肌层浸润程度、肿瘤是否穿破子宫浆膜或是否累及宫颈管等有一定意义，其诊断符合率达79.3%～81.82%。有报道，对45岁以上患者检查，并与宫腔镜检及活检对照，超声的准确率约为87%。另外，谢阳桂等行B超检查参照UICC分期方法，根据肿瘤部位、肌腱、宫旁及邻近器官受累情况，与手术探查和病理对照，其分期符合率达92.9%。B超为检查对患者无创造性及放射性损害，故它是子宫内膜癌的常规检查之一。尤其在了解肌层浸润及临床分期方面，有一定参考价值。

五、诊断性刮宫

刮宫检查为确诊不可缺少的方法。不仅要明确是否为癌，还应明确癌的生长部位。如果为宫颈腺癌误诊为子宫内膜癌，而按一般子宫切除处理，显然不妥；若为子宫内膜癌而误作子宫颈腺癌处理，也非所宜。但镜检并不能区别子宫颈腺癌或子宫内膜癌。因此需要做分段诊刮。先用小刮匙刮取宫颈管内组织，再进入宫腔刮取子宫两侧角及宫体前后壁组织，分别瓶装标明，送做病理检查。如内口遇害有阻力时可稍事扩张宫颈至5号。分段刮宫常在刮颈管时稍过深，将宫腔内容物误认为是宫颈管癌者；或子宫内膜癌垂入颈管，误认为是颈管癌或子宫体癌累及颈管；或原为宫颈管癌，癌组织过多，当小刮匙进入宫腔时，带入一点宫颈癌组织而误认宫颈癌变已达宫腔。各种情况皆表示病变已较晚，皆应按宫颈癌手术范围处理为妥。

六、宫腔镜检查

由于纤维光源的应用及膨胀剂的改善，这种很早停滞的技术近年再度发展。CO_2气体膨胀，视野清晰，要备有流量计装置，使用很安全。宫腔镜不仅可观察宫腔，而且又能观察颈管，尤其是显微宫腔，而且又能观察颈管，尤其是显微宫腔镜的应用，观察能更加细致。而近年研制的接触性宫腔镜，不需膨宫使检查更加简便和安全。宫腔镜下既可观察癌肿部位、大小、界限是局限性或弥散性，是外生型或内生型，及宫颈管有否受累等；对可疑病变行活检，有助于发现较小的或早期病变。宫腔镜检查诊断内膜癌的准确性为94%，子宫内膜上皮瘤为92%。如果采用直接活检则准确率高达100%。镜检时注意防止出血、感染、穿孔等并发症。

七、腹膜后淋巴造影

可明确盆腔及主动脉旁淋巴结有否转移，以利于决定治疗方案。Ⅰ、Ⅱ期，盆腔淋巴结阳性率分别为10.6%和36.5%。

八、CT扫描图像与磁共振成像

电子计算机体层扫描（CT）与磁共振成像（MRI）CT对内膜癌诊断有一定价值，CT扫描图像清晰，组织细微结构可准确描出，对肿瘤大小、范围，CT可准确测出，子宫壁肿瘤局限者83%能确定病变阶段。CT还可确定子宫肿瘤向周围结缔组织、盆腔与腹主动脉旁淋巴结及盆壁、腹膜转移结节等。尤其对肥胖妇女的检查优于超声检查。NRI是三维扫描，优于CT*二维扫描），对Ⅰa期内膜癌可扫描出。且可扫描出病灶从内膜向肌层浸润的广度，即表现为呈不规则的高信号的子宫内膜增厚区，向子宫肌层之间的连接区的低信号的消失。MRI诊断总的准确率为88%，它能准确判断肌层受侵程度（放疗后者不准），从而较准确估计肿瘤分期。对盆腔较小转移灶及淋巴结转移，MRI诊断尚不理想。

CT与MRI在内膜癌诊断方面独具一定特点，但诊断准确率并不比B超高，而且费用均较昂贵，增加患者经济负担。一般而言，通过细胞学、B超检查，而后行诊断性刮宫病理检查，绝大多数患者可得到明确诊断。

【治疗】

子宫内膜癌的治疗原则，应根据临床分期、癌细胞的分化程度、患者周身情况等因素综合考虑决定。因为内膜癌绝大多数为腺癌，对放射治疗不敏感，故治疗以手术为主，其他尚有放疗、化疗及其他药物等综合治疗。

一、手术治疗

Bickenbach（1967）已有定论，单纯手术治疗效果优于单纯放疗，其5年治愈率，手术治疗比放疗高出20%。据国内张惜阴等对内膜癌远期随访516例观察单纯手术的健存率为72%，术前放疗加手术者为60%。观察5、10、15、20年的生存率分别为85.9%～88.8%、82.5%～85.8%、81.4%～84.8%及77.3%～81.7%。显示了手术治疗的效果。手术可明确病灶范围，正确进行临床分期，以正确决定手术范围。以往，按1982年FIGO分期，Ⅰ期者通常作筋膜外全子宫切除加双侧附件切除术；Ⅱ期者则作广泛性子宫切除术加双侧盆腔淋巴结清扫术。Ⅲ、Ⅳ期者，凡有手术可能则先手术，尽量切除病灶，缩小瘤体，术后辅以放疗或孕激素治疗。否则，宜先行孕激素、放疗或（及）化疗，待有手术可能时再手术。术后仍需辅以其他治疗。

1988年FIGO的新临床分期，提示临床医师，对Ⅰ期癌中Ⅰa者，行传统的筋膜外全子宫切除加双侧附件切除术，阴道宜切2cm，是适宜的手术范围。而对有肌层浸润者，尤深肌层浸润者，扩大手术范围，按传统的Ⅱ期手术，施行广泛性子宫切除术加盆腔淋巴结清扫术。检查主动脉有否肿大的淋巴结，有则行主动脉淋巴结活检，抑或常规主动脉旁淋巴结清扫术。对Ⅱ期及Ⅲ期也应按前述手术范围施行广泛性子宫切除术加盆腔及（或）主动脉旁淋巴结清扫术。Ⅳ期也要尽量行肿瘤减灭术。1972年Milton比较全子宫切除和次广泛性子宫切除（不清扫淋巴）的5年生存率，前者为75.7%，后者为91.4%。提示扩大子宫切除范围（至少为次广泛性子宫切除）有助于减少术后复发率。另需注意：

（一）腹水或腹腔冲洗液查找癌细胞；切开腹膜后，对有腹水者即取之行离心沉淀查找癌细胞。无腹水者，则向腹腔注入200mL生理盐水冲洗腹腔，吸出冲洗液离心沉淀，找癌细胞。凡找到癌细胞者（文献报道，Ⅰ期癌为11.4%，随肿瘤的分组升高而明显增加，如Ⅲ级者为18.1%）。除手术外，还应加其他辅助治疗。

（二）术时判断肌层浸润：对于子宫小于正常大小的Ⅰ期癌，患者因某些原因限定手术时间等，可先行子宫附件切除，切除子宫标本剖视确定有否肌层浸润。当然，有时标本难以判断者，镜下可注意以下微细改变：①癌肌层浸润的腺体为锯齿状，形状不规则，而基底层的腺体是圆而无角的；②癌浸润的腺体周围无子宫内膜间质，而基底层腺体常有内膜间质包绕；③癌浸润灶周围水肿明显。大体标本见癌位于子宫下段者，宜按Ⅱ期手术范围进行。

（三）未准备淋巴结清扫者：常规探查盆腔及腹腔主动脉旁淋巴结，有肿大者至少应做活检，有技术条件而 患者也允许时，可行淋巴结清扫术。

二、放射治疗

腺癌对放疗敏感度不高，单纯放疗效果不佳。但对老年患者或合并有严重内科疾患不能接受手术治疗或禁忌手术时，放疗仍不失为一种有一定疗效的治疗。放疗包括腔内及体外照射两种。腔内照射，目前多采用137CS、^{60}CO等，镭已基本废弃。体外照射多用^{60}CO直线加速器等。据国内伍毓珍等报告，腔内放疗常用子宫填塞法，其术前填塞并发症低，为1%。体外放疗可按原发灶及浸润范围，个别具体对待，如宫旁或盆腔淋巴结转移灶，可按宫颈癌术前放疗。

三、放疗加手术治疗

放疗与手术合并治疗，是历年来争论很多而尚未完全解决的问题。有的学者认为术前加放疗能提高5年生存率，也有持否定意见者。术前加用放疗的好处是：

①可使肿瘤的体积缩小，利于手术；

②灭活癌细胞，减少手术后复发和远处转移的可能性；

③减少感染的机会，故能提高手术治愈率。因此，如有放疗投机倒把者，可考虑选用。对于癌已深浸肌层、细胞分化不良者，术前腔内放疗，术后还应加用体外照射。鉴于上述优点，对有放疗条件者，需术前放疗者仍以放疗加手术为宜。

对治疗后阴道转移、复发的防治问题尚有争论。大多数学者认为，放疗后再手术或手术后进行阴道放疗可降低阴道复发率。

四、孕激素治疗

多用于手术或放疗后复发或转移的病例，也用于腺癌分化好、早期、年轻、需要保留生育功能的患者。孕激素类药物作为综合治疗的一个组成部分，值得推荐。孕激素还可降低术后阴道复发率，故还可广泛地应用手术后或放疗后的辅助治疗。

孕激素治疗子宫内膜癌的作用机制，目前认为是直接作用于肿瘤细胞，使其从恶性向正常子宫内膜转化，抑制癌细胞DNA和RNA的合成，减少分裂，从而抑制癌细胞的繁殖，最后肿瘤被增生或萎缩的内膜所代替。

常用药物有：醋酸甲羟孕酮、醋酸甲地孕酮、17-羟己酸孕酮和18-炔诺孕酮等。

甲羟孕酮：又名甲羟孕酮。短效可供口服；长效用于注射，200~400mg，肌注，每周2次，用3~6个月，或用至12周后改维持量200mg/d。口服较少应用，通常为开始5～6周，每周至少口服3mg，以后400mg/d，长期服用。

甲地孕酮：商品名甲地孕酮，40～160mg/d，口服12周后，改维持量500mg，每周2次。

己酸孕酮：500mg/d，肌注，每日1次，12周后改500mg，每周2次，共6个月。

孕激素类药物治疗内膜癌的客观疗效在30％～35％，持续缓解以至痊愈约90％。

孕激素类药物为非细胞毒性药物，安全性高，而毒性很少。常见的副反应有轻度水钠潴留和消化道反应，其他可有高血压、痤疮、乳腺痛等，0.6％可有过敏反应，但无1例造成死亡。对心、肝、肾功能有损害者宜慎用。

五、抗雌激素药物治疗

三苯氯胺为一种非甾体类抗雌激素药物，本身有轻微雄激素作用。它与雌二醇竞争雌激素受体（ER），占据受体而起抗雌激素的作用。服本药后，肿瘤内PR上升，有利于孕激素治疗。通常用于晚期病例、术后复发或转移者，可单用（孕激素治疗无效）或雌孕激素，或与化疗药物合并应用。

剂量20mg/d，口服，数周后效果不显，可加倍应用。有报道，首次应用的负荷量为80mg/d。副反应有恶心、呕吐、皮疹、潮热、骨髓抑制、血小板减少、阴道流血、高血钙等。

六、化疗

多用于晚期或复发转移患者。有条件能进行癌组织PR、ER测定者，当受体阳性时首选孕激素治疗；当受体阴性时，则更多采用化疗。无条件测定受体时，癌细胞分化良好，应选用孕激素治疗。

（一）单一药物化疗：5-FU与CTX应用较多，疗效较肯定。

（二）联合药物化疗多药联合化疗取代单一化疗是近代抗癌治疗的趋势。内膜癌联合化疗方案有：①ADR（37.5mg/m^2）与CTX（500mg/m^2）静脉，疗程间隔21天，客观有效率62.5％（Muggia等，1977）；②DDP（60mg/m^2）、ADR（50mg/m^2）和CTX（600mg/m^2），疗程间隔28天，客观有效率57.1％（Koretz等，1980）；③VCR（长春新碱1.5mg）、ADR（40mg/m^2）、CTX（500mg/m^2）静脉，加5-FU500mg/m^2静注2天，疗程间隔21天，客观有效率50％（Kauppila等，1980）。

联合化疗方案，更多倾向于和孕激素类药物同时应用。

（四）子宫肉瘤

【概述】

子宫肉瘤是起源于子宫肌层或子宫肌层内结缔组织或子宫内膜结缔组织的一种恶性程度极高的肿瘤，包括平滑肌肉瘤、内膜间质肉瘤、恶性米勒管混合瘤。好发于中年妇女。

【诊断】

（1）早期症状不明显，随肿瘤发展而出现症状。

（2）异常阴道流血　表现为绝经后阴道流血或月经异常流血量或多或少。

（3）腹痛 常主诉小腹胀痛、隐痛。

（4）阴道分泌物增多，呈浆液状，带血性，若合并感染则阴道分泌物浑浊、脓性、伴臭味。

（5）腹部包块　子宫肌瘤恶变者常在腹部扪及包块或包块在短期内迅速增大。

（6）压迫症状　肿块增大压迫邻近器官可产生尿频、尿急、尿潴留、排尿困难、下肢浮肿等压迫症状。

（7）晚期病例出现贫血、发热、消瘦及转移灶症状，如咳嗽、咯血、下肢瘫痪等。

（8）妇科检查　子宫增大，外形不规则，呈结节状，质地偏软。若肉瘤脱出于子宫颈口外，则检查时可见宫颈口紫红色肿块、质脆、易出血，可伴感染、坏死。

（9）B超检查　显示子宫不规则增大，肌层或宫腔内回声紊乱或宫腔内占位性病变。彩色多普勒检查显示肌层内血供丰富。

（10）诊断性刮宫　是有效的复杂诊断方法，对内膜间质肉瘤和恶性米勒管混合瘤的诊刮阳性率较高，而平滑肌瘤诊刮可能取不到病变组织，多为阴性结果。

（11）宫颈或宫颈管赘生物切除送病理检查，有助于诊断。

（12）肺部X线检查　以早期发现肺转移。

【治疗】

（1）手术治疗

①行全子宫或子宫广泛切除及双侧附件切除术，一般主张同时行盆腔淋巴结及腹主动脉旁淋巴结清扫术。

②年轻、肿瘤局限、恶性程度低者，可考虑保留卵巢，但若为子宫内膜间质肉瘤、恶性米勒管混合瘤则不宜保留卵巢。

（2）放射治疗

①肿瘤较大者术前加用放射治疗，使肿瘤缩小，提高手术切除率。术后加用放射治疗，可减少术后复发率。

②不宜手术者可单行放射治疗，腔内照射总量25 Gy，体外照射总量60 ~ 70 Gy。

（3）化学治疗　化学治疗可作为综合治疗的一部分。

处方一　VAC方案

长春新碱　1.5 mg/㎡　Ⅳ　第1日（每周1次，连用12次）

放线菌素D　300 μg/㎡　Ⅳ　drip　第1 ~ 5天

环磷酰胺　250 mg/㎡　Ⅳ　drip　第1 ~ 5天

处方二　IAP方案

异环磷酰胺　1.5 g/㎡　Ⅳ　drip 第1 ~ 3天

表柔比星　60 ~ 80 mg/㎡　Ⅳ　drip　第1天

顺铂　70 mg/㎡　第1天

第五节　卵巢肿瘤

【概述】

卵巢肿瘤是女性生殖器常见肿瘤。卵巢恶性肿瘤是女性生殖器三大恶性肿瘤之一。至今缺乏有效的早期诊断方法，卵巢恶性肿瘤5年存活率仍较低，在25% ~ 30%。随着宫颈癌及子宫内膜癌诊断和治疗的进展，卵巢癌已成为严重威胁妇女生命的肿瘤。

【病史采集】

（1）现病史　主要是针对 患者主诉进行有针对性的问诊应询问发现肿块的日期，肿块的大小、部位、活动性、增长速度；有无月经异常，如月经紊乱、不规则阴道流血、闭经、绝经后阴道流血等；有无出现压迫症状，如下肢水肿、尿潴留、排尿困难等；有无并发腹水时相应的压迫症状，如呼吸困难、心悸、上腹饱胀；有无腹痛，腹痛的性质、程度、部位、诱因、放射部位；有无胃肠道症状，如腹胀、便秘、恶心、腹泻及腹部不适；有无贫血症状，如头晕眼花、乏力、气短、心悸等不适；有无在短时间内明显消瘦。外院诊断治疗情况，疗效如何。

（2）既往史　询问患者既往有无类似病史，有无胃病史（如胃痛、胃饱胀、反酸、呕血等），肠道疾病史（如慢性腹泻、黑便等），胃肠道肿瘤手术史，乳腺癌手术史，有无高血压、糖尿病、不孕症病史；有无药物、食物过敏史等。

（3）月经史　询问有无月经紊乱。

【体格检查】

（1）全身检查　注意全身营养状况；能否触及锁骨上淋巴结、腹股沟淋巴结；腹部能否触及肿物，肿物之大小、硬度、活动度、表面光滑与否，腹部膨隆度，有无移动性浊音。

（2）阴道检查　应作三合诊，于盆腔可及囊性或实性肿物。注意肿物大小，表面光滑否，与子宫及盆壁的关系，后穹窿有无结节或乳头状突起。

（3）其他　若腹水过多，妇科检查不清楚可抽取腹水送检癌细胞，再做检查。如做单克隆抗体放射免疫显像（RID）最好取腹水后即进行。

【辅助检查】

（1）B超检查　了解肿块的来源、性质、大小、肿瘤壁是否光滑，囊肿内有无乳头或实性部分，有无腹水。

（2）细胞学检查　胸腔、腹腔穿刺抽取胸腔积液、腹水找肿瘤细胞，有助于诊断。

（3）细针穿刺　固定于盆底的实性肿块，可经阴道细针穿刺抽吸组织，进行涂片或病理切片检查。也可在B超指引下，经腹或阴道用细针直接穿刺肿瘤，取活体组织检查。

（4）腹腔镜检查　用于肿块的鉴别，在直视下行盆腔、腹腔包块活组织检查，以明确诊断；还可正确估计病变范围，明确区别。

（5）影像学检查　钡灌肠检查、胃肠道钡餐造影、静脉肾盂造影，可了解肿瘤与胃肠道、泌尿道的关系。CT和MRI检查有助于诊断。淋巴造影可用来观察有无淋巴结转移。正电子发射计算机断层显像（PET）检查可发现早期复发。

（6）肿瘤标志物检测　CA 125、CEA、CA 199、涂片碱性磷酸酶、半乳糖转移酶测定有助于诊断，但为非特异性。

（7）病理组织学检查　手术标本的病理检查可明确诊断。

【诊断】

（一）卵巢上皮性肿瘤

卵巢上皮性肿瘤是最常见的一组卵巢肿瘤，来源于卵巢的表面上皮。有向中肾管方向分化的特性。肿瘤体积往往较大，多呈囊性，单房或多房。其组织学分类为：卵巢浆液性肿瘤、卵巢黏液性肿瘤、卵巢内膜样肿瘤、卵巢纤维上皮瘤、混合性上皮性肿瘤、未分化癌。各类肿瘤又有良性、交界性和恶性之分。

【诊断】

（1）症状

①良性肿瘤和早期癌常无症状。

②胃肠道症状　肿瘤较大或晚期癌可有消化不良、便秘、恶心、腹泻及腹部不适，渐渐出现腹胀。

③下腹部包块　以囊肿为主，中等大小，也有较大者，单侧或双侧。良性者表面常较光滑，恶性者表面高低不平，固定。

④压迫症状　较大肿瘤压迫可引起下肢水肿、尿潴留、排尿困难，并发腹水时可产生相应的压迫症状，如呼吸困难、心悸、上腹饱胀。

⑤腹痛　当肿瘤内出血、坏死、破裂、感染时可致腹痛。发生扭转时可产生急腹痛。恶性肿瘤侵犯盆壁、累及神经时可出现疼痛并向下肢放射。

⑥月经异常　部分患者可有月经紊乱，表现为月经紊乱、不规则阴道流血、闭经、绝经后阴道流血等。

⑦胸腔积液、腹水　常见于卵巢上皮性恶性肿瘤，表现为腹胀或呼吸困难。

⑧恶病质　晚期恶性肿瘤患者有贫血、消瘦等恶病质表现，甚至出现肠梗阻。

（2）体征

①腹部可扪及肿块，囊性或实性，表面光滑或高低不平。有腹水者腹部移动性浊音阳性。

②妇科检查　子宫一侧或双侧肿块，囊性或实性，表面光滑或高低不平。若肿块实性，双侧性，表面不规则，则常为恶性。

【治疗】

原则上卵巢肿物一经确诊或直径5cm以上，疑为卵巢肿瘤者，均需手术治疗。其剖腹探查指征为：绝经后妇女发现盆腔肿块；附件肿块直径为5cm以下，观察2个月仍持续存在；附件实性肿块；附件肿块直径5cm以上；盆腔肿块诊断不明。

（1）良性肿瘤　采取手术治疗，手术范围根据患者年龄而定。

①年轻患者可行肿瘤剥除术或患侧附件切除术。

②45岁以上患者可行患侧附件切除术或同时切除子宫。

③50岁以上或绝经后患者行全子宫及双侧附件切除术。

④切除的肿瘤标本须即刻剖视，有疑问者或有条件者即行快速冰冻切片病理检查。

⑤手术注意点

尽量完整取下肿瘤，以防囊内容物流出，污染腹腔。

a.巨大卵巢囊肿可穿刺抽吸液体使肿瘤体积缩小后取出，但须保护周围组织以防囊液污染种植。

b.抽吸液体的速度宜缓慢，以免腹压骤降增加心脏负荷而致休克。

（2）交界性肿瘤　若快速冰冻切片病理报告为交界性肿瘤，手术范围也应根据患者的年龄、对生育的要求及病变的临床分期而定。

①原则上行全子宫及双侧附件切除术。

②年轻未生育要求保留生育功能者，在除外对侧卵巢病变及其他部位转移情况后，可行患侧附件切除术，但术后必须定期随访。

③若肿瘤破裂，术后应冲洗腹腔（若为黏液性肿瘤，可用5%葡萄糖溶液或高分子葡萄糖苷冲洗）。术后是否化疗，应根据患者的具体情况决定。

（3）恶性肿瘤　以手术为主，辅以化疗等综合治疗。

①手术治疗

a.一经怀疑为卵巢恶性肿瘤应尽早行剖腹探查术，术时取腹水或腹腔冲洗液做细胞学检查，然后行全腹、盆腔探查及可疑病灶活检，初步分期，并评价手术的可能性。

b.根据分期、患者的全身情况决定手术范围。早期病例应行全面分期探查术，包括全子宫及双侧附件切除，加大网膜切除、阑尾切除，同时行腹膜后淋巴结清扫术。Ⅱ期以上病例行肿瘤细胞减灭术，使肿瘤残留病灶直径缩小到1.5～2cm以下，包括全子宫及双侧附件切除、大网膜及阑尾切除、盆腔及腹主动脉旁淋巴结清扫、转移灶切除，以及膀胱、肠及肝脏转移灶的切除。

c.保留生育功能的保守性手术仅用于符合下列条件者：临床Ⅰa期；分化好的浆液性、黏液性、内膜样肿瘤；对侧卵巢楔形切除，快速冰冻切片检查未发现异常；大网膜活检未发现异常；年轻要求生育者；有条件随访者，在完成生育后再切除子宫及对侧卵巢。

②化疗　卵巢癌的化疗包括术前化疗及术后化疗，术前化疗适用于晚期卵巢癌、大量腹水、估计手术切除有困难者，先行1～2个疗程的化疗。而卵巢癌术后不论期别均需辅助化疗，包括腹腔和静脉化疗。化疗疗程视病情而定，一般需6～12个疗程。常用联合化疗方案如下。

处方一　PC方案

顺铂　50mg/m^2

环磷酰胺600mg/m^2　Ⅳ　drip（每4周重复1次）

处方二　PP方案

紫杉醇　135mg/m^2（或175mg/m^2）Ⅳ　drip（3h内滴完，每4周重复1次）

顺铂　70mg/m^2

（二）卵巢生殖细胞肿瘤

【概述】

卵巢生殖细胞肿瘤来源于原始性腺中的生殖细胞，包括无性细胞瘤、畸胎瘤、内胚窦瘤、胚胎瘤和卵巢原发绒癌。其特征是：好发于年轻女性；除成熟性畸胎瘤外均为恶性，且恶性程度较高；肿瘤常混合存在；对化疗敏感。

【诊断】

（1）症状

①因肿瘤性质而异，成熟性畸胎瘤常无症状，仅在妇科检查或B超检查时发现。

②腹胀、腹块　随肿瘤生长出现腹胀、腹块，肿块生长迅速，短期内增大，可伴腹水。

③内分泌紊乱　可有月经紊乱、性早熟、闭经、不育、多毛等。

④腹痛　畸胎瘤发生蒂扭转时可产生剧烈腹痛。肿瘤穿破包膜时可引起腹痛。

⑤压迫症状　肿瘤增大压迫邻近器官可引起尿潴留、排便困难等。

⑥胸腔积液、腹水　患者常伴有胸腔积液、腹水，严重者可出现腹胀和呼吸困难。

⑦恶病质 晚期恶性肿瘤患者出现消瘦、贫血、发热及转移灶症状，病情发展快。

（2）体征

①腹部检查 可扪及肿块，大小不一，多为中等大小，多呈实性。腹水征可呈阳性。

②妇科检查 子宫一侧可扪及肿块，偶为双侧性，中等大小，实性或不均质性。

（3）辅助检查

①影像学检查 盆腔、腹腔平片可显示畸胎瘤内有骨骼及牙齿阴影，CT和MRI均可发现盆腔、腹腔包块。

②B超检查 提示肿瘤的部位、大小、性质、腹水。若为畸胎瘤，可显示囊内骨骼、牙齿、实性团块等特有图像。

③腹水细胞学检查 查找癌细胞。

④血、尿HCG测定 胚胎瘤、绒毛膜癌、混合性生殖细胞瘤的HCG常呈阳性。

⑤血清甲胎蛋白（AFP）测定 胚胎瘤、未成熟性畸胎瘤、内胚窦瘤的AFP常呈阳性。

病理组织学检查是诊断的依据。

【治疗】

治疗原则为手术加化疗，辅以放射治疗。

（1）手术

①手术目的 切除肿瘤；明确分期。

②手术时首先详细探查，包括腹腔冲洗液找肿瘤细胞；盆腔、腹腔脏器及腹膜淋巴结探查，横膈、腹膜及大网膜多点活检，以准确地分期。

③基本手术方式为患侧附件切除术加大网膜切除和腹膜后淋巴结清扫术。无论分期如何，只要对侧卵巢和子宫没有受累，均应考虑保留生育功能。

（2）化疗 卵巢生殖细胞恶性肿瘤对化疗很敏感，通过化疗可取得令人满意的治疗效果。根据肿瘤分期，术后可采用3~6疗程的化疗。

处方一 BEP方案。

博来霉素 10mg/（m²·d）第1，3日

依托泊苷 100mg/（m²·d）第1~5日 Ⅳ drip

顺铂　20mg/（m^2·d）第1～5日

处方二　VAC方案

长春新碱　1.5 mg/m^2第1日　Ⅳ

放线菌素D　0.3 mg/（m^2·d）第1～5日　Ⅳ　drip

环磷酰胺　150 mg/（m^2·d）第1～5日　Ⅳ　drip

处方三　BVP方案

博来霉素　15 mg/m^2　第1日 Ⅳ　drip

长春新碱　1.5 mg/m^2　第1日 Ⅳ

顺铂　20 mg/（m^2·d）第1～5日　Ⅳ　drip

（3）放疗　对晚期、复发或有远处转移的无性细胞瘤，除手术和化疗外，还可用放射治疗。腹部25 Gy/3周，盆腔加腹主动脉旁淋巴结10 Gy。

（三）卵巢性索间质肿瘤

【概述】

卵巢性索间质肿瘤来源于原始性腺中的性索组织及特殊性间叶组织。其特征是：多数由内分泌功能，产生类固醇类激素；肿瘤多为中等大小、实质性，组织形态多样化；为良性或低度恶性。

【诊断】

（1）症状

①下腹部肿块，实质性。

②内分泌紊乱　根据肿瘤产生的激素不同而表现不一。支持间质细胞瘤患者常表现为去女性化（月经稀少，闭经，乳房和子宫萎缩）此后发生男性化，表现为毛发增生、出现胡须、阴蒂肥大、声音低沉。颗粒-卵泡膜细胞瘤因产生雌激素而为女性化表现，内、外生殖器官发育，无排卵月经；生育期妇女表现为不规则阴道流血，或短期闭经后有大量阴道流血；绝经后妇女则出现绝经后阴道流血。

③腹胀、腹痛　巨大肿瘤可使腹部膨胀，腹部包块或腹水可引起腹胀。较大肿瘤可引起下腹隐痛或瘀伤压迫症状。肿瘤包膜破裂、蒂扭转则出现急腹痛。

④其他症状　有的患者可伴麦格综合征，有胸腔积液、腹水。伴环状小管的性索瘤常合并口唇黏膜黑色素沉着-胃肠道息肉综合征。

（2）体征　妇科检查发现子宫一侧肿块，实性或囊实性，大小不一，多为中等大。

（3）辅助检查

①B超检查显示肿块的来源、大小、性质。

②激素测定有助于诊断，颗粒-卵泡细胞瘤患者血、尿雌激素水平升高，支持间质细胞瘤患者血睾酮（T）、尿17-酮类固醇升高。

③阴道涂片：颗粒-卵泡膜细胞瘤患者阴道涂片显示雌激素的影响，成熟指数右移。

④病理组织学检查可明确诊断。

【治疗】

（1）手术　手术是基本的治疗方法，手术范围则按肿瘤性质、患者年龄及对生育的要求考虑。

①颗粒细胞瘤　治疗原则是手术为主，放疗及化疗为辅。基本手术方式为全子宫及双侧附件切除术。复发或转移者可行肿瘤细胞减灭术。要求保留生育功能的年轻患者，无卵巢外扩散、包膜完整的Ia期患者，可行患侧附件切除术，术中仔细检查对侧卵巢并做火炬形快速冰冻切片检查。

②卵泡膜血管瘤 基本手术方式为患侧附件切除术，但有5%～10%可发生恶变，故围绝经期或绝经后患者、恶变者，应行全子宫及双侧附件切除术。

③支持间质细胞瘤　基本属良性，但有22%～34%显示恶性，故年轻、肿瘤局限于一侧卵巢可行患侧附件切除术，近更年期或恶变者可行全子宫及双侧附件切除术。

④两性母细胞瘤　切除患侧附件或兼全子宫切除。

⑤伴环状小管的性索瘤　以切除患侧附件为主。

（2）化学治疗　凡为恶性肿瘤，术后均需化疗。常用化疗方案有VAC方案、PVB方案和BEP方案。可酌情选用上述方案，疗程间隔4周。

（四）卵巢非特异性间质肿瘤

【概述】

卵巢非特异性间质肿瘤是指由卵巢间质区非特殊支持组织所产生的一种肿瘤，较少见，可为良性或恶性。

【诊断】

（1）症状

①早期无特殊症状，常在B超检查或剖腹探查时发现。而恶性者则因恶性程度较

高，可较早出现广泛转移。

②腹痛　肿瘤刺激腹膜及瘤蒂扭转可引起腹痛。

③压迫症状　肿瘤嵌顿于盆腔内压迫膀胱、直肠，远期排尿不畅、大便困难及下腹部隐痛等。

④腹部包块　肿块较大的患者常可自己扪及腹部包块，恶性者生长迅速。

⑤麦格综合征　出现胸腔积液、腹水。

⑥类脂细胞瘤　常有男性化表现。

⑦恶性者常有腹水、压迫症状、转移灶症状等。

（2）体格检查　腹部检查可扪及肿块，腹水征可呈阳性；妇科检查可扪及子宫一侧肿块，良性者多可活动，恶性者常浸润周围组织而固定。

（3）辅助检查

① B超检查可显示肿块来源、大小及性质、腹水。

②病理组织学检查可明确诊断。

【治疗】

良性肿瘤行患侧附件切除术。恶性者行全子宫及双侧附件切除术及肿瘤细胞减灭术，术后辅以化疗及放疗，因恶性程度高，常很快广泛转移或复发，预后极差。

（五）卵巢转移性肿瘤

【概述】

身体任何部位的恶性肿瘤均可转移到卵巢，最常见的原发肿瘤部位为乳腺、胃肠道，其次为生殖道、泌尿道及身体其他部位。

【诊断】

（1）病史　胃病史（如胃痛、胃饱胀、反酸、呕血等），肠道疾病史（如慢性腹泻、黑便等），胃肠道肿瘤手术史，乳腺癌手术史。

（2）临床表现

①腹胀、腹块　常为双侧性肿块，生长迅速，伴腹痛、腹坠胀。

②腹水　较晚期患者常有腹水，少数伴胸腔积液。大量胸腔积液、腹水可产生压迫症状，如下肢水肿、呼吸困难等。

③内分泌症状　因肿瘤可产生雌激素或雄激素，少数患者有月经失调或绝经后阴道流血，或男性化表现。

④晚期可出现消瘦、贫血、疲乏等恶病质表现。

⑤腹部检查 可扪及下腹肿块，多为双侧性、实性，表面尚光滑，活动。伴腹水者腹部移动性浊音阳性。

⑥妇科检查 可扪及子宫旁双侧性肿块，实性，表面尚光滑，活动。伴腹水者肿块可有漂浮感。

（3）辅助检查

①B超检查 双侧卵巢呈实性肿块，表面光滑，周围无年龄，伴腹水。

②胃肠道钡餐造影、胃镜、纤维结肠镜检查 可发现原发肿瘤。

③病理组织学检查 可明确诊断。

【治疗】

①治疗原发肿瘤。

②目前多主张手术切除全子宫及双侧附件，加大网膜切除，以减少腹水的发生，提高生活质量，延长患者生命；而广泛转移或恶病质者不宜手术。术后治疗以原发瘤的治疗为主。

（六）卵巢瘤样病变

【概述】

卵巢瘤样病变是一类卵巢非肿瘤性囊肿或增生性病变，可为生理性，亦可为病理性。可发生于任何年龄，以育龄妇女多见。

【诊断】

（1）临床表现

①多囊卵巢综合征患者常有月经失调、不排卵、不孕、毛发增多等。

②多数患者常无临床症状，仅在妇科检查或B超检查时才发现。较大囊肿可出现坠胀或不适感，甚至腰骶部酸痛、性交痛。

③妇科检查 可发现子宫一侧或双侧肿块，囊性为主，表面光滑，直径通常不超过6cm。

（2）辅助检查

①B超检查提示一侧或双侧卵巢囊性增大。

②实验室内分泌测定有助于诊断。

③腹腔镜检查有助于诊断，必要时做活组织检查以明确诊断。

【治疗】

（1）一般需观察2～3个月后复查，多数可自行消失。当发生扭转、破裂引起急腹症时，须及时诊断，及时处理。多数卵巢非赘生性囊肿破裂不需手术，腹腔内出血多者应立即剖腹探查，行修补缝合术。

（2）有以下情况者应行剖腹探查。

①囊肿直径超过6cm。

②出现急腹症症状。

③观察3～6个月，囊肿持续存在。

④绝经后妇女。

⑤不能排除阑尾炎、异位妊娠、真性卵巢肿瘤。

第七章　子宫内膜异位症和子宫腺肌病

【概述】

子宫内膜异位到宫腔以外称为子宫内膜异位症，异位于子宫肌层时称子宫腺肌病。两种情况均可发生剧烈痛经，而且逐渐加重。近年来子宫内膜异位症发病明显增加，多为30～40岁妇女。内膜异位到子宫肌层、卵巢、子宫骶骨韧带、子宫后壁、子宫直肠陷窝、乙状结肠、阴道直肠隔及盆腔腹膜等处。远处异位可见于脐部、宫颈、阴道、肺、腹部切口会阴侧切口等处。

第一节　子宫内膜异位症

当具有生长功能的子宫内膜组织出现在子宫腔被覆黏膜以外的身体其他部位时称子宫内膜异位症。

【病因和发病机制】

病因尚未完全阐明，目前对其病因主要有三种学说。

1.子宫内膜种植学说　月经期脱落的内膜经输卵管而进入盆腔，在盆腔腹膜上种植生长，此类情况多见于子宫颈狭窄、阴道闭锁、人工流产术后，或经期行盆腔检查时挤压子宫等。肺、腹膜、皮肤等处可见异位内膜生长，认为可能是内膜碎片通过淋巴或静脉播散的结果。

2.体腔上皮化生学说　盆腔腹膜经反复经血回流、慢性炎症刺激等作用被激活而转化为子宫内膜，形成异位内膜。

3.诱导学说　未分化的腹膜组织在内源性生物化学因素诱导下可发展成为子宫内膜组织。在兔的实验中支持这一理论，但在人类尚未得到证实，该学说实际上是体腔上皮化生学说的延伸。

在不同情况下内膜异位的部位不同，如子宫腺肌症系正常位置的内膜直接侵入子宫肌层所致。卵巢表面及子宫直肠窝表面的异位内膜病灶多系经血逆流种植所致；剖宫产术后瘢痕、宫颈、阴道、外阴及会阴部的病灶多由于手术时内膜种植所致；脐、腹股沟部、肠、肾、膀胱、输尿管等病灶可能为组织生化的结果；肺部病灶也可能由于淋巴或血液播散而形成。

异位内膜周期性出血，导致周围纤维组织增生，在病变区形成紫褐色斑点。约50%累及双侧卵巢，在卵巢组织中反复出血，形成单个或多个囊肿，称为子宫内膜异位囊肿，一般直径约5～6cm，个别最大可达25cm，囊内为陈旧咖啡色稠血液，囊壁很薄，常出现裂隙，内容物外流，导致输卵管、肠管及周围组织粘连，有时内膜侵入直肠壁或膀胱壁，达黏膜层，引起便血或尿血。

异位的内膜组织不仅有内膜的腺体，且还有内膜间质围绕，部分患者的内膜随月经周期而变化。痛经主要由于异位的子宫内膜于月经期发生水肿、出血，刺激或牵引周围组织引起，此外，与体内前列腺素升高有关，异位的内膜中前列腺素高，诱发炎性反应，增加通透性，并激活缓激肽，使局部痛觉敏感。

【病理】

主要病理变化为异位内膜随卵巢激素的变化而发生周期性出血，伴有周围纤维组织增生和粘连形成，以致在病变区出现紫褐色斑点或小疱，最后发展为大小不等的紫蓝色实质结节或包块。

卵巢子宫内膜异位症最多见，早期在卵巢表面上皮及皮质中可见紫褐色斑点或小疱，后期卵巢内的异位内膜可因反复出血而形成单个或多个囊肿，称为卵巢子宫内膜异位囊肿。囊肿内含暗褐色黏糊状陈旧血，状似巧克力液体，故又称为卵巢巧克力囊肿，与周围器官或组织紧密粘连。此外在宫骶韧带、直肠子宫凹陷和子宫后壁下段、宫颈、输卵管和腹膜也可见异位病灶。

镜检在病灶中可见到子宫内膜上皮、内膜腺体或腺样结构、内膜间质及出血。有时镜检时能找到少量内膜间质种质细胞即可确诊本病。极少发生恶变。

【病情分析】

1.症状

(1)痛经和持续下腹痛　继发性痛经是本病的典型症状，且多渐加剧。疼痛多位于下腹部及腰骶部，可放射至阴道、会阴、肛门或大腿，常于月经来潮前1—2日开始，经期第一日最剧，以后逐渐减轻，至月经干净时消失。疼痛的程度与病灶大小并不一定成正比。少数晚期患者诉长期下腹痛，至经期更剧。

（2）月经失调　可有经量增多、经期延长或经前点滴出血。

（3）不孕原因　①盆腔内器官和组织广泛粘连和输卵管蠕动减弱以致影响卵子的排出、摄取和受精卵的运行；②黄体期功能不足；③未破裂卵泡黄素化综合征（LUFS）：卵巢无排卵，但卵泡细胞出现黄素化，患者虽体温呈双相，子宫内膜呈分泌期改变但无受孕可能；④自身免疫反应：产生抗子宫内膜抗体致不孕。

（4）性交痛　深部性交痛，月经来潮前性交痛更为明显。

（5）其他特殊症状　腹痛、腹泻或便秘、少量便血；尿痛和尿频；侵犯和压迫输尿管时致一侧腰痛和血尿等。卵巢子宫内膜异位囊肿破裂时可突发性剧烈腹痛，伴恶心、呕吐和肛门坠胀。疼痛多发生在经期前后或经期。

2.体征　可发现子宫多后倾固定，直肠子宫凹陷、宫骶韧带或子宫后壁下段等部位触及触痛性结节，在子宫的一侧或双侧附件处扪到与子宫相连的囊性偏实不活动包块。

3.临床分期　常用AFS分期法，需经腹腔镜检查或剖腹探查确诊，根据内膜异位病灶部位、数目、大小、深度和粘连程度评分。

【诊断】

1.病史、症状及体征　育龄妇女有继发性痛经进行性加重和不孕史，盆腔检查时扪及盆腔内有触痛性结节或子宫旁有不活动的囊性包块，即可初步诊断为子宫内膜异位症。

2.B型超声检查　可确定卵巢子宫内膜异位囊肿的位置、大小和形状。

3.血CA 125值测定　可能升高，但一般不超过200 μ / mL。

4.腹腔镜检查　是目前诊断子宫内膜异位症的最佳方法，特别是对盆腔检查和B型超声检查均无阳性发现的不育或腹痛患者更是唯一手段。

5.鉴别诊断　与卵巢恶性肿瘤、盆腔炎性包块、子宫腺肌病等鉴别。

【治疗】

原则：根据患者年龄、症状、病变部位和范围以及对生育要求等不同情况加以全面考虑。症状轻者采用期待疗法；有生育要求的轻度患者先行药物治疗，病变较重行保守手术；年轻无继续生育要求的重度患者可采用保留卵巢功能手术辅以激素治疗；

症状和病变均严重的无生育要求患者可考虑根治性手术。

1.期待疗法　适用于病变轻微，无症状或症状轻微患者。可给前列腺素合成酶抑制剂对症治疗。希望生育者做有关不孕的各项检查以促使尽早受孕。妊娠后症状可缓解，甚至病变完全消失，且不再复发。

2.药物治疗

（1）短效避孕药　可抑制排卵起到避孕作用，使子宫内膜和异位内膜萎缩，适用于有痛经症状，但暂无生育要求的轻度子宫内膜异位症。

（2）高效孕激素　采用炔雌醇和高效孕激素长期连续服用造成类似妊娠的人工闭经以治疗子宫内膜异位症，故称假孕疗法。现多改用纯大剂量高效孕激素连续服药进行治疗，抑制垂体促性腺激素的释放和直接作用于子宫内膜和异位内膜，导致内膜萎缩和闭经。常用甲羟孕酮或醋酸炔诺酮等，连续6个月。

（3）达那唑　合成的17α-炔孕酮衍生物，能阻断垂体促性腺激素的合成和释放，直接抑制卵巢自体激素的合成，还有可能与靶器官雌激素受体相结合，从而使子宫内膜萎缩导致患者短暂闭经，称假绝经疗法。适用于轻度或中度子宫内膜异位症但痛经明显或要求生育的患者。

（4）孕三烯酮　是19-去甲睾酮甾类药物，有抗孕激素和抗雌激素作用，不良反应低，连续用药6个月。

（5）促性腺激素释放激素激动剂（GnRH-a）　能促进垂体细胞释放LH和FSH，长期连续应用使垂体GnRH受体被耗尽，对垂体产生相反的降调作用，即垂体分泌的促性腺激素减少，从而导致卵巢分泌的激素显著下降，出现暂时性绝经，称“药物性卵巢切除”。

3.手术治疗

（1）适应证　①诊断性腹腔镜检查术以确诊内膜异位症和进行手术分期；②药物治疗后症状不缓解，局部病变加剧或生育功能仍未恢复者；③卵巢内膜异位囊肿直径＞5~6 cm，特别是迫切希望生育者。

（2）根据手术范围的不同，可分为保留生育功能、保留卵巢功能和根治性手术3类。

①保留生育功能手术：适用于年轻有生育要求的患者，特别是采用药物治疗无效者。手术范围为尽量切净或去除内膜异位灶，但保留子宫和双侧、一侧或至少部分卵巢。手术可经腹腔镜或剖腹直视下进行。

②保留卵巢功能手术：将盆腔内病灶及子宫予以切除，保留至少一侧卵巢或部分卵巢以维持患者卵巢功能。适用于年龄在45岁以下，无生育要求的重症患者。

③根治性手术：切除子宫、双侧附件及盆腔内所有内膜异位病灶，适用于45岁以上围绝经期的重症患者。

4.其他疗法　①药物与手术联合治疗；②促排卵治疗或人工授精、体外受精和胚胎移植术。

第二节　子宫腺肌病

【概述】

当子宫内膜腺体及间质侵入子宫肌层时，称为子宫腺肌病。多见于40岁以上经产妇，约半数同时合并有子宫肌瘤，约15%同时合并有子宫内膜异位症。

【病因与发病机制】

子宫腺肌病患者子宫肌层中的病灶有些与宫腔内膜直接相连，故有人认为多次妊娠与分娩造成子宫壁创伤和慢性子宫内膜炎可能为主要的发病原因。另外，由于子宫内膜基底膜下缺乏黏膜下层，且子宫腺肌病患者常合并有子宫肌瘤和子宫内膜增生过长，有人据此认为基底层子宫内膜侵入肌层可能与高雌激素的刺激有关。

【病情分析】

子宫多呈均匀增大，但很少超过12周妊娠子宫大小。子宫内病灶有弥漫型及局限型两种，剖开子宫壁可见其肌层明显增厚变硬，剖面在肌壁中见到粗厚的肌纤维带和微囊腔，腔中偶可见陈旧血液。少数子宫内膜在子宫肌层中局限性生长形成结节或团块，称子宫腺肌瘤，其周围无包膜存在。镜检见肌层内有呈岛状分布的器官管内膜腺体与间质。

【诊断】

（1）30岁以上的经产妇经量增多、经期延长以及逐年加剧的进行性痛经。

（2）检查时子宫均匀增大或有局限性结节隆起，质硬而有压痛，经期压痛尤为显著。

（3）B型超声检查可在肌层中见到种植内膜所引起的不规则回声增强。

【治疗】

治疗应视患者症状和年龄而定。保守治疗适于对症治疗后症状可缓解，或患者已近绝经期者；若患者长期有剧烈痛经则应行子宫全切术，视患者年龄和卵巢情况决定卵巢是否保留。不宜用高效孕激素和假孕疗法。

第八章　生殖内分泌疾病

第一节　闭经

【概述】

闭经分为原发性和继发性。原发性闭经系指年龄超过16岁（有地域性差异），第二性征已发育，或年龄超过14岁，第二性征尚未发育无月经来潮者；继发性闭经则指以往曾建立正常月经，但此后因某种病理性原因月经停止6个月，或按自身原来月经周期计算停经3个周期以上者。

【病因及病情分析】

1.原发性闭经　较为少见，往往由于遗传学原因或先天发育缺陷引起。

（1）米勒管发育不全综合征　青春期原发性闭经伴有子宫阴道发育不全，表现为始基子宫或无子宫、无阴道，而外生殖器、输卵管、卵巢发育正常，女性第二性征正常，可伴肾畸形及骨骼畸形。由副中肾管发育障碍引起的先天性畸形，可能系基因突变所致。

（2）性腺发育不全　分为染色体正常或异常两类。

①特纳综合征：因性染色体异常引起，缺少一个X染色体或其分化不完全。表现为卵巢不发育、原发性闭经及第二性征发育不良。

②单纯性腺发育不全

a.46，XX条索状性腺：体格发育无异常，卵巢呈条索状无功能实体，内无生殖细胞和卵泡，子宫发育不良，外生殖器女性，第二性征发育差，人工周期治疗可有撤药性出血。

b.46，XY条索状性腺：又称swyer综合征。体格发育无异常，主要表现为条索状性腺及原发性闭经。由于Y染色体存在，患者在10～20岁时发生性腺母细胞瘤或无性细胞瘤的危险增高，诊断确定后应切除条索状性腺。

（3）对抗性卵巢综合征　由于卵巢的胞膜受体缺陷，不能对促性腺激素产生反应，于是不能分泌激素，不能负反馈抑制垂体。临床特征是卵巢形态饱满，内有多数始基卵泡及少数初级卵泡，第二性征不发育，出现闭经及促性腺激素升高。

（4）雄激素不敏感综合征　又称睾丸女性化完全型。为男性假两性畸形，染色体核型为46，XY，性腺为睾丸，但未下降而位于腹腔内或腹股沟。睾酮水平虽在男性范围，但不发挥生物学效应，通过芳香化酶转化为雌激素，故表型为女型，至青春期虽乳房隆起丰满，但乳头发育不良，乳晕苍白，阴毛、腋毛稀少。睾丸分泌米勒管抑制因子，阴道呈凹陷状，子宫及输卵管缺如。

（5）低促性腺素性腺功能减退　其中最常见者是Kallmann综合征。由于下丘脑GnRH分泌缺乏或不足引起。临床以低促性腺激素、低性激素为特征，主要表现为青春期延迟，无月经来潮，无性征发育，而女性内生殖器分化正常。常伴有嗅觉障碍及先天性耳聋。

2.继发性闭经　较多见。以下丘脑性闭经最常见，依次为垂体、卵巢及子宫性闭经。

（1）下丘脑性闭经　最常见，以功能性原因为主。下丘脑脉冲式分泌模式异常导致卵泡发育障碍而闭经。

①紧张应激：精神创伤、环境变化等因素造成。多见于年轻未婚妇女，从事紧张脑力劳动者或盼子心切、畏惧妊娠等。闭经多为一时性。

②体重下降和营养缺乏。

③过剧运动。

④药物：长期应用某些药物如吩噻嗪衍生物（奋乃静、氯丙嗪）、利舍平以及甾体类避孕药，偶尔也可出现闭经和异常乳汁分泌。一般在停药后3～6个月月经自然恢复。

⑤颅咽管瘤：瘤体增大压迫下丘脑和垂体柄时，可引起闭经、生殖器官萎缩、肥胖、颅压增高、视力障碍等症状，称肥胖生殖无能营养不良症。

（2）垂体性闭经　主要病变在垂体。腺垂体器质性病变或功能失调可影响促性腺激素的分泌，继而影响卵巢功能而引起闭经。

①垂体梗死：常见的为Sheehan综合征。由于产后大出血休克，使垂体缺血坏死，尤以腺垂体为敏感，促性腺激素分泌细胞发生坏死，也可累及促甲状腺激素、促肾上

腺皮质激素分泌细胞。出现闭经、无乳、性欲减退、毛发脱落等症状，第二性征衰退，生殖器官萎缩，还可出现畏寒、嗜睡、低血压及基础代谢率降低。

②垂体肿瘤：肿瘤压迫分泌细胞，使促性腺激素分泌减少所致。常见的催乳激素细胞肿瘤可引起闭经—溢乳综合征。

③空蝶鞍综合征：因鞍膈不全或某种病变，蝶鞍内出现空隙，脑脊液流向蝶鞍的垂体窝，垂体受压缩小，而蝶鞍扩大。因压迫垂体发生高催乳激素血症，常见症状为闭经，有时泌乳。X线检查仅见蝶鞍稍增大；CT检查则显示在扩大的垂体窝中，可见萎缩的垂体和低密度的脑脊液。

（3）卵巢性闭经　闭经的原因在卵巢。卵巢分泌的性激素水平低下，子宫内膜不发生周期性变化而导致闭经。

①卵巢功能早衰：指40岁前绝经者。表现为继发闭经，常伴更年期症状，具低雌激素及高促性腺激素特征。

②卵巢切除或组织破坏。

③卵巢功能性肿瘤：睾丸母细胞瘤、卵巢门细胞瘤等产生过量的雄激素抑制下丘脑—垂体—卵巢轴功能而闭经。颗粒-卵泡膜细胞瘤持续分泌雌激素抑制排卵，使子宫内膜增生过长而短暂闭经。

④多囊卵巢综合征：由于LH / FSH比值高于正常；雄激素产生过多，雌激素主要是雌酮增加所致，表现为闭经、不孕、多毛和肥胖，且双侧卵巢增大，持续无排卵。

（4）子宫性闭经　闭经的原因在子宫。此时月经调节功能正常，第二性征发育也往往正常，但子宫内膜受到破坏或对卵巢激素不能产生正常的反应，从而引起闭经。

①Asherman综合征：是子宫性闭经中最常见原因。因人工流产刮宫过度或产后、流产后出血刮宫损伤引起，尤其当伴有子宫内膜炎时，更易导致宫腔粘连或闭锁而闭经。颈管粘连者有月经产生，但不能流出；宫腔完全粘连者则无月经。

②子宫内膜炎：子宫内膜遭受破坏易致闭经。

③子宫切除后或宫腔放射治疗后。

（5）其他　内分泌功能异常：甲状腺、肾上腺、胰腺等功能紊乱也可引起闭经。

【诊断】

1.病史及体格检查如前所述。

2.辅助诊断方法

（1）药物撤退试验

①孕激素试验：用黄体酮注射液，每日肌内注射20mg，连续5日；或口服甲羟孕酮，每日10～20mg，连用5日，停药后3～7日出现撤药出血（阳性反应），提示子宫内膜已受一定水平的雌激素影响但无排卵；若无撤药出血（阴性反应），说明体内雌激素水平低下，应进一步作雌、孕激素序贯试验。

②雌、孕激素序贯试验：每晚睡前服己烯雌酚1mg或妊马雌酮1.25mg连续20日，最后5日加用甲羟孕酮，每日口服10mg，停药后3～7日发生撤药出血为阳性，提示子宫内膜功能正常，闭经是由于患者体内雌激素水平低落所致；无撤药出血为阴性，则应重复一次试验，若仍无出血，提示子宫内膜有缺陷或被破坏，可诊断为子宫性闭经。

（2）子宫功能检查　主要了解子宫、子宫内膜状态及功能。

①诊断性刮宫：适用于已婚妇女，了解宫腔情况及内膜病理、内膜对卵巢激素的反应，还可确定子宫内膜结核的诊断。

②子宫、输卵管碘油造影：了解宫腔形态、大小及输卵管情况，用以诊断生殖系统发育不良、畸形、结核及宫腔粘连等病变。

（3）卵巢功能检查

①基础体温测定：显示为双相型提示卵巢有排卵或黄体形成。

②B型超声监测：从周期第10日开始用B型超声动态监测卵泡发育及排卵情况。

③宫颈黏液结晶检查：羊齿植物叶状结晶越明显、越粗，提示雌激素作用越显著。若见成排的椭圆体，提示在雌激素作用的基础上已受孕激素影响。

④阴道脱落细胞检查：表皮细胞的百分率越高反映雌激素水平也越高。

⑤血甾体激素测定：做雌孕激素及睾酮的放射免疫测定。血孕酮≥15.9mmol/L为排卵标志。若雌、孕激素浓度低，提示卵巢功能不正常或衰竭；若睾酮值高，提示有多囊卵巢综合征、卵巢男性化肿瘤或睾丸女性化等疾病可能。

⑥卵巢兴奋试验：又称尿促性素（HMG）刺激试验。用HMG 75U/d肌内注射连用4日。自开始注射第6日起，用上述方法了解卵巢能否产生雌激素。若卵巢无反应，提示病变在卵巢；若有反应，则病变在垂体或垂体以上。

（4）垂体功能检查　雌、孕激素序贯试验阳性提示患者体内雌激素水平低落，为确定原发病因在卵巢、垂体或下丘脑，需做以下检查：

①血PRL、FSH、LH放射免疫测定：PRL升高时应进一步做头颅X线摄片或CT检查，排除垂体肿瘤。月经周期中FSH≥40U/L，提示卵巢功能衰竭；若LH≥25 U/L高度怀疑为多囊卵巢；若FSH、LH均＜5U/L，提示垂体功能减退，病变可能在垂体或下丘脑。必要时测定促甲状腺激素、促肾上腺皮质激素水平。

②垂体兴奋试验：即GnRH刺激试验，用以了解垂体功能减退起因于垂体或下丘脑。

③影像学检查：疑有垂体肿瘤时应作蝶鞍X线摄片、CT或MRI检查，疑有子宫畸形、多囊卵巢、肾上腺皮质增生或肿瘤时可作B超检查。

【治疗】

1.全身治疗　积极治疗全身性疾病，提高机体体质，供给足够的营养，保持标准体重。

2.病因治疗　治疗器质性病变。

3.激素治疗　通过对闭经患者的检查诊断步骤，即可确定为正常、高或低促性腺激素性闭经，据此给予不同的治疗方案。

（1）正常促性腺激素性闭经Asherman综合征的治疗：①子宫镜下分离粘连插入小儿Foley导尿管持续7日，保持通畅。②大剂量雌激素和孕激素序贯治疗6个月，以重建子宫内膜。

（2）高促性腺激素性闭经

①雌激素替代治疗：适用于无子宫者，妊马雌酮0.625mg，连服21日，停药1周后重复。

②雌、孕激素序贯治疗。

（3）低促性腺激素性闭经

①无生育要求病例：采用周期性孕激素疗法，即甲羟孕酮10mg，连续口服5日，每8周一次。

②要求生育病例：促排卵治疗。

③溴隐亭：适用于高催乳激素血症伴正常垂体或垂体微腺瘤者。

④甲状腺片：适用于甲状腺功能减退引起的闭经。

⑤肾上腺皮质激素：适用于先天性肾上腺皮质功能亢进症所致闭经。

⑥手术治疗：用于中枢神经系统肿瘤患者。

第二节　围绝经期综合征

【概述】

围绝经期指从接近绝经出现与绝经有关的内分泌、生物学和临床特征起至绝经一年内的期间。即绝经过渡期至绝经后1年。在此期间出现一系列性激素减少所致的症状，称为围绝经期综合征。

【病因与发病机制】

围绝经期的最早变化是卵巢功能衰退，然后才表现为下丘脑和垂体功能退化。此时期卵巢渐趋停止排卵，雌激素分泌减少，而促性腺激素分泌增多，FSH／LH仍小于1。绝经后，卵巢几乎已不能分泌雌激素，但仍分泌雄激素；促性腺激素水平逐渐升高，由于FSH升高较LH显著，故FSH／LH＞1。至老年期，雌激素稳定于低水平，促性腺激素也略下降。

围绝经期激素水平的变化引起一系列的相关症状，包括月经紊乱、血管舒缩症状、精神神经症状等。

【病情分析】

1.月经紊乱　多为月经周期不规则，持续时间长及月经量增加。

2.全身症状

（1）潮热为围绝经期最常见症状。面部和颈部皮肤阵阵发红，伴有烘热，继之出汗。持续时间不等，每日发作数次至十余次或更多，夜间或应激状态易促发。

（2）精神、神经症状激动易怒、焦虑或情绪低落、抑郁寡欢、不能自我控制。影响睡眠、记忆力及认知功能，使生活质量及工作效率降低。

3.泌尿、生殖道症状易反复发作膀胱炎。

4.心血管疾病发病率上升。

5.骨质疏松约25%妇女患有骨质疏松症，其发生与雌激素下降有关。

6.其他包括皮肤和毛发的变化等。

【诊断】

（1）病史及临床表现。

（2）FSH测定绝经过渡期FSH＞10u／L，提示卵巢储备功能下降；FSH＞40u／L，提示卵巢功能衰竭。

（3）氯米芬兴奋试验月经第5日起服用氯米芬，每日50mg，连用5日，停药第一日测定FSH，若FSH＞12U/L提示卵巢储备功能下降。

【治疗】

1.一般治疗 进行心理治疗。必要时可选用适量的镇静药以助睡眠。

2.激素替代治疗（HRT）

（1）适应症 主要包括因雌激素缺乏所致的老年性阴道炎、泌尿道感染、潮热及精神症状，预防存在高危因素的心血管疾病、骨质疏松等。

（2）禁忌症妊娠、严重肝病、胆汁淤积性疾病、血栓栓塞性疾病、原因不明的子宫出血及雌激素依赖性肿瘤患者等。

（3）制剂及剂量的选择原则上尽量选用天然雌激素，以雌三醇和雌二醇间日给药最为安全有效。剂量应个体化，以取最小有效量为佳。孕激素制剂中最常用的是甲羟孕酮，根据各种方案选用不同剂量。现主张雌、孕激素联合治疗以预防诱发子宫内膜增生过长和子宫内膜癌。

（4）用药时间

①短期用药：用药目的主要是为了解除围绝经期症状，待症状消失后即可停药。

②长期用药：用于防治骨质疏松，有人主张HRT至少持续5~10年以上。

（5）不良反应及危险性

①子宫出血：HRT时的异常出血，多为突破性出血所致，但必须高度重视，查明原因，必要时做诊断性刮宫以排除子宫内膜病变。

②雌激素：剂量过大时可引起乳房胀、白带多、头痛、水肿、色素沉着等，应酌情减量，或改用雌三醇。

③孕激素：不良反应包括抑郁、易怒、乳房痛和浮肿，患者常不易耐受。

④雄激素：有发生高血脂、动脉粥样硬化、血栓栓塞性疾病危险，大量应用出现体重增加、多毛及痤疮，口服时影响肝功能。

⑤子宫内膜癌：单一雌激素的长期应用，可使子宫内膜异常增生和子宫内膜癌危险性增加，此种危险性依赖于用药持续时间长短及用药剂量的大小。目前对有子宫者强调雌孕激素联合使用，可降低风险。

⑥乳癌：据流行病学研究，雌激素替代治疗短于5年者，并不增加乳癌危险性；长期用药10~15年，是否增加乳癌的危险性尚无定论。

3.非激素类药物

（1）钙剂 可减缓骨质丢失，如氨基酸螯合钙胶囊，每日口服1粒（含1g）。

（2）维生素D 适用于围绝经期妇女缺少户外活动者，每日口服400～500u，与钙剂合用有利于钙的吸收完全。

（3）降钙素（calcitonin） 是作用很强的骨吸收抑制剂，用于骨质疏松症。有效制剂为鲑降钙素（Salmoncalcitonin）。用法：100U肌内或皮下注射，每日或隔日1次，2周后改为50U，皮下注射，每月2～3次。

（4）双磷酸盐类（Biphosphates） 可抑制破骨细胞，有较强的抗骨吸收作用，用于骨质疏松症。常用氯甲双磷酸盐（clodronate），每日口服400～800mg，间断或连续服用。

第三节 多囊卵巢综合征

【概述】

多囊卵巢综合征是一种发病多因性、临床表现呈多态性的内分泌综合征，以雄激素过多和持续无排卵为临床主要特征，是导致生育期妇女月经紊乱最常见的原因之一。其发病原因至今尚未阐明，因Stein和Leventhal于1935年首先报道，故又称Stein-Leventhal综合征。

【病因与发病机制】

PCOS的主要内分泌特征包括：①雄激素过多；②雌酮过多；促性腺激素比率失常；④胰岛素过多。产生以上变化的可能机制涉及以下几方面：

1.下丘脑—垂体—卵巢轴调节功能异常 由于垂体对GnRH敏感性增加，分泌过量LH及卵巢中作为雄激素形成酶的细胞色素的功能失调，导致卵巢间质、卵泡膜细胞产生过量雄激素。卵巢内高雄激素抑制卵泡成熟，引起发育中的卵泡闭锁，不能形成优势卵泡，以致雌激素的正常分泌模式中断，但很多小卵泡仍然分泌雌激素，因而PCOS患者兼有高雄激素和高雌激素，但以雄激素过多占优势。PCOS时过多的雄激素主要是雄烯二酮和睾酮，尤其是游离睾酮增加；过多的雌激素主要是雌酮（E1）增高，是雄烯二酮在周围组织中芳香化酶转化的结果，而雌二醇（E2）处于早卵泡期水平。持续分泌的雌酮和卵巢小卵泡分泌的一定水平的雌二醇作用于下丘脑及垂体，对

LH的分泌呈正反馈，对FSH的分泌呈负反馈，使LH分泌幅度及频率增加，LH呈持续高水平，而FSH水平相对降低。LH水平上升又促进卵巢分泌雄激素，进一步形成雄激素过多、持续无排卵的恶性循环。

2.高胰岛素血症和胰岛素抵抗研究证明，肥胖的PCOS患者中有30%～45%存在胰岛素抵抗和高胰岛素血症。过量的胰岛素作用于卵巢内相应受体，加之局部雄激素的过量分泌，导致卵泡发育，但有成熟障碍，无优势卵泡形成。高胰岛素血症可抑制肝脏雄激素结合球蛋白（SHBG）的合成，使体内游离雄激素增加，雄激素尚可通过垂体的胰岛素受体使LH分泌增加。严重的胰岛素抵抗患者可发生雄激素过多、胰岛素抵抗和黑棘皮症综合征，表现为高睾酮和高胰岛素状态，黑棘皮症是胰岛素抵抗的标志。

3.肾上腺内分泌功能异常　50% PCOS患者中存在脱氢表雄酮（DHEA）及脱氢表雄酮硫酸盐（DHEAS）升高，可能与PCOS患者肾上腺中合成甾体激素的关键酶活性增加，以及肾上腺细胞对促肾上腺皮质激素（ACTH）敏感性增加及功能亢进有关。

【病理特征】

1.卵巢的变化　双侧卵巢均匀性增大，为正常妇女的2～5倍，包膜增厚，呈灰白色，切面可见卵巢白膜均匀性增厚，其下可见许多直径≤1cm的囊性卵泡。镜下见白膜增厚、硬化，皮质表层纤维化，细胞少，可有显著的血管存在。白膜下含有很多闭锁卵泡和处于不同发育期卵泡及其黄素化，卵巢间质有时可见黄素化间质细胞。但无成熟卵泡生成及排卵迹象。

2.子宫内膜变化　PCOS患者因无排卵，子宫内膜长期受雌激素刺激，呈现不同程度的增生。当卵泡发育不良时，子宫内膜呈增生期表现；当卵泡持续分泌雌激素时，子宫内膜呈单纯型或复杂型增生，甚至呈不典型增生；长期持续无排卵增加子宫内膜癌的发生概率。

【病情分析】

1.PCOS好发于青春期及生育期妇女，常见的临床表现有：

（1）月经失调为PCOS患者主要症状，常表现为闭经或月经稀发，闭经多为继发性，闭经前常有月经稀发或过少。也有少数患者表现为月经过多或不规则出血。

（2）不孕　生育期妇女因排卵障碍及月经失调而导致不孕。

（3）多毛、痤疮　由高雄激素引起，可出现不同程度的多毛，表现为体毛丰盛，尤其是阴毛，分布常呈男性型。油脂性皮肤及痤疮也常见，与体内雄激素积聚刺激皮脂腺分泌有关。

（4）肥胖　50%以上PCOS患者肥胖（体重指数≥25），其脂肪分布及体态无特异性。肥胖的产生与雄激素过多、未结合睾酮比例增加及雌激素长期刺激有关。

（5）黑棘皮症　由雄激素过多引起，常在阴唇、颈背部、腋下、乳房下和腹股沟等处皮肤出现灰褐色色素沉着，呈对称性，皮肤增厚，质地柔软。

2.辅助检查

（1）基础体温测定多表现为单相型。

（2）B型超声检查　子宫小于正常；双侧卵巢增大，包膜回声增强，轮廓较光滑，间质增生回声增强，可见多个2～8mm直径的无回声区围绕卵巢边缘，称为项链征。连续监测未见主导卵泡发育及排卵迹象。

（3）诊断性刮宫应选择月经前数日或月经来潮6h内进行，表现为子宫内膜呈增生期或不同程度增生，无分泌期变化。年龄＞35岁的患者应常规行诊断性刮宫，以早期发现子宫内膜不典型增生或子宫内膜癌。

（4）腹腔镜检查直接窥视，可见卵巢增大，包膜增厚，表面光滑，呈灰白色，有新生血管。包膜下显露多个卵泡，但无排卵征象（排卵孔、血体或黄体）。腹腔镜下取卵巢组织送病理检查，可明确诊断。

（5）激素测定

①血清FSH、LH测定：血清FSH值偏低，LH值升高，LH／FSHI＞2～3。LH无周期性排卵前峰值出现。

②血清睾酮、双氢睾酮、雄烯二酮浓度测定：睾酮水平通常不超过正常范围上限2倍，DHEA、DHEA-S浓度正常或轻度升高。

③尿17-酮类固醇：正常或轻度升高，正常时提示雄激素来源于卵巢，升高时提示肾上腺功能亢进。

④血清雌激素测定：雌二醇为正常值或稍增高，其水平恒定，缺乏周期性变化，E1／E2高于正常周期。

⑤血清催乳激素（PRL）测定：部分患者血清PRL轻度增高。

⑥其他：PCOS尤其肥胖患者，应测定空腹血糖及口服葡萄糖耐量试验（OGTF），有条件时测定空腹胰岛素水平（正常＜20mU／L）及葡萄糖负荷后血清胰岛素最高浓

度（正常＜150mU／L）。

（6）盆腔充气造影或盆腔双重造影　见双侧卵巢增大，大于1／4的子宫阴影，约有1／3病例卵巢大小在正常范围内。目前此项检查已被腹腔镜取代。

【诊断】

1.根据临床表现和辅助检查不难诊断。目前认为诊断PCOS的主要标准为　①持续无排卵；②高雄激素；③高雄激素的临床特征；④排除其他病因。次要诊断标准为：①胰岛素抵抗；②LH／FSH比率≥2～3；③与高雄激素相关的间歇性无排卵；④多毛症。

2.鉴别诊断

（1）卵泡膜细胞增殖症　临床和内分泌征象与PCOS相仿但更严重，肥胖和男性化更明显，睾酮水平高达5.2～6.9nmol／L，而DHEA-S正常。镜下表现为卵巢皮质有一群卵泡膜细胞增生。

（2）卵巢男性化肿瘤　如睾丸母细胞瘤、门细胞瘤、肾上腺残迹肿瘤等均可产生过量雄激素，但当血清睾酮值＞6.9nmol／L时，可排除此种类型肿瘤。男性化肿瘤多为单侧性实性肿瘤，进行性增大明显，B型超声、CT或MRI可行定位。

（3）肾上腺皮质增生或肿瘤　血清DHEA-S＞18.2μmol／L时，应与肾上腺皮质增生或肿瘤相鉴别。肾上腺皮质增生患者ACTH兴奋试验反应亢进，地塞米松抑制试验时抑制率≤0.70；肾上腺皮质肿瘤患者则对这两项试验均无明显反应。

【治疗】

1.一般治疗　对肥胖的PCOS患者，应通过加强锻炼、饮食控制、服用降代谢的减肥药等以减轻体重，有利于降低胰岛素、睾酮及SHBG水平，并有可能恢复排卵及生育功能。

2.药物治疗

（1）降低LH水平

①口服避孕药：使卵巢和肾上腺产生的雄激素降低。避孕药中孕激素成分通过反馈作用抑制LH的异常高分泌，减少卵巢产生雄激素，而雌激素成分使性激素结合球蛋白浓度增加，导致游离睾酮减少。常用口服短效避孕药，周期性服用。用药6～12个周期可抑制毛发生长和治疗痤疮。

②醋酸甲羟孕酮：用于治疗多毛症。醋酸甲羟孕酮可直接影响下丘脑–垂体轴，

减少GnRH产生及促性腺激素的释放，导致雄激素及雌激素降低。使用方法为每日20～40mg口服，或长效制剂150mg肌注，每6周至3个月1次。

③促性腺激素释放激素激动剂：常用于有生育要求而难于控制的高LH水平患者。GnRHa可降调节垂体Gn分泌，从而减少卵巢合成雄激素。主要药物如戈舍瑞林3.6mg，曲普瑞林3.75mg，醋酸曲普瑞林3.75mg，月经周期第2日皮下注射，每28日1次。使用时为防止骨质丢失及其他激素降低引起的不良反应，可同时使用口服避孕药或雌激素，即反加疗法。

（2）降低血雄激素水平

①糖皮质激素：适用于PCOS雄激素过多为肾上腺来源或混合性来源者。常用药物为地塞米松，每晚0.25mg 口服，可有效抑制脱氢表雄酮硫酸盐浓度。剂量不宜超过0.5mg／d，以免过度抑制垂体—肾上腺轴功能。

②酮康唑：可抑制类固醇形成酶的细胞色素，降低睾酮、游离睾酮及雄烯二酮水平。使用方法为20mg，每日1次。

③螺内酯：是人工合成的17－螺内酯甾体化合物，具有抑制卵巢和肾上腺合成雄激素，并在毛囊竞争雄激素受体的作用。抗雄激素时剂量为每13 50～200mg，治疗多毛时需用药6～9个月。出现月经不规则者可与口服避孕药联合应用。

④醋酸环丙孕酮：可合成17－羟孕酮衍生物，与睾酮和双氢睾酮竞争受体，并诱导转氨酶加速血浆雄激素的代谢廓清，从而降低雄激素的生物效应。目前常用达英－35（Diane－35），每片含CPA 2mg、炔雌醇（EE）35μg，作周期疗法，即于出血第1日起，每日口服1片，连续21日，停药7日后重复，共3～6个月。

（3）改善PCOS的胰岛素抵抗　二甲双胍为双胍类治疗非胰岛素依赖型糖尿病药，通过降低血胰岛素，可纠正PCOS患者的高雄激素状态，改善卵巢排卵功能，提高促排卵治疗的效果。

（4）诱发排卵促排卵适用于有生育要求者

①氯米芬：是最常用的促排卵药物。适用于有一定内源性雌激素水平的无排卵者。作用机制可能是通过竞争性结合下丘脑细胞内的雌激素受体，以阻断内源性雌激素对下丘脑的负反馈作用，促使下丘脑分泌更多的GnRH及垂体促性腺激素。给药方法为月经第5日始，每日50～100mg，连用5日。

②促性腺激素：适用于低促性腺激素闭经及氯米芬排卵失败者，促卵泡发育的制

剂有尿促性素和尿促卵泡激素，包括尿提取FSH、纯化FSH、基因重组FSH。促成熟卵泡排卵的制剂为绒促性素（HCG）。常用HMG／HCG联合用药促排卵。HMG或FSH一般每13剂量75～150U。于撤药性出血第3～5日开始，连续7～12日，待优势卵泡达成熟标准时，再使用HCG 5000～10 000U促排卵。并发症为多胎和卵巢过度刺激综合征。

③促性腺激素释放激素（GnRH）：GnRH是天然十肽，利用其天然制品促排卵是用脉冲皮下注射或静脉给药，适用于下丘脑性闭经。

由于PCOS患者诱发排卵时易发生卵巢过度刺激综合征，必须加强预防措施，主要包括：a.HMG-HCG不作为PCOS患者促排卵的首选方案；b.多个卵泡达到成熟期或卵巢直径＞6cm时，不加用HCG。

3.手术治疗

（1）腹腔镜手术　适用于严重PCOS对促排卵药物治疗无效者。在腹腔镜下对多囊卵巢应用电凝或激光技术穿刺打孔，每侧卵巢打孔4个为宜，可获得90%的排卵率和70%的妊娠率，同时又能减少粘连形成。

（2）卵巢楔形切除术　剖腹探查术应先确定诊断，然后将双侧卵巢楔形切除1／3，以降低雄激素水平，减轻多毛症状，提高妊娠率。

第四节　高催乳激素血症

【概述】

高催乳激素血症是指各种原因导致外周血催乳激素异常升高者。

【病因与发病机制】

1.下丘脑疾患　颅咽管瘤、神经胶质瘤、炎症等病变可影响催乳激素抑制因子（PIF）的分泌，导致血催乳激素升高。

2.垂体疾患　是引起高催乳激素血症最常见的原因，1／3以上患者存在垂体微腺瘤。空蝶鞍综合征也可使血催乳激素增高。

3.特发性高催乳激素血症　诊断前应排除器质性疾患，该类患者血催乳激素多为2.73～4.55nmol／L，部分患者数年后发现存在垂体微腺瘤。

【病情分析】

1.月经紊乱及不育　生育年龄患者可不排卵或黄体期缩短，表现为月经少、稀发甚至闭经。无排卵性月经可导致不育。

2.溢乳　是本病的特征之一。闭经-溢乳患者中约2/3存在高催乳激素血症，溢乳通常表现为双乳流出或可挤出非血性乳白色

或透明液体。

3.头痛、眼花及视觉障碍　垂体腺瘤增大明显时，由于脑脊液回流障碍及视神经受压，可出现头痛、眼花、呕吐、视野缺损及动眼神经麻痹等症状。

4.性功能改变　由于垂体LH与FSH分泌受抑制，出现低雌激素状态，表现为阴道壁变薄或萎缩，分泌物减少，性欲减退。

【诊断】

1.临床症状　对临床表现为月经紊乱及不育、溢乳、头痛、眼花及视觉障碍、性功能改变者，应考虑是否存在高催乳激素血症。

2.血液学检查　血LH、FSH水平持续增高、血PRL＞1.14nmol/L（25μg/L）可确诊为高催乳激素血症。

3.影像学检查　当外周血PRL＞4.55nmol/L（100μg/L）时，应行蝶鞍CT或MRI检查，明确是否存在微腺瘤或腺瘤。

4.眼底检查　由于蝶鞍腺瘤可侵犯和（或）压迫视交叉，因而眼底视野检查可了解垂体腺瘤的大小、部位，是一种简单、低廉、有价值的检查方法。

【治疗】

确诊后应及时治疗，治疗手段有药物治疗、手术治疗及放射治疗。

1.药物治疗

（1）降催乳激素治疗　目前最常用的药物为溴隐亭。

①作用机制：溴隐亭是多巴胺受体激动剂，能有效降低催乳激素。溴隐亭对功能性或肿瘤引起的PRL水平升高均能产生抑制作用。另外溴隐亭治疗后能缩小肿瘤体积，使闭经期溢乳妇女月经和生育能力得以恢复。

②用法：在治疗垂体微腺瘤时，常用的使用方法为：第1周1.25mg，每晚1次；第2周1.25mg，每日2次；第3周1.25mg每日2次；第4周及以后2.5mg，每日2次，3个月为1个疗程。

③主要不良反应有：恶心、头痛、眩晕、疲劳、嗜睡、便秘、直立性低血压等，用药数日后可自行消失。

新型溴隐亭长效注射剂可克服口服造成的胃肠功能紊乱。用法为50～100mg，每28日注射1次，起始剂量为50mg。

（2）维生素B_6和多巴胺受体激动剂同时使用时可产生协同作用。

2.手术治疗　当垂体肿瘤产生明显压迫及神经系统症状或药物治疗无效时，应考虑手术切除肿瘤。术前先短期服用溴隐亭能使垂体肿瘤缩小、术中出血减少，也有利于手术，可能提高治疗效果。

3.放射治疗　放疗用于不能坚持或耐受药物治疗，不愿手术或不能耐受手术者。放射治疗显效慢，可能引起垂体功能低下、视神经损伤、诱发肿瘤等并发症，不主张单纯放疗。

第九章　不孕症与辅助生殖技术

第一节　不孕症

【概述】

凡婚后有正常性生活未避孕，同居2年未受孕的称不孕症。不孕症的诊治关键是要找出导致不孕症的原因。一般1年后不孕即可开始有关不孕症方面的检查。不孕往往由夫妇双方多种因素影响所致，必须双方全面检查找出原因。

导致不孕的原因有：女方因素；男方因素；不明原因。其中排卵障碍和输卵管因素是女性不孕症的重要原因。另外，生殖道畸形、炎症、子宫内膜异位症、免疫因素等亦可引起女性不孕。本节主要讨论排卵障碍及输卵管因素。

【病史采集】

（1）现病史　患者就诊时应仔细询问双方年龄、职业、结婚与不孕年限、是否分居、性生活的情况及有无避孕和采用过什么方法，体重及其增长情况；外院诊断治疗情况，疗效如何。

（2）既往史　仔细询问既往有无盆腔炎、子宫内膜异位症、结核或输卵管妊娠、高血压、糖尿病、血脂异常等病史，若有，询问诊治过程。询问有无盆腔手术史；有无药物、食物过敏史等。

【体格检查】

（1）全身检查　除注意一般营养发育情况以外，重点应注意第二性征、毛发分布、体重、有无溢乳。

（2）妇科检查　注意内、外生殖器官发育情况，如有无畸形、炎症、包块，卵巢是否增大，有无严重慢性宫颈炎以及后穹窿有无可触及的痛性结节等。

【辅助检查】

（1）男方检查 询问既往有无慢性疾病史，如结核、腮腺炎等；了解性生活情况，有无性交困难。检查外生殖器有无畸形或病变，重点是精液常规检查。

（2）女方检查

①卵巢功能检查　包括排卵的监测和黄体功能检查。常用的方法有B型超声监测卵泡发育及排卵、基础体温测定、阴道细胞涂片、宫颈黏液检查、经前子宫内膜活组织检查、雌激素测定等。

②输卵管通畅试验 常用方法有输卵管通液术、子宫输卵管碘油造影及子宫输卵管超声造影。输卵管通液术准确性差，子宫输卵管造影能明确阻塞部位，子宫输卵管超声造影，用过氧化氢溶液在体内产生气泡使回声增强达到造影的目的。

③宫腔镜检查　了解宫腔内情况，能发现宫腔粘连、黏膜下肌瘤、内膜息肉、子宫畸形等。

④腹腔镜检查　上述检查未见异常者，可做腹腔镜了解盆腔情况，直接观察子宫、输卵管、卵巢有无病变或粘连，并可向输卵管通亚甲蓝液，直视下确定输卵管是否通畅。

⑤性交后试验　夫妇双方经上述检查未发现异常时进行此试验。应选择在预测的排卵期进行。在试验前3日禁止性交，避免阴道用药或冲洗。受试者在性交后2～8h内接受检查。

⑥宫颈黏液、精液相合试验　试验选在预测的排卵期进行。

【诊断】

1.排卵障碍

（1）月经不调（月经稀发、过少、闭经等）、多毛、肥胖不孕。

（2）基础体温一般表现为单相型。

（3）血性激素测定无排卵高峰浓度。

（4）超声监测　连续动态观察卵泡发育未见成熟卵泡。

（5）子宫内膜活检　月经来潮6h内进行，如子宫内膜呈分泌期反应，说明有排卵；如子宫内膜呈增生期反应，说明无排卵。

（6）宫颈粘液检查　观察宫颈黏液量、性状、拉丝度、有无羊齿状结晶。

（7）内分泌功能试验。

2.输卵管因素

（1）病史　有盆腔炎症或手术史，有生育史，应考虑输卵管粘连与阻塞的可能，输卵管性疾病导致不孕占女性不孕症的1/3。

（2）正确评价输卵管结构和功能　是诊断不孕症的重要环节，可行如下检查。

①输卵管通液试验　作为评价输卵管通畅性的初筛方法。

②X线下子宫输卵管碘油造影　目前仍是评价输卵管通畅性的重要方法。

③超声下输卵管通畅试验。

④内镜检查　腹腔镜、宫腔镜、输卵管镜；宫腔镜、腹腔镜联合检查是评价输卵管通畅性的金标准。

【治疗】

1.一般治疗

引起不孕症的原因虽很多，但首先应该是全身状况，增强体质和增进健康，纠正营养不良和品行；戒烟、戒毒、不酗酒；积极治疗内科疾病；掌握性知识，学会预测排卵期（排卵前2～3日至排卵后24h内），性交次数适度，以增加受孕机会。

2.治疗生殖器器质性疾病

若发现能导致不孕症的生殖器器质性疾病应积极治疗。

（1）输卵管慢性炎症及阻塞的治疗。

①一般疗法　口服活血化瘀中药，中药保留灌肠，同时配合超短波、离子透入等促进局部血液循环，有利于炎症消除。

②输卵管内注药　用地塞米松磷酸钠注射液5mg，庆大霉素4万单位，加于20mL生理盐水中，在150mmHg压力下，以每分钟1mL的速度经输卵管通液器缓慢注入，有减轻输卵管局部充血、水肿，抑制梗阻形成的作用，可达到溶解或软化粘连的目的。应于月经干净2～3日始，每周2次，直到排卵期前可连用2～3个周期。

③输卵管成形术　对不同部位输卵管阻塞可行造口术，吻合术以及输卵管子宫移植术等，应用显微外科技术达到输卵管再通的目的。

（2）卵巢肿瘤　可影响卵巢内分泌功能，较大卵巢肿瘤可造成输卵管扭曲，导致不孕。直径＞5cm的卵巢肿瘤有手术探查指征，应予切除，并明确肿瘤性质。

（3）子宫病变　黏膜下子宫肌瘤、子宫内膜息肉、子宫纵隔、宫腔粘连等影响宫腔环境，影响受精卵着床和胚胎发育，可行手术切除、粘连分离或矫形。较大的子宫肌瘤影响子宫形态，可致习惯性流产，应予剔除。慢性宫颈炎，应行局部治疗或物理治疗，宫颈息肉应予切除。

（4）阴道炎 严重的阴道炎应做细菌培养及药物敏感试验，根据结果及时、彻底治疗。

（5）子宫内膜异位症 可致盆腔粘连、输卵管扭曲、输卵管阻塞及免疫性不孕，应尽早保守治疗，必要时可行腹腔镜检查，术中同时清除异位病灶，松解粘连。

（6）生殖系统结核 行抗结核治疗，并检查是否合并其他系统结核。用药期间应严格避孕。

3.诱发排卵

用于无排卵的患者。

（1）氯米芬

处方一 氯米芬 50～150mg po qd（月经周期第5天起，连用5天 3个周期为1个疗程）

处方二 氯米芬 50～150mg po qd（月经周期第5天起，共用5天）

戊酸雌二醇（补佳乐）1～2mg po qd

或 结合雌激素（倍美力）0.625mg po qd（停用氯米芬后开始用至排卵前）

（2）HCG 具有类似LH的作用，常与氯米芬合用。

处方一 氯米芬 50～150mg po qd（月经周期第5天起，共5天）

HCG 1000～2000U po im（月经周期第15～17天起，共5天）

处方二 氯米芬 50～150mg po qd（月经周期第5天起，共5天）

HCG 2000～10000U im（一般注射后36～44h排卵）

（3）HMG

处方 HMG 75～150U im（于月经来潮第6天起，共7天）

（4）黄体生成素释放激素（LHRH）LHRH脉冲疗法适用于下丘脑行无排卵。采用微泵脉冲式静脉注射，脉冲间隔90min，用小剂量（1～5μg）脉冲较佳（排卵率为91.4%，妊娠率为85.8%）；大剂量（10～20μg）脉冲排卵率为93.8%，妊娠率为40.6%。连续用药17～20天。

（5）溴隐亭 适用于无排卵伴有高催乳素血症者。

处方 溴隐亭 1.25～5mg qd（从月经第1天开始，连续3～6个月）

4.补充黄体分泌功能

处方 黄体酮10～20mg im qd（连用5天，于月经期第20天开始使用）

5.改善宫颈黏液

处方　己烯雌酚0.1～0.2mg　po　qd

6.免疫性不孕症的治疗

抗精子抗体阳性的患者，性生活时应使用避孕套6～12个月，此法可使部分患者体内的抗精子抗体水平下降。此法无效的患者可行免疫抑制治疗，包括局部治疗和全身治疗。

7.辅助生殖技术

包括人工授精、体外受精–胚胎移植、配子移植技术等。

第二节　辅助生殖技术

【概述】

辅助生殖技术包括人工授精、体外受精–胚胎移植、卵细胞质内单精子注射、配子移植技术等。本节主要讲人工授精、体外受精–胚胎移植及卵细胞质内单精子注射技术。

一、人工授精

人工授精按其精子来源分为夫精人工授精（AIH）及供精人工授精（AID），人工授精可选择自然周期或促排卵周期进行。

【适应证】

（1）精子问题　精子量少，不足1mL，精子计数＜20×10^9个/mL；精子活力＜50%或精子液化时间长及不液化。

（2）解剖因素及精神因素　严重的尿道下裂、逆行射精、阳痿、早泄等。

（3）其他因素　免疫性不孕、宫颈因素等。

【主要步骤】

①人工授精前必须详细了解男女双方病史，进行全面体格检查，做一些必要的化验检查，排除生殖道炎症等禁忌症，必须有一条输卵管功能正常。

②B超观察卵泡发育生殖情况及子宫内膜情况，在自然周期或促排卵周期，卵泡直径≥18mm左右或尿LH阳性时为受精时机。

③取出精子，经过洗涤、离心后选优化的精子0.3～0.5mL，通过插入宫腔的导

管注入宫腔或输卵管内。

④促排卵治疗后黄体酮支持。

【说明】

（1）人工授精时机非常重要，促排卵周期停用促排卵药物改用HCG时机的选择是人工授精成功的重要环节。通常采用阴道超声，尿LH峰值来判断肌内注射HCG的时机。

（2）对于男性不育　精子活动率为≥30%，活动精子总数>5×10^6个/mL是行IUI最基本条件。

（3）出血、感染　多由操作不当所致。

（4）并发症　由于人工授精常常需进行促排卵或超排卵，故1个周期中常有2个或2个以上的卵子排出，使得多胎妊娠的发生率升高，可达20%。部分超排卵的 患者发生卵巢过度刺激综合征，严重过度刺激症的发生率约为1%。

二、体外受精–胚胎移植（IVF–ET）

【概述】

该技术指从妇女体内取出卵子，在体外培养一阶段与精子结合而受精，再将发育到一定时期的胚泡移植到妇女宫腔内，使其着床发育成胎儿的全过程，通常被称为“试管婴儿”。

【适应证】

①输卵管因素导致不孕。

②部分少弱精及精子计数<20×10^6个/mL。

③多次宫腔内人工授精失败而不明原因的 患者。

④子宫内膜异位症。

⑤卵泡黄素化不破裂综合征（LUFS）。

【主要步骤】

（1）术前常规检查　男女双方的病原学检查，遗传学检查，排除女方妊娠禁忌证，如生殖道炎症，严重心、肝、肾等疾病。

（2）控制性超促排以保证能得到成熟的卵子，将精子、卵子培养结合形成胚胎，在取卵后48～72 h将胚胎移植于宫腔，有条件可培养至囊胚后进行移植。

（3）移植术后给予黄体酮或绒毛膜促性腺激素支持黄体，2周后检查是否妊娠，若妊娠则在移植后28天行B超检查了解胚胎种植情况。

3.超促排

（1）长方案　适用于卵巢功能正常的 患者。

在治疗周期的前一周期的黄体期（周期第21天或排卵后1周）开始应用GnRH-a，长效制剂[如曲普瑞林（达菲林）、曲普瑞林（达必佳）]仅在周期第21天注射1次，若短效制剂[如Beserelin、曲普瑞林（达必佳）、曲普瑞林（达菲林）、丙氨瑞林、那法瑞林]则必须连续注射至应用HCG，于月经周期第3天开始予促卵泡生长激素（如HMG、rFSH、FSH）促排卵，此时垂体已达到降调节作用（标准：内膜厚度＜5mm，血E2＜50pg/mL，LH＜5mg/mL，（P＜0.03ng/mL）。

促排卵至卵泡生长至18mm左右，予HCG5000～10 000U肌内注射（21：00），36h后在阴道超声引导下进行取卵，培养48～72h后将胚胎置入宫腔内，移植术后常规予黄体酮（取卵后即开始使用）或HCG（仅限于卵巢功能不佳 患者）黄体支持，移植后14日检查妊娠。若是尿HCG升高提示妊娠，移植28天后查阴道超声了解胎儿数，胎心搏动及胚胎着床部位，排除异位妊娠。

①Beserelin＋HMG（或FSH、rFSH）＋HCG。

Beserelin喷鼻（每次鼻孔1喷），每日3次，从治疗月经周期前1周的第21天开始使用，使用1周后复查B超，观察卵巢有无小囊肿。如有超过1cm的小囊肿，则将其穿刺抽掉，继续用Beserelin至HCG肌内注射前1天。

HMG（或FSH、rFSH）从月经周期第3～5天使用，肌内注射，每日1次，剂量依卵泡数而定。

a.卵泡数≥20个　75～150U。

b.卵泡数10～20个　225～300U。

c.卵泡数≤10个　375～450U。

在使用HMG或FSH、rFSH过程中，观察卵泡发育情况及体内雌激素增长情况，适时调整HMG或FSH、rFSH的用量。当优势卵泡直径达18mm时立刻用HCG5 000～10 000U肌内注射，36h后即取卵。

②曲普瑞林（长效）＋HMG（或FSH、rFSH）＋HCG。

达菲林　从月经前一周期的第21天开始用，肌内注射使用剂量依卵泡数而定。

a.卵泡数＜10个　不使用

b.卵泡数10～20个　1.875mg。

c.卵泡数≥20个　2.5～3.75mg。

HMG或FSH用法同①

HCG用法同①。

③曲普瑞林（短效）＋HMG（或FSH，rFSH）＋HCG

曲普瑞林0.1mg，肌内注射，每日1次，用法同①中的Beserelin。

HMG（或FSH、rFSH）用法同①。

HCG用法同①。

（2）短方案　治疗周期第1天或第2天开始用短效GnRH至肌注HCG前1天，Gn从治疗周期第3天开始注射至卵泡成熟即肌内注射HCG前1天，肌内注射HCG 36h后取卵，其余同“长方案”。

（3）超短方案　尤其适用于卵巢低反应者。方案同“短方案”，只是GnRH-a用3～7天后停用。

（4）促性腺激素释放激素拮抗剂（GnRH-a）方案　治疗周期的第2天或第3开始予Gn促排卵，5天后卵泡直径达到12mm左右时，用cetrotide 0.25mg/d至肌内注射HCG前1天。肌内注射HCG 36h后取卵。余同“长方案”。

三、卵细胞质内单精子注射术（ICSI）

【适应证】

①严重少精、弱精或梗阻性无精症 患者。

②多次IVF失败及不明原因 患者。

③上周期IVF不受精 患者。

④射精障碍。

【主要步骤】

①促进排卵和卵泡监测。

②取卵和卵丘结构处理。

③卵母细胞质内单精子注射。

④胚胎移植和胚胎抑制后处理。

3.如何选择促排卵方案

①IVF、ICSI超促排方案如何选择，一般认为长方案优于短方案，注射HCG时间

易控制，且卵子质量好，但决定超促排方案前对卵巢储备的预测极为重要，卵巢储备差或低下者可选用短方案、超短方案，有条件可用GnRH-a。

②短方案、超短方案中所用GnRH-a均为短效制剂。

③取卵可能造成的损伤和出血、脏器损伤、感染等要注意防范并及时处理。

④IVF、ICSI后需进行黄体支持，多选用黄体酮或HCG，若有卵巢过度刺激的潜在危险，应避免使用HCG。

第十章　正常分娩

妊娠≥28周，胎儿及其附属物从母体排出的过程称为分娩。从临产开始到胎儿、胎盘娩出的全过程可分为三个产程。

第一节　第一产程

第一产程是指临产到宫口开全的过程。从临产到宫口扩张3cm为潜伏期，宫口扩张3cm到开全为活跃期。

【诊断】

规律性阵痛伴随宫颈管逐渐缩短，宫颈口逐渐扩张，胎头逐渐下降。

【处理】

（1）孕妇可自由活动，如有下列情况须卧床

①胎膜已破，胎头未入盆或胎位异常者。

②阴道流血者。

③心功能异常或某些内科并发症者。

④妊高征有自觉症状者。

⑤孕妇发热或胎儿窘迫等。

（2）孕妇的休息、饮食和排尿情况

①潜伏期长、进展慢或产妇疲乏时可给予药物治疗，如哌替啶100mg肌内注射。

②对进食少者给予补液，不能自然排尿者给予导尿。

（3）提供分娩镇痛、陪同待产服务。

（4）观察产程

①观察宫缩强弱、间隔及持续时间，并记录。

②记录临产开始的时间。

③胎膜破裂时即听胎心，记录流出的羊水量及性状。

（5）肛门检查（或消毒情况下的阴道检查）根据胎次、产次、宫缩强弱、产程进展情况适时检查，检查应在宫缩时进行，内容包括以下各项。

①宫颈扩张情况。

②胎膜是否破裂。

③胎先露的高低及方位。

④中骨盆及以下的骨盆通道情况。

（6）胎儿监护

①听胎心　至少每小时1次，注意宫缩前后的变化，有高危因素者增加次数。

②电子胎心监护　根据情况进行不定时监护。

③监测羊水性状。

（7）测血压、体温、脉搏　正常产妇测血压、体温、脉搏。此后至少每4h测1次血压，血压与偶增高者根据情况增加监测次数。

（8）描记产程图

①从正式临产宫口开大2cm时开始描记，标出宫口扩张剂胎头下降的曲线。

②将每次监测的胎心、血压、宫缩（间隔、持续时间及强弱）、特殊情况和处理写在相对应的时间内，并签名。如产程进展异常须寻找原因，作出相应的处理和记录。

第二节　第二产程

第二产程是指从子宫颈口开全到胎儿娩出的过程。

【诊断】

宫缩时产妇有排便感而向下屏气，会阴部渐膨隆，肛门松弛。胎头逐渐自宫缩时露出阴道口，露出部分随产程进展不断增大。肛查或阴道监测宫口开全。

【处理】

（1）母、儿监测　每15min听胎心一次或连续监护胎心，监测羊水性状，注意产妇的主诉。

（2）准备接生　初产妇宫口开全后，经产妇宫口开4～5cm以上时，做好接生准备。

①做好宣教，指导产妇屏气。

②胎头“着冠”时开始保护会阴，减少会阴撕裂，面部外露时，先挤出口鼻腔内的黏液。

③协助胎头外旋转，正确娩出胎儿双肩。新生儿娩出后应立即擦干保暖。

④于胎儿（双胎系第2个胎儿）前肩娩出后，立即给产妇肌内注射缩宫素20U（或缩宫素20U稀释后静脉注射）。

⑤胎儿娩出后断脐。

（3）有胎儿窘迫或异常胎位分娩史，做好新生儿抢救准备。

（4）接生时如产包打开暴露1h以上须更换。

第三节　第三产程

第三产程是指胎儿娩出至胎盘娩出的间隔，不超过30min。

【诊断】

（1）阴道口外露的一段脐带自行延长。

（2）阴道少量流血。

（3）检查

①子宫体变硬，子宫底升高。

②在尺骨联合上方轻压子宫下段，将子宫上推时，外露脐带不再回缩。

【处理】

1.产妇处理

①胎儿娩出后，接产者立即于产妇臀下放置消毒贮血器，收集阴道流血并检查有无软产道裂伤，同时测量血压，脉搏。

②胎盘剥离征象出现后，协助胎盘娩出。

③胎头娩出后30min胎盘未剥离，或等待期间活动性阴道流血，行人工剥离胎盘。

④胎盘娩出后记录胎盘大小、重量、胎盘及胎膜是否完整、有无副胎盘，以及脐带长度、脐带血管有无异常。

⑤胎盘有缺损或胎膜大部分缺损，再次消毒会阴，更换消毒手套，伸入宫腔取出残留组织，必要时用钝刮匙刮取。

⑥正确测量和估计出血量，产时出血量达300 mL应寻找原因并开放静脉。

2.新生儿护理

擦干，保温，清理呼吸道。

（1）新生儿评分　出生后1 min、5 min、10 min 分别给予Apgar评分，4～7分为轻度窒息，1～3分为重度窒息，需紧急抢救。

（2）处理脐带和眼部护理。

（3）测体重，并放于母亲胸部进行皮肤接触和吸吮。

（4）将新生儿的足印盖在新生儿病史单上，缚手圈，手圈上写明母亲姓名、住院号、床号及性别。注意有无畸形，做好婴儿记录。产妇有并发症时须注明情况，胎膜早破者要写明破膜时间。

3.产房观察

①应在产房观察2 h，注意产妇血压、一般情况，了解产后流血量。每15～30 min观察子宫收缩、子宫底高度、膀胱充盈、会阴有无血肿等并记录。若产后宫缩良好，无宫腔积血，于产后2 h测量一次血压，记录贮血器中血量后送回休养室。若产后2 h内出血≥100 mL应寻找原因并处理。

②观察新生儿皮肤颜色、呼吸、再次检查脐部有无出血。

第十一章　正常产褥

从胎盘娩出至产妇全身各器官除乳腺外均恢复或接近正常未孕状态所需的一段时期，称产褥期，一般规定为产后6周。

【临床表现】

一、体温、脉搏、呼吸、血压

1. 体温：多数正常。产程长致过度疲劳者，最初24小时内略升高，不超过38℃。不哺乳者，产后3～4日因乳房血管、淋巴管极度充盈，可发热，达38.5℃ 。

2.脉搏：缓慢，60～70次/分，产后1周恢复

3.呼吸：深慢，14～16次/分

4.血压：平稳。妊高征产妇降低明显

二、子宫复旧

胎盘娩出后，子宫圆而硬，宫底脐下1指 ，产后1日，因宫颈外口升至坐骨棘水平，使宫底稍上升平脐，以后每日下降1～2cm ，产后10日降入骨盆腔。

后宫缩痛

产后1～2日出现，持续2～3日自然消失。 经产妇多见，剖宫产产妇多见，哺乳时加重。

四、褥汗

产褥早期，皮肤排泄功能旺盛，排出大量汗液，夜间睡眠和初醒时明显，产后1周内自行好转。

五、恶露

产后随子宫蜕膜的脱落，血液、坏死蜕膜等组织经阴道排出。

1.血性恶露：色鲜红，含大量血液量多，有时有小血块，有少量胎膜及坏死蜕膜组织。

2.浆液恶露：色淡红，似浆液，含有少量血液，有较多的坏死蜕膜组织、宫颈黏

液、阴道排液有细菌。

3.白色恶露：黏稠，色泽较白，含大量白细胞、坏死蜕膜组织、表皮细胞及细菌。

4.恶露量及持续时间：正常恶露有血腥味，无臭味，持续4~6周，总量250~500mL，个体差异较大。血性3日，浆液2周，白色3周。若子宫复旧不全，或宫腔内残留胎盘、多量胎膜，或合并感染时，恶露量增多，血性恶露持续时间延长，并有臭味。

【产褥期处理】

1.协助产妇首次哺乳。

2.测血压、脉搏。

3.观察阴道出血量：弯盘收集。

4.注意观察：子宫收缩、宫底高度、膀胱充盈否、肛门坠胀感。

宫缩乏力：按摩、宫缩剂宫腔积血——阴道流血不多，宫缩不良，宫底上升：可压宫底、宫缩剂阴道后壁血肿——肛门坠胀感：肛查、处理。

5.产后2小时一切正常：送回病室，注意巡视。

第十二章　妊娠病理

第一节　妊娠剧吐

【概述】

少数孕妇早孕反应严重，恶心、呕吐频繁，不能进食，以致发生体液失衡及新陈代谢障碍，甚至威胁孕妇生命时，称妊娠剧吐。

【病史采集】

（1）现病史　患者就诊时应仔细询问早孕反应出现的时间，呕吐的频率、次数、呕吐物的性质，饮食的情况，尿量的多少，有无发热；起病前有无上感、胃炎等诱因；外院诊断治疗情况，疗效如何。

（2）过去史　应询问既往有无类似发作史，有无肝炎、胆道疾病、胃肠道炎症、溃疡病、甲亢等，有无药物、食物过敏史等。

【体格检查】

注意全身情况、脱水程度、脉率，是否有黄疸，如进行妇科检查需要注意子宫大小。

【辅助检查】

尿酮体、电解质测定，肝肾功能、二氧化碳结合率。

【诊断】

（1）多见于年轻初孕妇。初为早孕反应，逐渐加重，直至呕吐频繁不能进食，呕吐物中有胆汁或咖啡渣样物。重度 患者可出现意识模糊及昏睡状态。

（2）患者明显消瘦，极度疲乏，皮肤黏膜干燥，眼球下陷，脉搏增快，体温轻度升高，甚至出现血压降低、尿量减少。

（3）实验室检查　血红蛋白及血细胞比容升高，尿比重增加，并出现酮体；可因肝肾功能受损出现黄疸，血胆红素和转氨酶升高，血尿素氮和肌酐增高，尿中出现蛋白和管型。眼底检查可发现视网膜出血。

（4）病情继续发展，可出现嗜睡、意识模糊、谵妄甚至昏迷。

【鉴别诊断】

本病需与其他引起呕吐的疾病相鉴别，如肝炎、胆道疾病、胃肠道炎症、溃疡病、甲亢。

【治疗】

1.一般治疗

给予精神安慰，解除顾虑；通常住院治疗，应先禁食2～3日，呕吐停止后可试进食；每日尿量至少应达到1000mL。

2.药物治疗

（1）补充液体、电解质、维生素，纠正酸碱平衡失调。

处方　5%葡萄糖氯化钠注射液　1000mL

5%葡萄糖注射液　2000m

10%氯化钾注射液　20mL

维生素C　1.0g　　　　　Ⅳ drip　qd

维生素B_6　50～200mg

（2）纠正代谢性酸中毒

处方　5%碳酸氢钠注射液　100mL　Ⅳ　drip　qd

（3）补充维生素B_1及其他B族维生素

处方　维生素注射液B_1　10mg　im　qd

（4）镇静

处方　地西泮（安定）5mg　po　qn

4.中药（根据病情选择以下一种处方）

处方一　紫苏叶10g、黄连3g。

【说明】适用于妊娠剧吐的肝胃不和证。

处方二　人参10g、茯苓10g、甘草6g、姜半夏10g、陈皮6g、木香6g、砂仁3g、生姜3片。

处方三　人参10g、麦冬10g、五味子5g、玄参12g、生地黄12g。

第二节 流产

【概述】

妊娠不足28周，胎儿体重不足1000g而妊娠终止者称流产。流产发生于妊娠12周以前者称早期流产，发生在妊娠12周至不足28周者称晚期流产。流产又分为自然流产和人工流产，本节内容仅限于自然流产。自然流产的发生率占全部妊娠的15%左右，多数为早期流产。

【病史采集】

（1）现病史　应询问患者有无停经史和反复流产的病史，有无早孕反应、阴道流血，应询问阴道流血量及其持续时间，有无腹痛，腹痛的部位、性质及程度，还应了解阴道有无水样排液，阴道排液的色、量及有无臭味，有无妊娠产物排出等。还应了解起病前有无诱因，外院诊断治疗情况，疗效如何。

（2）既往史　应询问既往有无类似发作史，有无感染、生殖器官疾病、内分泌失调疾病、创伤等，有无药物、食物过敏史等。

（3）个人史　仔细询问有无过量饮酒、吸烟、吸毒和喝咖啡的生活习惯。

【体格检查】

检查有无贫血，并测量体温、血压、脉搏等。在消毒条件下进行妇科检查，注意宫颈口是否扩张，羊膜囊是否膨出，有无妊娠产物堵塞于宫颈口内；子宫大小与停经周数是否相符，有无压痛等。并应检查双侧附件有无肿块、增厚及压痛，可以得到一个初步印象。检查时操作应轻柔，尤其对疑为先兆流产者。

【辅助检查】

（1）B型超声　对鉴别诊断与确定流产类型有实际价值。对疑为先兆流产者，可根据妊娠囊的形态、有无胎心反射及胎动，确定胚胎或胎儿是否存活，以指导正确的治疗方法。不全流产及稽留流产等均可借助B型超声检查加以确定。

（2）妊娠试验　用免疫学方法，近年临床多用试纸法，对诊断妊娠有意义。为进一步了解流产的预后，多选用放射免疫法或酶联免疫吸附试验，进行HCG定量的测定。

（3）各种激素水平的测定　如测定母血中的人胎盘催乳素、早孕因子、雌二醇、雌三醇、孕酮等。

（4）染色体核型检查 检查流产胚胎的染色体核型的异常。母亲年龄逐增，胎儿核型异常率增高，流产发生率也高。

（5）基础体温测定。

【诊断】

（1）停经史或伴有早孕反应。

（2）阴道流血和腹痛。

（3）妇科检查　子宫大小、宫颈口是否扩张以及是否破膜，根据妊娠周数及流产过程不同而异。

（4）尿HCG　阳性。

（5）B超　确定是否宫内妊娠和胚胎或胎儿是否存活。

【临床类型】

（1）先兆流产　指妊娠28周前，先出现少量阴道流血，继之常出现阵发性下腹痛或腰背痛，妇科检查宫颈口未开，胎膜未破，妊娠产物未排出，子宫大小与停经周数相符，妊娠有希望继续。经休息及治疗后，若流血停止及下腹痛消失，妊娠可以继续；若阴道流血量增多或下腹痛加剧，可发展为难免流产。

（2）难免流产　指流产已不可避免。由先兆流产发展而来，此时阴道流血量增多，阵发性下腹痛加重或出现阴道流液（胎膜破裂）。妇科检查宫颈口已扩张，有时可见胚胎组织或胎囊堵塞于宫颈口内，子宫大小与停经周数相符或略小。

（3）不全流产　指妊娠产物已部分排出体外，尚有部分残留于宫腔内，由难免流产发展而来。由于宫腔内残留部分妊娠产物，影响子宫收缩，致使子宫出血持续不止，甚至因流血过多而发生失血性休克。妇科检查宫颈口已扩张，不断有血液自宫颈口内流出，有时尚可见胎盘组织堵塞于宫颈口或部分妊娠产物已排出于阴道内，而部分仍留在宫腔内。一般子宫小于停经周数。

（4）完全流产　指妊娠产物已全部排出，阴道流血逐渐停止，腹痛逐渐消失。妇科检查宫颈口已关闭，子宫接近正常大小。

（5）特殊流产

①稽留流产（也称过期流产）至胚胎或胎儿已死亡滞留在宫腔内尚未自然排出者。胚胎或胎儿死亡后子宫不再增大反而缩小，早孕反应消失。若已至中期妊娠，孕妇腹部不见增大，胎动消失。妇科检查宫颈口未开，子宫较停经周数小，质地不软，未闻

及胎心。

②习惯性流产　指自然流产连续发生3次或以上者。近年国际上常用复发性自然流产取代习惯性流产。每次流产多发生于同一妊娠月份，其临床经过与一般流产相同。早期流产的原因常为黄体功能不全、甲状腺功能减退、染色体异常等。晚期流产最常见的原因为宫颈内口松弛、子宫畸形、子宫肌瘤等。宫颈内口松弛者在妊娠期（常与妊娠中期），由于胎儿长大，羊水增多，宫腔内压力增加，胎囊向宫颈内口突出，宫颈管逐渐短缩、扩张。患者多无自觉症状，一旦胎盘破裂，胎儿迅即排出。

③流产感染　流产合并生殖器感染。流产过程中，若阴道流血时间过长、有组织残留于宫腔内，有可能引起宫腔内感染，严重时感染可扩展到盆腔、腹腔乃至全身，并发盆腔炎、腹膜炎、败血症及感染性休克等，称流产感染。

【治疗】

1.一般治疗

流产为妇产科常见病，一旦发生流产症状，应根据流产的不同类型，及时进行恰当的处理。首先要消除患者精神上的紧张和思想上的顾虑，并进行合理的营养补充等，无论对妊娠的顺利延续或流产后健康的恢复，都可以起到良好的作用。

2.先兆流产治疗

（1）一般治疗　最理想的治疗是针对病因治疗，同时要卧床休息，禁忌性生活；还应进行心理治疗，使其情绪稳定，增强信心。

（2）药物治疗　主要以黄体酮、维生素E保胎，必要时给予对胎儿危害小的镇静药。

处方一　黄体酮注射液　20mg　im　qd

或　HCG注射液　2000U　im　qd或qod

维生素E胶囊　100mg　po　bid

叶酸　0.04mg　po　qd

处方二　地西泮（安定）2.5mg　po　qd

处方三　甲状腺素　10mg　po　qd

处方四　苯巴比妥　0.03g　po　qd

沙丁胺醇　2.4～4.8mg　po　q8h

黄体酮注射液 20mg　im　qd

利托君注射液 150 mL　　Ⅳ　drip（从0.3 mg/min开始，根据宫缩调节滴数）

5%葡萄糖注射液500 mL

（3）中药治疗（根据病情选择以下一种处方）

处方一　菟丝子30 g、续断15 g、桑寄生15 g、阿胶10 g（烊化）、党参20 g、白术10 g、白芍15 g、甘草6 g。

处方二　党参20 g、当归6 g、杜仲10 g、白芍15 g、熟地黄12 g、白术10 g、陈皮6 g、炙甘草6 g、阿胶10 g（烊化）。

处方三　生地黄12 g、熟地黄12 g、黄芩6 g、黄柏10 g、白芍15 g、山药15 g、续断15 g、甘草10 g、桑寄生15 g、苎麻根12 g。

处方四　菟丝子30 g、续断15 g、桑寄生15 g、桂枝6 g、茯苓15 g、赤芍15 g、桃仁5 g、牡丹皮6 g。

（4）经休息及治疗后，若流血停止及下腹痛消失，妊娠可以继续。若阴道流血增多或下腹痛加剧，可发展为难免流产。

3.难免流产的治疗

一旦确诊，应尽早使胚胎及胚胎组织完全排出。

（1）早期难免流产　立即行负压吸宫术，术后予以处方一抗菌药口服预防感染。

（2）晚期难免流产　子宫大小在妊娠12～14周可行钳夹术，超过14周时用处方二静脉滴注缩宫素引产，促进胎儿胎盘排出，必要时刮宫以清除宫腔内残留的妊娠产物，术后予以处方一预防感染。

处方一　阿莫西林胶囊　0.25 g　po　tid

或　阿莫西林胶囊　0.5 g　po　bid

甲硝唑　0.2 g　po　tid

处方二　5%葡萄糖注射液　500 mL

缩宫素注射液　10 U　　Ⅳ　drip

4.不全流产的治疗

（1）未感染者体温正常及盆腔检查局部无压痛者，尽快清宫腔内容物。刮宫后给抗菌药预防感染（难免流产处方一）。刮出物需送病理检查。

（2）有感染者不全流产时，残留在宫腔内的组织容易引起感染。患者可发热、腹痛，自阴道流出脓血性有臭味分泌物，检查时子宫有压痛。如出血不多，应先控制感染，待体温平稳2～3天后再行刮宫术或用药物引产。如有大量阴道出血，或感染难以控制高热不退，可在严密消毒下，先用卵圆钳轻取宫腔内容物，尽量取净，原则上暂不刮宫，以免感染扩散。待感染控制后，再次刮宫，彻底清除宫腔内残留组织。

处方 0.9%氯化钠溶液 500mL

注射用青霉素 800万单位 Ⅳ drip qd（AST）

或 0.9%氯化钠溶液 100mL

注射用头孢唑林 3.0g Ⅳ drip bid（AST）

或 甲硝唑注射用 100mL Ⅳ drip bid

5.完全流产的治疗

一般不需特殊处理。可服益母草膏促进子宫收缩。如流血时间长须预防感染（难免流产的处方）。

6.稽留流产（过期流产）的质量

子宫大小超过妊娠3个月者收住院治疗。处理前查出凝血时间，血小板计数，血纤维蛋白原定量，血常规，凝血酶原时间。出凝血时间异常者应尽早使用肝素、纤维蛋白原及输新鲜血等，待凝血功能好转后再引产或刮宫，术前找家属谈话签字。

处方一 己烯雌酚 5mg po tid 用3～5天

处方二 5%葡萄糖注射液 500mL

缩宫素注射液 10U Ⅳ drip

处方三 阿莫西林胶囊 0.25g po tid

或 阿莫西林胶囊 0.5g po bid

或 甲硝唑 0.2g po tid

7.习惯性流产的处理

（1）应积极查找原因并于孕前纠正治疗 女方应行卵巢功能检查、甲状腺功能检查；宫腔镜或子宫输卵管碘油造影以除外子宫畸形、宫腔粘连、子宫肌瘤；检查宫颈口是否松弛；检查有无糖尿病，肾炎及高血压等疾病。检查双方有无血型不合，如ABO血型不合或Rh血型不合。还可做染色体核型分析等检查以及丈夫的精液检查。

（2）原因不明的习惯性流产妇女，当有怀孕征兆时，可按黄体功能不全给以治疗。确诊妊娠后继续给药直至妊娠10周或超过以往发生流产的月份，并嘱其卧床休息，禁忌性生活，补充维生素E及给予心理治疗，以解除其精神紧张。也可根据中医辨证施治原则，加用中药口服治疗。

处方　黄体酮注射液　20mg　im　po　qd

或　HCG注射液　3000U　im　qd或qod

维生素E胶囊　100mg　po　bid

叶酸　0.04mg　po　qd

地西泮（安定）2.5mg　po　qd

（3）宫颈内口松弛者，于妊娠前做宫颈内口修补术。若已妊娠，最好于妊娠14～16周行宫颈内口环扎术，术后定期随诊，提前住院，在分娩发动前拆除缝线，若环扎术后有流产征象，治疗失败，应及时拆除缝线，以免造成宫颈撕裂。

（4）中药治疗　治疗应本着预防为主，防治结合的阶段性原则。对患者应言明“预防其损”的重要性和孕后坚持用药的必要性。

处方一　菟丝子30g、续断15g、巴戟天10g、杜仲10g、当归10g、熟地黄12g、鹿角霜10g、枸杞子12g、阿胶10g（烊化）、党参20g、白术10g、大枣6g、砂仁6g。

处方二　党参20g当归6g、杜仲10g、白芍15g、熟地黄12g、白术10g、陈皮6g、炙甘草6g、阿胶10g（烊化）。

处方三　菟丝子30g、续断15g、桑寄生15g、桂枝6g、茯苓15g、赤芍15g、桃仁5g、牡丹皮6g。

第三节　早产

【概述】

妊娠足28周至不满37周前终止者称为早产。此时娩出的新生儿称早产儿，体重小于2500g，发育不够成熟。

【病史采集】

患者就诊时应仔细询问末次月经，月经周期、早孕反应时间，胎动日期；产前检查的情况，有无腹痛、腹痛出现的时间、持续时间、诱因和缓解情况，有无阴道流血，量，有无阴道流液，性质、量、气味，有无胎动 异常；外院诊断治疗情况，疗效如何。

【体格检查】

注意有无子宫收缩。宫缩持续的时间和缓解时间，宫高腹围和胎先露。胎方位，有无宫颈管消失、宫颈扩张和先露部下降，有无胎膜早破，有无阴道流血、流水。

【辅助检查】

（1）实验室检查　血常规、尿常规、粪常规、血型、肝肾功能、血电解质。

（2）器械检查　胎儿B超、心电图。

【诊断】

（1）孕28～37周。

（2）子宫收缩　先兆早产阶段，子宫收缩不规则，可发展为规则宫缩，至少出现1次/10分的宫缩。我国将妊娠满28周至不满37足周，出现规律宫缩（20min≥4次），伴宫颈管缩短≥75%，宫颈扩张2cm以上，诊断为早产临产。

（3）阴道少量血性分泌物　由于子宫收缩，宫颈扩张而导致阴道少量血性分泌物。

（4）宫颈管变短，消失和宫口扩张，先露部下降。

【鉴别诊断】

本病需与胎盘早剥、前置胎盘等疾病鉴别。

【治疗】

1.一般治疗

预防早产是降低新生儿死亡率的重要措施之一。应加强高危妊娠的管理，积极治疗妊娠并发症，预防胎膜早破，先兆早产的一般治疗：卧床休息，左侧卧位，减少自发性宫缩，提高子宫血流量，改善胎盘功能，增加胎儿供氧与营养。

2.先兆早产，胎膜未破，胎儿存活，给予保胎治疗。

（1）抑制宫缩

处方一　沙丁胺醇　2.4～4.8mg　po　q6h

处方二　利托君注射液　150mL

5%葡萄糖注射液　500mL　Ⅳ　drip（从0.3mg/min开始，根据宫缩调节滴数）

处方三　5%葡萄糖注射液　100mL　Ⅳ　drip（30min～1h内滴完，测膝反射、呼吸q2h，注25%硫酸镁注射液　16mL　注意尿量）

5%葡萄糖注射液　1000mL　Ⅳ　drip（1～2g/h，至宫缩消失，测膝反射、呼吸q2h，25%硫酸镁注射液　40mL　注意尿量）

（2）促胎肺成熟。

处方　地塞米松注射液　10mg　Ⅳ　drip（滴下）qd

（3）预防新生儿颅内出血。

处方　维生素K1　10mg　im　qd（用3天）

3.早产不可避免，应设法提高早产儿存活率

如宫缩规律，宫口开大3cm，则早产不可避免。临产后应慎用吗啡、哌替啶等抑制呼吸中枢的药物；产程中应吸氧；分娩时应侧切，以缩短第二产程并减少胎头受压。胎儿娩出后予以肌内注射维生素K1，预防颅内出血，及时给氧，注意保暖。生后进行胎龄评分，不足37周按照早产儿处理。

4.中药治疗

适用于先兆早产，胎膜未破，胎儿存活者，运用中药治疗给予保胎治疗，详见本章第2节“流产”之“先兆流产”。

第四节　过期妊娠

【概述】

凡平时月经周期规则，妊娠达到或超过42周尚未临产者称为过期妊娠。其围生儿的病死率和死亡率随着妊娠期的延长而增加。

【病史采集】

患者就诊时应仔细询问末次月经，月经周期、早孕反应时间，子宫大小，尿HCG阳性出现的时间，胎动出现的时间；孕期产检的情况，有无腹痛和阴道流血，有无胎动异常。

【体格检查】

注意有无子宫收缩，宫缩持续的时间和缓解时间，宫高腹围和胎先露、胎方位、胎心音，有无宫颈管消失、宫颈扩张和先露下降，宫颈评分。

【辅助检查】

（1）实验室检查　血常规、尿常规、粪常规、血型、肝肾功能、血电解质、出凝血四项、尿雌二醇。

（2）器械检查　胎儿B超、心电图、胎心监护。

【诊断】

（1）正确核对预产期　根据患者末次月经，月经周期、早孕反应时间，子宫大小，尿HCG出现阳性的时间，胎动出现的时间；产前检查的情况确定孕周、估计预产期。

（2）B超　根据30周前所测双顶径大小可较准确估计预产期。

（3）妊娠达到或超过42周尚未临产者。

（4）盆底胎盘功能

①胎动计数　凡12 h内胎动累计数＜10次，或逐渐下降＞50％而不能恢复，或突然下降50％，应考虑胎盘功能不良，胎儿有缺氧的可能性。

②胎心监护　NST无反应，须做宫缩激惹试验（OCT）。

③超声监测　41周后每周做2次超声监测，观察羊水量。

④尿雌三醇（E3）含量　有条件动态监测尿雌三醇/肌酐（E/C）比值。

【鉴别诊断】

本病无需与其他疾病鉴别。

【治疗】

1.治疗原则

过期妊娠由于胎盘功能减退易发生胎儿宫内缺氧甚至胎死宫内，应积极处理。应加强孕期保健，避免发生过期妊娠。孕41周时重复做B超检查以及NST，必要时做胎儿生物物理评分。有羊水过少、NST或胎儿生物物理评分异常者应收入院。如正常可根据具体情况可收入院，也可指导孕妇进行自我胎动监护，3天后入院等待引产，入院后考虑分娩方式。

2.有下列情况者应考虑剖宫产

①羊水过少。

②胎儿过大。

③胎儿宫内发育迟缓（除外畸形后）。

④胎儿窘迫；胎位异常。

3.若除外以上剖宫产因素，可根据宫颈评分予以引产。

（1）若宫颈评分小于7分，应促宫颈成熟。宫颈成熟是引产成功的关键（可选择以下一种处方）。

处方一　5％葡萄糖注射液20 mL

或　注射用水　20mL　　　　Ⅳ　qd（用3天）

普拉睾酮注射液　200mg

处方二　苯甲雌二醇注射液　4mg　im　bid（用3天）

或　苯甲雌二醇注射液　6mg　im　q6h（用4次）

处方三　5%葡萄糖注射液　500mL

缩宫素注射液 1～2U　　　　Ⅳ　drip（从8滴起，视宫缩调节滴数）

（2）若宫颈成熟，予以缩宫素引产。

处方　5%葡萄糖注射液　500mL

缩宫素注射液　2.5U　Ⅳ　drip（从8日起视宫缩调节滴数）

4.做好新生儿抢救准备

羊水Ⅲ度污染的新生儿娩出后应常规行气管内插管及吸痰。

第五节　妊娠高血压疾病

【概述】

妊娠高血压疾病是妊娠期特有的疾病，发生于孕20周以后，临床表现为高血压、水肿、蛋白尿，严重时出现抽搐，昏迷，心、肾功能衰竭，甚至发生母婴死亡。

【病史采集】

（1）现病史　患者就诊时应仔细询问孕前及妊娠20周以前有无高血压、蛋白尿和（或）水肿与抽搐等症状；产前检查的情况；有无短时间内体重明显增加；有无水肿，水肿的部位、是否为凹陷性水肿，尿量有无减少，有无尿血；有无头晕眼花、头痛、视物不清、呕吐，呕吐是否呈喷射状，呕吐物的内容；有无抽搐、昏迷；有无胎动异常。起病前有无诱因，外院诊断治疗情况，疗效如何。

（2）既往史　询问既往有无类似发作史，有无原发性高血压、慢性肾炎、肾上腺疾病等，有无药物、食物过敏史等。

【体格检查】

注意测体重、检查有无高血压，有无凹陷性水肿，有无贫血，检查宫高、腹围和胎先露、胎方位、胎心音，做眼底检查。

【辅助检查】

（1）实验室检查　血常规、尿常规、粪常规，电解质，血镁离子，肝肾功能，出凝血时间，尿比重，24h尿蛋白定量，血细胞比容，血小板和肌酐清除率，必要时查血气分析。

（2）器械检查　胎儿B超、心电图，眼底检查。

【诊断】

（1）病史　患者有本病的高危因素，如初产妇、孕妇年龄小于18岁或大于40岁、多胎妊娠及妊娠并发症等，以及上述的临床表现，特别应询问有无头痛、视力改变、上腹不适等。

（2）高血压　持续血压升高至收缩压≥140mmHg或舒张压≥90mmHg，血压升高至少应出现2次，间隔≥6h。慢性高血压并发子痫前期可在妊娠20周后见血压持续上升。

（3）尿蛋白　24h内尿液中蛋白含量≥300mg或至少相隔6h的2次随机尿液检查中尿蛋白浓度为0.1g/L（定性“+”）。应留取24h尿做定量检查，也可取中段尿测定。

（4）水肿 体重异常增加是许多患者的首发症状，孕妇体重突然增加≥0.9kg/周，或2.7kg/月是子痫前期的信号。特点是上行性、凹陷性、休息后不消退。水肿局限于膝以下为“+”，延及大腿为“++”，延及外缘及腹壁为“+++”，全身水肿或伴有腹水为“++++”。

【鉴别诊断】

本病需与妊娠合并原发性高血压、妊娠合并慢性肾炎、出现脑部症状的相关疾病鉴别。

【治疗】

1.一般治疗

治疗应根据疾病的严重程度及阶段综合治疗。治疗目的和原则是争取母体完全恢复健康，胎儿生后可存活，以对母儿影响最小的方式终止妊娠。保证充足睡眠，每天休息不少于10h，采取左侧卧位，吸氧，改善子宫、胎盘血流；摄入足够的蛋白质、蔬菜、水果，应避免进食过多食盐，但不必严格限制。对子痫前期，一经确诊，应住院治疗。病情严重（子痫前期、子痫等），应下病重或病危通知、卧床休息、心电监护等。

2.妊娠期高血压

处方一　苯巴比妥（苯巴比妥）0.03g　po　tid

处方二　地西泮　2.5mg　po　tid

3.子痫前期

治疗原则为休息、镇静；解痉、降压；合理扩容；必要时利尿；密切监测母胎状态；适时终止妊娠。

（1）镇静

处方一　地西泮（安定）5mg　po　tid

处方 二　地西泮（安定）注射液10mg　im　qd

处方三　地西泮（安定）注射液　10mg　iv（＞2min）

处方四　哌替啶　50mg

异丙嗪　25mg　im　q12h

或　哌替啶　100mg

氯丙嗪　50mg

异丙嗪　50mg　Ⅳ　drip

10%葡萄糖注射液　500mL

（2）解痉　首先硫酸镁。

处方　25%硫酸镁　20mL

10%葡萄糖注射液　20mL

25%硫酸镁　60mL　iv（≥10min，首次负荷剂量应用）

5%葡萄糖注射液　500mL

25%硫酸镁　20mL

2%利多卡因　2mL　臀肌深部注射，qd或bid（根据血压决定）

（3）降压　降压药物仅适用于血压过高（血压≥160/110mmHg或平均动脉压≥140mmHg）。目标血压为舒张压90～100mmHg。

处方一　肼屈嗪（肼屈嗪）10～20mg　po　bid或tid

或　肼屈嗪（肼屈嗪）40mg

5%葡萄糖注射液　500mL　Ⅳ　drip　qd

处方二　拉贝洛尔　100mg　po　bid

或　拉贝洛尔　50mg

5%葡萄糖注射液　500mL　Ⅳ　drip　qd

处方三　硝苯地平　10mg　tid

处方四　尼莫地平　20～60mg　bid或tid

或　尼莫地平　20～40mg

5%葡萄糖注射液　250mL　Ⅳ　drip　qd

处方五　甲基多巴　250mg　tid

处方六　硝普钠注射液　50mg

5%葡萄糖注射液　1000mL　Ⅳ　drip　st（缓慢）

处方七　卡托普利　12.5～25mg　po　tid

（4）扩容

处方　0.9%生理盐水　200mL　冲管用

白蛋白　10g　Ⅳ　drip

（5）利尿

处方　呋塞米（呋塞米）20～40mg　Ⅳ　drip（滴入）

（6）促胎肺成熟

处方　地塞米松注射液　10mg　Ⅳ　drip（滴入）或im　qd（用3天）

（7）终止妊娠指征

①子痫前期　治疗24～48h无好转。

②孕龄≥34周，经治疗好转者。

③孕龄＜34周，胎盘功能减退，胎儿已成熟。

④孕龄＜34周，胎盘功能减退，胎儿未成熟，促胎肺成熟后。

⑤子痫控制2h后。

选择分娩方式依据产科指征。产后24h直至10日内仍有发生子痫的可能，仍不能放松观察和防治。

4.子痫的处理原则

控制抽搐；控制血压；纠正缺氧和酸中毒；抽搐控制后终止妊娠。

第六节　前置胎盘

【概述】

胎盘在正常情况下附着于子宫体部的后壁、前壁或侧壁。孕28周后若胎盘附着于子宫下段，甚至胎盘下缘达到或覆盖宫颈内口，其位置低于胎先露部，称前置胎盘。前置胎盘是妊娠晚期出血的主要原因之一，是妊娠期的严重并发症，处理不当能危及母儿生命。

【病史采集】

患者就诊时应仔细询问末次月经、预产期；产前检查的情况，有无阴道流血，其出血的时间、量，有无头晕眼花、恶心呕吐、出冷汗，有无胎动异常，发作次数，有无腹痛；外院诊断治疗情况，疗效如何；妊娠前有无流产、生殖道炎症病史。

【体格检查】

注意有无贫血、休克，有无子宫压痛、子宫收缩，宫高与停经周数是否相符，有无先露部高浮和胎位异常，耻骨联合上方能否听到胎盘杂音。

【辅助检查】

（1）实验室检查　血常规、尿常规、粪常规。

（2）器械检查　胎儿B超、心电图。

【诊断】

（1）病史　妊娠前多有无流产、生殖道炎症病史。

（2）无诱因无痛性反复阴道流血　妊娠晚期或临产时，前置部分胎盘与附着处发生错位性剥离，胎盘血窦破裂引起无诱因无痛性反复阴道流血，表现为反复多次、越来越重，发生在不自觉之中。

（3）贫血　反复或大量流血，可出现贫血，贫血程度与出血量成正比，严重者可发生休克，呈现面色苍白、脉搏微弱、血压下降等休克征象。

（4）先露部高浮和胎位异常　腹部检查子宫大小与停经周数相符，先露部高浮，可并发胎位异常，尤其为臀先露。有时可在耻骨联合上方听到胎盘杂音。

（5）阴道检查 宫颈口有较厚的海绵样软组织。注意应在有输液、输血及手术的条件下检查了解胎盘边缘与宫口的关系，以确定前置类型。

（6）器械检查　孕28周后B超可见胎盘附着于子宫下段甚至胎盘下缘达到或覆盖

宫颈内口，其位置低于胎先露部。

（7）产后检查胎盘及胎膜 前置部位的胎盘有紫黑色陈旧性血块附着，胎膜破口距胎盘边缘距离＜7cm。

【鉴别诊断】

本病需与胎盘早剥、脐带帆状附着的前置血管破裂、胎盘边缘血窦破裂、宫颈息肉、宫颈糜烂、宫颈癌等疾病鉴别。

【治疗】

1.处理原则

根据阴道流血量、有无休克、妊娠周数、产次、胎位、胎儿是否存活，是否临产等进行全面评价以制定治疗方案。做出初步诊断之前，不要轻易行肛门或阴道检查，禁灌肠。查血型、配血，做好剖宫产手术准备，如有休克应积极抢救休克。病情严重（失血性休克、胎儿宫内窘迫等），应下病重或病危通知、卧床休息、心电监护等。

2.预防感染治疗（可选择以下一种处方）

处方一 0.9%氯化钠注射液 100mL

头孢唑啉 3.0g Ⅳ drip q12h（AST）

处方二 0.9%氯化钠注射液 100mL

青霉素 400万单位 Ⅳ drip q8h（AST）

3.纠正贫血

处方 新鲜血 200mL Ⅳ drip

0.9%氯化钠注射液 200mL冲管用

4.促胎肺成熟

处方 地塞米松注射液 10mg Ⅳ drip（滴入） qd（共用3天）

5.期待疗法

对于阴道出血不多或已止血，孕龄小于36周，孕妇全身情况好，胎儿娩出成活率低，目前胎儿成活者，在保证孕妇安全的前提下保胎。期待至孕36周可待其自然发动宫缩。资料表明36周主动终止妊娠比等待至36周以上自然发动分娩围生儿死亡率低。

（1）镇静（可选择以下一种处方）

处方一 苯巴比妥（苯巴比妥）0.03g po tid

处方二 地西泮 2.5mg po qn

（2）抑制宫缩

处方一　沙丁胺醇　2.4～4.8mg　po　q6h

处方二　5%葡萄糖注射液　100mL　　Ⅳ　drip（30～60min内滴完，测膝反射、呼吸q2h，注意尿量）

25%硫酸镁注射液　16mL

5%葡萄糖注射液　1000mL　　Ⅳ　drip（1～2g/h，测膝反射、呼吸q2h，注意尿量）

25%硫酸镁注射液　60mL

6.终止妊娠

孕妇因出现贫血甚至休克者，无论胎儿成熟与否，为了母亲安全应终止妊娠。胎龄达36周以后；胎儿成熟度检查提示胎儿肺成熟者也可终止妊娠。

（1）阴道分娩　适用于枕先露的边缘性前置胎盘、流血不多、估计在短时间内能结束分娩者。决定阴道分娩后，先行人工破膜，破膜后胎头下降压迫胎盘止血，并可促进子宫收缩加速分娩，若破膜后胎儿先露部下降不理想，仍有出血，仍有出血，或分娩进展不顺利，应立即行剖宫产术。

（2）剖宫产术　是目前处理前置胎盘的主要手段。能迅速结束分娩，达到防止和抢救出血、止血目的。术前要做好B超检查胎盘定位，积极纠正贫血，预防感染，做好抢救母婴准备。

7.促宫缩，预防产后出血

处方　缩宫素注射液10U　im（或宫颈注射或宫壁注射）

米索前列醇　200U　舌下含服

在剖宫产胎儿娩出后，应迅速徒手剥离胎盘，用上述处方促进宫缩并按摩子宫，避免宫缩乏力性子宫出血。经按摩子宫、缝扎出血点，压迫止血无效者，可行子宫动脉或髂内动脉结扎术，仍出血考虑作子宫次全切除术。

8.紧急转送的处理

患者阴道大量流血而当地无条件处理，先输液输血，在消毒室进行阴道填纱、腹部加压包扎，以暂时压迫止血，并迅速护送转院治疗。

第七节　胎盘早剥

【概述】

妊娠20周后或分娩期，正常位置的胎盘在胎儿娩出前，部分或全部从子宫壁剥离者称胎盘早剥。本病是妊娠晚期严重并发症，起病急，进展快，可威胁母儿生命。

【病史采集】

（1）现病史　患者就诊时应仔细询问末次月经，预产期；产前检查情况，有无腹痛、腹痛出现的时间、诱因和缓解情况，有无阴道流血，质量，有无胎动异常，有无头晕眼花，恶心呕吐、出冷汗，起病前有无外伤等；外院诊断治疗情况，疗效如何。

（2）既往史　询问既往有无类似发作史，有无妊娠高血压疾病、慢性肾炎、外伤或外科术后等，有无药物、食物过敏史。

【体格检查】

注意有无子宫强直性收缩和压痛，有无休克，有无胎儿窘迫，有无贫血，有无阴道流血以及出血量的多少，分娩后的检查胎盘的血块压迹或陈旧性血块占胎盘的面积。

【辅助检查】

（1）实验室检查　血常规、尿常规、粪常规，肝肾功能，凝血功能状态，必要时查血气分析。

（2）器械检查　胎儿B超。

【诊断】

（1）病史　本病可能与血管性疾病（妊娠高血压疾病、慢性高血压、肾病）、外伤撞击、子宫体积骤缩、子宫静脉压突然升高等有关。

（2）妊娠中后期突然发生持续性疼痛　在诱因下发生突然的持续性腹痛、腰酸、腰背痛，疼痛程度与胎盘后积血多少呈正相关。

（3）阴道出血　轻度胎盘早剥以外出血为主，量较多，色暗红，伴有轻度腹痛或无腹痛，贫血体征不显著。重度胎盘早剥可无阴道出血或仅有少量阴道出血及血性羊水。

（4）休克、贫血程度与外出血量不相符。

（5）子宫板样硬、宫底增高，胎位、胎心不清，分娩后检查胎盘有血块压迹或陈旧性血块。

（6）B超检查　胎盘与子宫壁间有液性暗区，胎盘增厚。

【分型】

（1）轻度　以外出血为主，胎盘剥离面通常不超过胎盘的1/3，分娩期多见。

（2）重度　以内出血及混合性出血为主，胎盘剥离面超过胎盘面积的1/3，有较大胎盘后血肿。

【鉴别诊断】

本病需与前置胎盘、先兆早产、子宫破裂鉴别。

【治疗】

1.处理原则

根据病史、症状、体征、辅助检查且明确胎盘早剥的程度，怀疑早剥者应立即入院，对于仅由于产前B超检查发现的毫无自觉症状的轻度早剥患者，如胎儿尚不易存活，无血管性疾病，可选择期待疗法，对母儿要严密监护，超声监测胎盘面积有无增大、胎儿有无宫内发育迟缓，查血红蛋白、血细胞比容。

2.及时终止妊娠

处方　5%葡萄糖注射液　500mL

缩宫素注射液　2.5U　　　　Ⅳ　drip（从8滴开始，视宫缩调节滴数）

胎盘早剥者若已临产，如一般情况好，无贫血及休克时刻经阴道分娩，估计在短时间内可结束分娩；或胎儿已经死亡，母体情况较稳定，可行人工破膜，腹带包腹，用药促进宫缩，缩短产程，对于胎儿有宫内窘迫；破膜后产程进展不良，产妇情况恶化；重度胎盘早剥，不能在短时间内结束分娩的轻型患者；应尽快剖宫产结束妊娠。

3.促宫缩，预防产后出血。

处方　缩宫素注射液10Uim（或宫颈注射或宫壁注射）

米索前列醇　200U 舌下含服

4.抗休克，纠正贫血

处方　新鲜血　400～800mL　　Ⅳ　drip

0.9%氯化钠注射液　200mL　冲管用

处方　5%葡萄糖注射液　500mL

氨基已酸注射液　6g　　　　　Ⅳ　drip

【说明】重度胎盘早剥应监测凝血功能，根据凝血功能变化，选择性用药。凝血功能障碍高凝阶段用肝素治疗，不宜大量应用，以免加重出血；纤溶亢进阶段补充新鲜血及纤维蛋白原，应用上述处方抗纤溶治疗。

6.利尿

处方　呋塞米（速尿）注射液　20～40mg　Ⅳ　drip（滴入）

第八节　羊水过多

【概述】

正常妊娠时羊水量随孕周的增加而增多，最后2～4周逐渐减少，足月时达800～1000mL，凡在妊娠任何时期羊水量超过2000mL者称为羊水过多。羊水过多围产儿死亡率为28%。可能与胎儿畸形（无脑儿、脑膨出、脊柱裂）、多胎妊娠、孕妇和胎儿的各种疾病（糖尿病、血型不合、胎儿水肿、妊娠高血压疾病、急性肝炎、孕妇严重贫血）、胎盘脐带病变等有关，另有30%为特发性羊水过多。

【病史采集】

患者就诊时应仔细询问末次月经，预产期；产前检查的情况，有无腹胀、腹胀出现的时间、诱因和缓解情况，有无呼吸困难、不能平卧，有无胎动异常，有无头晕眼花、恶心呕吐、出冷汗；外院诊断治疗情况，疗效如何。

【体格检查】

注意检查宫高、腹围和胎先露、胎方位，胎心音情况。

【辅助检查】

（1）实验室检查　血常规、尿常规、粪常规，血型、肝肾功能、血或羊水甲胎蛋白。

（2）器械检查　胎儿B超、心电图。

【诊断】

（1）病史　妊娠中晚期子宫增长较快，可出现不能平卧、呼吸困难。

（2）子宫大小超过妊娠月份或出现压迫症状。宫高、腹围大于第90百分位数，胎心遥远，胎位不清。

（3）羊水甲胎蛋白含量　如胎儿有开放性神经管畸形，其含量可较正常高4～10

倍。妊娠20周前诊断价值较高。

（4）B超 羊水最大径＞10cm（或9cm），提示羊水过多。同时应注意胎儿有无畸形。即使B超未见明显畸形，也不能完全除外软组织畸形。

（5）产后测羊水量≥2000mL。

【鉴别诊断】

本病需与双胎妊娠、葡萄胎、巨大儿以及糖尿病、母婴血型不合溶血所致的水肿、胎儿染色体异常等疾病鉴别。

【治疗】

（1）治疗原则 对羊水过多的处理原则取决于胎儿是否有畸形及孕妇症状的严重程度。胎儿无明显畸形，患者症状较轻，则可严密观察，继续妊娠。

（2）羊水过多 胎儿正常者，予以减轻症状，保胎治疗。

处方 吲哚美辛 2.2～3.0mg/kg po qd

（3）羊水过多，胎儿畸形，应及时终止妊娠。

处方一 依沙吖啶（依沙吖啶）注射液 100mg 羊膜腔内注射

处方二 5%葡萄糖注射液 500mL

缩宫素注射液 2.5U Ⅳ drip（从8日起视宫缩调节滴数）

羊水过多合并胎儿畸形的患者如一般情况好，可经羊膜腔穿刺放适量羊水后用处方一引产；或行高位人工破膜后予以缩宫素引产。高位人工破膜后要严格控制羊水流出的速度，以免引起胎盘早剥和休克。放水过程注意监测血压、脉搏、阴道流血及自觉症状。可腹部加压包扎或放沙袋。破膜达12h给予抗生素预防感染。临产后注意保持胎儿为纵产式。注意产程宫缩预防产后出血。

第九节 羊水过少

【概述】

妊娠晚期羊水量少于300mL者称为羊水过少。羊水过少常与胎盘功能低下并存，是胎儿宫内情况不良的重要表现之一。可能与胎儿畸形、过期妊娠、胎儿宫内发育迟缓、妊娠高血压疾病、羊膜病变等有关。

【病史采集】

患者就诊时应仔细询问末次月经，预产期；产前检查的情况，有无宫高、腹围小于孕龄，有无胎动时出现腹痛、腹痛出现的时间、诱因和缓解情况，有无子宫收缩；外院诊断治疗情况，疗效如何。

【体格检查】

注意检查宫高、腹围和胎先露、胎方位，胎心音以及子宫收缩情况。

【诊断】

（1）有羊水过少的高危因素。

（2）胎动时腹痛，子宫敏感性高。临产后阵痛剧烈，宫缩不协调，宫口扩张缓慢，产程延长。

（3）宫高、腹围及体重增长慢，宫高在妊娠曲线第10百分位数以下者应高度怀疑。

（4）B超 羊水指数≤5.0 cm，产后测羊水量＜300 mL。

【鉴别诊断】

本病需与胎儿生长受限等疾病鉴别。

【治疗】

（1）治疗原则 对羊水过少的处理原则取决于胎儿是否有畸形及胎盘功能的情况。

（2）羊水过少，胎儿畸形，应及时终止妊娠

处方 依沙吖啶（依沙吖啶）注射液 100 mg 羊膜腔内注射

（3）羊水过少，胎儿无畸形，妊娠已足月，应引产。

处方 5%葡萄糖注射液 500 mL

缩宫素注射液 2.5U Ⅳ drip（从8滴起视宫缩调节滴数）

若宫颈成熟，NST反应型可考虑人工破膜后予以缩宫素引产，加强产时监护。若破膜后如羊水浑浊、出现胎儿窘迫，估计短时期不能从阴道分娩；或羊水过少伴有胎动或NST异常者，除外胎儿畸形后可剖宫产。剖宫产比阴道分娩可明显降低围生儿死亡率。做好新生儿抢救准备。新生儿按高危儿处理，加强随访。

（4）羊水过少，胎儿无畸形，发生在妊娠中晚期，可行羊膜腔内输液治疗。

处方一 37℃ 生理盐水溶液 500 mL 羊膜腔灌注（5～10 mL/min）

处方二 37℃ 乳酸钠林格注射液 500 mL 羊膜腔灌注（5～10 mL/min）

第十节　胎儿生长受限

【概述】

胎儿生长受限是指孕37周以后，胎儿出生体重小于2500g，或低于同孕龄平均体重的标准差，或低于同孕龄正常体重的第10百分位数。

【病史采集】

（1）现病史　患者就诊时应仔细询问末次月经，预产期；产前检查的情况，有无宫高、腹围小于孕龄，有无胎动异常，有无头晕眼花、恶心呕吐，现有无妊娠高血压疾病；外院诊断治疗情况，疗效如何。

（2）既往史　询问既往有无类似发作史，既往有无慢性高血压、肾炎、哮喘、内分泌疾病，有无药物、食物过敏史等。

（3）个人史　孕前体重和身高，孕妇生活习惯，有无偏食，劳动强度，有无烟酒嗜好，或被动吸烟史。

【体格检查】

注意检查宫高、腹围和胎先露、胎方位、胎心音情况。

【辅助检查】

（1）实验室检查　血常规、尿常规、粪常规，血型、肝肾功能。

（2）胎盘功能检测　尿E3和E/C、胎盘催乳素、甲胎蛋白、妊娠特异性β糖蛋白、碱性核糖核酸酶、微量元素锌、TORCH感染的检测。

（3）器械检查　胎儿B超、心电图。

【诊断】

（1）病史　有引起的FGR的高危因素。曾有出生缺陷儿、FGR、死胎等不良分娩史，有吸烟、吸毒及酗酒等不良嗜好，有孕期子宫增长较慢的病史。

（2）临床指标

①宫高、腹围值连续3周测量均在第10百分位数以下者为筛选FGR的指标，预测准确率达85%以上。

②计算胎儿发育指数　胎儿发育指数=宫高（cm）-3×（月份+1），指数为-3～+3为正常，小于-3提示有FGR的可能。

③孕晚期孕妇每周应增加体重0.5kg，若体重增长停滞或增长缓慢时可能为FGR。

（3）辅助检查

①B型超声测量

a.测头围与腹围的比值（HC/AC）HC/AC小于正常孕周平均值的第10百分位数，即应考虑有FGR的可能，也有助于估算不匀称型FGR。

b.测量胎儿双顶径（BPD）每周平均增长；正常孕妇孕早期为3.6~4.0mm，孕中期为2.4~2.8mm，孕晚期为2.0mm。若能每周连续测胎儿双顶径，观察其动态变化，发现每周增长＜2.0mm；或每3周增长＜4.0mm；或每4周增长＜6.0mm；妊娠晚期双顶径值每周增长小于1.7mm；均应考虑有FGR的可能。

c.羊水量与胎盘成熟度　多数FGR出现羊水过少、胎盘老化的片型超声图像。

d.超声多普勒测妊娠晚期脐动脉收缩末期峰值（s）/舒张末期峰值≤3为正常值，脐血S/D升高时提示FGR。

e.胎儿生物物理评分（BPS）可协助诊断。

②化验检查　胎盘功能检测尿E3和E/C、胎盘催乳素、甲胎蛋白、妊娠特异性β糖蛋白、碱性核糖核酸酶、微量元素锌、TORCH感染的检测均有助于诊断。

③电子胎心监护有利于判断胎儿宫内的状况，更有助于决定分娩时机及分娩方式。

【治疗】

（1）一般治疗　除外胎儿畸形后的外因型FGR，治疗越早效果越好。小于孕32周开始治疗效果佳，孕36周以后治疗效果差。孕妇要均衡膳食，休息吸氧，左侧卧位可改善胎盘血液循环。

（2）补充能量合剂。

处方一　10%葡萄糖注射液　250mL

复方氨基酸注射液　250mL　　Ⅳ　drip　qd（共用10天）

处方二　低分子葡萄糖酐　500mL

复方丹参注射液　4mL　　Ⅳ　drip　qd（共用10天）

阿司匹林　50mg　po　qd（28~30周开始，连用6~8周）

处方三　10%葡萄糖注射液　500mL

维生素C注射液　2.5g　　Ⅳ　drip　qd（共用10天）

ATP　40mg

处方四　硫酸亚铁　0.3g　po　tid

维生素C　0.2g　po　tid

维生素E胶囊　100mg　po　qd

（3）积极治疗并发症，如妊娠高血压疾病等。

（4）监测

①自我胎动监测。

②每周测量宫高、腹围及体重。

③每周进行NST检查1～2次，必要时进行胎儿生物物理评分或测胎盘功能如E3测定。

④定期复查B超，监测胎儿增长情况及羊水量，胎头双顶径（BPD）2周增长大于4mm，提示治疗有效。

⑤有条件时可用胎儿超声心动检查，排除胎儿先天性心脏病。

（5）适时终止妊娠

①无胎儿畸形无产科并发症者，大多数经治疗后有好转，可继续妊娠，一般不超过预产期。

②阴道分娩者，产程中加强胎儿监护，第二产程予以吸氧，会阴侧切。

③胎盘功能不良，孕周未达36周，宫颈条件不成熟者，促胎肺成熟后可考虑剖宫产终止妊娠。

④做好新生儿抢救工作。

⑤产后仔细检查胎盘性状、大小、重量、有无单脐动脉畸形，必要时送检。

（6）中药治疗（根据病情选择以下一种处方）

处方一　桑寄生20g、续断15g、菟丝子20g、党参20g、覆盆子10g、桑椹子12g、阿胶10克（烊化）。

处方二　党参20g、白芍15g、白术10g、茯苓15g、杜仲10g、炙甘草6g、当归10g、熟地黄12g、续断15g、枸杞子12克。

处方三　黄柏10g、黄芩10g、生地黄12g、熟地黄12g、怀山药15g、续断15g、白芍15g、炙甘草6g、枸杞子12g、桑椹12g。

第十一节　死胎

【概述】

妊娠20周后胎儿在子宫内死亡，称死胎。胎儿在分娩过程中死亡，称死产，亦是死胎的一种。

【病史采集】

（1）现病史　患者就诊时应仔细询问末次月经，月经周期、早孕反应出现的时间；胎动出现的时间，有无胎动异常，胎动消失的时间。子宫不再继续增长的时间和有无乳胀感消失，消失的时间；产前检查的情况，有无腹痛、腹痛出现的时间、持续时间、诱因和缓解情况，有无阴道流血，流血出现的时间、量。

（2）既往史　询问既往有无类似发作史，有无高血压疾病、糖尿病、慢性肾炎、子宫肌瘤、心血管疾病等，有无药物、食物过敏史等。

【体格检查】

注意有无皮肤黏膜出血病灶，检查血压，宫高、腹围和胎先露、胎方位，注意多普勒能否听到胎心音，有无子宫收缩，宫缩持续的时间和缓解时间，有无宫颈管消失、宫颈扩张和先露部下降，有无胎膜早破，有无阴道流血、流水。

【辅助检查】

（1）实验室检查　血常规、尿常规、粪常规，电解质测定，肝肾功能，凝血功能检查，包括血小板计数、凝血时间、凝血酶原及凝血酶时间、纤维蛋白原等。

（2）器械检查　胎儿B超、腹部X线片、心电图。

【诊断】

①孕妇自觉胎动停止，子宫停止增长。

②检查时听不到胎心者，子宫大小与停经月份不符。

③B型超声检查胎心和胎动消失。若胎儿死亡过久可见颅板塌陷，颅骨重叠，呈袋状变形。

④尿E3＜3mg，羊水甲胎蛋白显著增高。

【治疗】

（1）确诊胎死宫内，应及时引产终止妊娠。

处方一　注射用水　5mL

依沙吖啶（依沙吖啶）注射液　100mg　羊膜腔内注射

处方二　己烯雌酚　5mg　po　tid用3天

维生素B6　20mg　po　tid

5%葡萄糖注射液　500mL

缩宫素注射液　2.5U　　Ⅳ　drip（从8滴起视宫缩调节滴数）

（2）胎儿死亡4周尚未排出者，应做凝血功能检查，包括血小板计数、凝血时间、凝血酶原及凝血酶时间、纤维蛋白原等，必要时针对检查结果对DIC进行治疗。若纤维蛋白原含量<1.5 g/L，血小板<100×109个/L，可用肝素治疗。

处方　生理盐水　100mL

肝素注射液　25mg　Ⅳ　drip　q6h

（3）临产后应配新鲜血备用，分娩时及时用宫缩药以防产后出血。

处方　缩宫素注射液10U　im（或宫颈注射）

米索前列醇200U 舌下含服

（4）分娩结束后应仔细检查胎盘、脐带、胎膜及胎儿，如有可能则送病理检查，以明确死亡原因。

（5）疑有宫内感染者，产后应给抗菌药预防感染。

处方　阿莫西林胶囊　0.25g　po　tid

或阿莫西林胶囊　0.5g　po　bid

甲硝唑　0.2g　po　tid

（6）产后及时服用退奶药。

处方一　己烯雌酚　5mg　po　tid用7天

维生素B6　20mg　po　tid

处方二　炒麦芽　200g　煎水代茶喝饮

第十二节　多胎妊娠

【概述】

一次妊娠同时有两个或两个以上胎儿称多胎妊娠。

【病史采集】

患者就诊时应仔细询问有无多胎妊娠家族史，生殖辅助技术受孕史；末次月经，早孕反应是否重；产前检查的情况，有无子宫明显增大，有无妊娠晚期呼吸困难、不能平卧、下肢水肿、静脉曲张等压迫症状，自觉胎动的情况。

【体格检查】

注意检查宫高、腹围和胎先露、胎方位，注意是否可触及两个或以上胎头和多个肢体，不同部位是否可闻及不同频率的胎心音。

【辅助检查】

（1）受孕史检查 血常规、尿常规、粪常规，血型、肝肾功能。

（2）器械检查 胎儿B超、多普勒听胎心音、心电图。

【诊断】

（1）病史 多胎妊娠家族史，生殖辅助技术受孕史。

（2）妊娠期 孕妇早孕反应重、子宫增大明显、妊娠晚期有呼吸困难、下肢水肿、静脉曲张等压迫症状，易并发缺铁性贫血、妊高征、羊水过多、前置胎盘、胎膜早破、早产等。

（3）分娩期 产程延长、胎位异常、胎膜早破、脐带脱垂、胎盘早剥、双胎胎头交锁及嵌顿、产后出血及产褥感染。

（4）检查 子宫明显大于相同孕周的单胎妊娠，羊水较多可触及两个或以上胎头和多个肢体，不同部位可闻及不同频率的胎心音。

（5）B型超声 妊娠8周即可见两个或以上妊娠囊、并可分辨胎囊之间的隔膜，可初步区别单卵双胎或双卵双胎。可见两个或以上胎头光环。

（6）多普勒胎心仪 可闻及不同频率的胎心音。

【鉴别诊断】

本病需与羊水过多、葡萄胎、巨大儿以及糖尿病、母婴血型不合溶血所致的水肿、胎儿染色体异常等疾病鉴别。

【治疗】

（1）妊娠期 预防妊娠期并发症。

（2）定期产前检查 营养，支持，休息，预防贫血和妊娠高血压疾病、早产。

（3）B超检查 监测胎儿的生长发育，警惕双胎输血综合征，确诊为联体儿时，妊娠26周前行引产术，妊娠26周后宜行剖宫产术。

（4）分娩方式

①剖宫产指征

a.第一胎儿为横位或臀位，或发生胎头交锁时，双头位发生胎头嵌顿时。

b.产科指征　产程延长或胎儿窘迫。

c.孕三胎以上。

d.其他妊娠并发症　如妊高征、前置胎盘、脐带脱垂、胎膜早破、胎儿窘迫等。

②阴道分娩需严密观察产程进展、胎心音变化及宫缩情况。做好输液、输血、抢救新生儿等准备。

③第一个胎儿娩出后，警惕脐带脱垂、胎盘早剥和胎位异常。避免胎头交锁的发生。

④预防产后出血

临产应备血。

胎儿娩出前需建立静脉通路。

最后的胎儿前肩娩出后静脉注射缩宫素10U。

第十三节　胎儿窘迫

【概述】

胎儿窘迫是指胎儿在子宫内因缺氧和酸中毒危及其健康和生命的综合症状，发病率为2.7%～38.5%。急性胎儿窘迫主要发生在分娩期。多因脐带异常、前置胎盘、胎盘早剥、宫缩过强、产程延长及产妇低血压、休克等引起。

慢性胎儿窘迫主要发生在妊娠末期，卧位延续至临产并加重。多因妊娠高血压疾病、妊娠合并高血压、慢性肾炎、糖尿病、严重贫血及过期妊娠等所致。

【病史采集】

患者就诊时应仔细询问定期产前检查的情况，有无异常；自我监测胎动有无异常（减少或频繁），有无胎心音和羊水异常；是否妊娠合并各种严重的心、肺疾病，或伴有心、肺功能不全；是否有急性失血及重度贫血；是否有各种原因引起的休克或急性感染性发热；有无应用麻醉药及镇静药过量，抑制呼吸史；有无缩宫素使用不当，引起过强宫缩史；有无长时间仰卧位低血压史；有无前置胎盘、胎盘早剥、脐带异常等引起母胎间血氧运输及交换障碍的疾病。

【体格检查】

注意有无高血压，检查宫高、腹围和胎先露、胎方位，胎心音有无异常，有无子宫收缩，宫缩持续的时间和缓解时间，宫缩与胎心音异常的关系；骨盆和产道的情况，宫颈扩张和先露部下降的情况，破膜后羊水的性质和量。

【辅助检查】

（1）胎儿电子监护　宫缩无负荷试验（NST）无反应性或催产素激活试验（OCT）阳性。

（2）胎儿生物物理评分小于6分或羊水少。

（3）胎盘功能监测　尿E3值、尿E/C；妊娠特异β1糖蛋白（SP1）；胎盘催乳素。

（4）胎儿头皮血进行血气分析。

（5）羊膜镜检查：羊水浑浊，呈现黄染或深褐色。

【诊断】

1.急性胎儿窘迫

（1）胎心率异常　胎心率变化是急性胎儿窘迫的一个重要征象。正常胎心率为120～160次/分，心音强而有规律。缺氧早期，胎心率子宫缩时加快，大于160次/分；缺氧严重时胎心率小于120次/分。若行胎儿电子监护宫缩负荷试验（CST）可出现多发晚期减速、重度变异减速，胎心率小于100次/分，基线变异小于5次/分，伴频繁晚期减速提示胎儿缺氧严重，可随时胎死宫内。

（2）羊水胎粪污染　羊水污染程度与胎粪排出时间及量有关。排出时间越长，污染颜色越深，越深越黏稠。

根据程度不同，羊水污染3度。

Ⅰ度　浅绿色　常见胎儿慢性缺氧。

Ⅱ度　深绿色或黄绿色，提示胎儿急性缺氧。

Ⅲ度　棕黄色，稠厚，提示胎儿缺氧严重。

当胎先露部固定，前羊水清而胎心率异常时，应在无菌条件下，子宫缩间歇期，稍向上推胎先露部，观察后羊水性状。

（3）胎动异常　缺氧初期为胎动频繁，继而减弱及次数减少，进而消失。

（4）酸中毒　胎儿缺氧与酸中毒之间关系密切，采集胎儿头皮血进行血气分析，可反映胎儿宫内安危情况。若pH＜7.2（正常值7.25～7.35），PO_2＜10mmHg（正常值15～30mmHg），PCO_2＞60mmHg（正常值35～55mmHg），可诊断为胎儿酸中毒。

2.慢性胎儿窘迫

（1）胎动减少或消失　胎动＜10次/12h为胎动减少，临床上常见胎动消失24h后胎心音消失，应予警惕。

嘱孕妇每日早、中、晚自行计数胎动各1h，3h胎动之和乘以4得到12h的胎动计数。胎动过频或胎动减少均为胎儿缺氧征象，每日监测胎动可预测胎儿安危。

（2）胎儿电子监护异常　胎儿缺氧时胎心率可出现以下异常情况。

①NST无反应型　即持续监护20～40min，胎动时胎心率加速≤15次/分，持续时间≤15s。

②在无胎动与宫缩时，胎心率＞180次/分或＜120次/分持续10min以上。

③基线变异频率＜5次/分。

④OCT可见频繁重度变异减速或晚期减速。

（3）胎儿生物物理评分低　根据B型超声监测胎动、胎儿呼吸运动、胎儿肌张力、羊水量及胎儿电子监护NST结果进行综合评分，每项2分，满分为10分，8分为急性或慢性缺氧可能性小，6分可疑有急慢性缺氧，4分提示有急性或慢性缺氧，2分有急性缺氧伴慢性缺氧，0分有急慢性缺氧。

（4）胎盘功能低下　连续监测24h尿E3值，若急骤减少30%～40%，或于妊娠末期多次测定24h尿E3值在10mg以下；尿E/C＜10；妊娠特异β1糖蛋白（SP1）＜100mg/L；胎盘催乳素＜4mg/L，提示胎盘功能不良。

（5）羊水胎粪污染　通过羊膜镜检查可见羊水浑浊呈浅绿色、深绿色及棕黄色。

【治疗】

1.急性胎儿窘迫

应采取果断措施，改善胎儿缺氧状态。

（1）一般处理　左侧卧位。应用面罩吸纯氧，10L/分，间隔吸氧30分/次，间隔5min。纠正脱水、酸中毒及电解质紊乱。

（2）病因治疗　针对病因治疗

①如不协调子宫收缩过强，缩宫素使用不当引起的强直性子宫收缩，应停用缩宫

素，进行宫内复苏。口服沙丁胺醇或镇静药，也可用硫酸镁抑制宫缩。

处方一　沙丁胺醇2.4～4.8mg　po　q8h

处方二　哌替啶100mg　im

处方三　5%葡萄糖注射液　500mL

25%硫酸镁注射液　30mL　Ⅳ drip（1～2g/h，测膝反射、呼吸q2h，注意尿量）

②如羊水过少[最大羊水深度AFV＜2cm]脐带受压，可经腹羊膜腔输液，5～10mL/min，AFV维持在8～10cm。通过输液可解除脐带受压，使胎心率变异减速率、胎粪排除率以及剖宫产率降低，提高新生儿成活率，但有发生绒毛膜羊膜炎等并发症可能。应严格无菌操作，同时可用抗生素预防感染。

处方一　37℃ 0.9%生理盐水溶液　250mL　羊膜腔灌注（5～10mL/min）

处方二　37℃乳酸钠林格注射液　250mL　羊膜腔灌注（5～10mL/min）

④增加组织对病疫的耐受力。

处方　25%葡萄糖注射液　40mL

维生素C注射液　1.0g　Ⅳ　st

（3）尽快终止妊娠

①宫口未开全　立即行剖宫产的指征：胎心率＜120次/分或＞180次/分，伴羊水污染II度；羊水污染III度，伴羊水过少；胎儿电子监护CST出现频繁晚期减速或重度变异减速；胎儿头皮血pH＜7.20。

②宫口开全　胎先露在坐骨棘以下3cm，尽快经阴道助娩。

2.慢性胎儿窘迫

应针对病因，视孕周、胎儿成熟度及胎儿窘迫程度决定处理。

（1）一般处理　左侧卧位。吸氧每日2～3次，每次30in。积极治疗妊娠并发症及并发症。

（2）期待疗法　孕周小，胎儿娩出后存活可能性小，尽量保守治疗以期延长胎龄，同时促进胎儿成熟，等待胎儿成熟后终止妊娠。

处方一　10%葡萄糖注射液　250mL

维生素C注射液　2.0g　Ⅳ　drip　qd（共用10天）

复方氨基酸注射液　250mL

处方二　低分子葡萄糖酐　500mL

复方丹参注射液　4mL　Ⅳ　drip　qd（共用10天）

处方三　沙丁胺醇2.4～4.8mg　po　q8h

　　　　0.9%葡萄糖注射液　500mL

25%硫酸镁注射液　30mL　Ⅳ　drip（1～2g/h，测膝反射、呼吸q2h，注意尿量）

处方四　地塞米松注射液　10mg　Ⅳ　drip（入壶）qd（共用3天）

（3）终止妊娠　妊娠近足月，胎动减少，OCT出现频繁的晚期减速或重度变异减速，胎儿生物物理评分＜4分者，均应以剖宫产终止妊娠为宜。

3.做好新生儿复苏的准备

出生后按有无新生儿窒息及窒息的轻重程度决定高危儿的护理。

保持安静。

延迟开奶，静脉补液，补充能量。

抗生素预防感染。

预防新生儿颅内出血。

处方　维生素K_1注射液　5mg　im　qd（共用3天）

第十三章　妊娠并发症

第一节　妊娠合并心脏病

【概述】

妊娠合并心脏病是严重的产科严重的并发症，是中国孕产妇死亡的第3位原因，占非直接产科死因中的第一位。由于妊娠，子宫增大，

【病因】

妊娠期间，孕妇体内发生一系列变化，增加了心血管系统的负担。在正常情况下，心脏通过代偿可以承受，但若心脏功能因孕妇已患有心脏病而有所减退时，额外负担可能造成心脏功能的进一步减退，甚至引起心衰，威胁母婴生命。

妊娠合并心脏病患者从怀孕开始至分娩后数周内，母体可发生一系列复杂变化。从妊娠第10～12周开始心排出量升高，仰卧位时于妊娠第20～24周达最高峰，比未妊娠妇女休息时增长30%～40%，产后两周恢复正常。

妊娠期心跳速度比未妊娠妇女要快，在近足月时每分钟可增加10次左右，怀双胞胎时增得更多。血容量于妊娠第6～10周开始增加，至第32～34周达最高峰，较未妊娠时增长30%～50%。血容量一般包括血浆量及红细胞量，妊娠期虽然红细胞量不断增加，至足月时增长18%以上，但血浆量却增长50%左右，比红细胞增加的量多，因此，红细胞数及血红蛋白的浓度均因稀释而相对减少，形成“生理性贫血”。

由于胎儿生长发育以及母体循环、呼吸系统工作量加重，均使氧消耗量不断增加，至分娩时达高峰（比未妊娠时增长20%）。妊娠期全身含水量逐渐增加，血浆渗透压降低；子宫逐渐增大，压迫下腔静脉，使下腔静脉压上升；加上重力的缘故，大多数孕妇的小腿及脚踝处发生水肿。妊娠晚期，子宫明显增大，致横隔抬高，心脏呈横位，血管屈曲，右心室压力升高等，以上变化都加重了心脏的负担。

【体格检查】

（1）视诊 有无发绀、呼吸困难、颈静脉怒张、水肿、贫血。

（2）心肺检查　心脏有无扩大，有无杂音，杂音部位、性质、程度，心律、心率；肺部有无啰音。

（3）腹部检查　有无腹水，是否可触及肝大，宫高、腹围和胎先露、胎方位，胎心音情况。

【辅助检查】

（1）血常规　妊娠早期、晚期及住院时应随访血常规变化。

（2）胸部X线检查　妊娠期必要时可予摄片。

（3）心电图　常规检查。

（4）动态心电监测　根据心电图检查结果决定。

（5）超声心动图检查　有条件的医院可作为常规检查项目。

（6）心肌酶　有条件的医院可酌情检测。

【诊断】

（1）病史　妊娠前有心悸、气短、心力衰竭史或曾有风湿热的病史，曾通过体检、X线、心电图检查诊断有器质性心脏病。

（2）有心功能异常的某些症状　如劳力性呼吸困难、经常性夜间端坐呼吸、咯血、经常性胸闷、胸痛等。

（3）查体可发现有发绀、杵状指、持续性颈静脉怒张。心脏听诊有2级以上舒张期或粗糙的3级以上全收缩期杂音。有心包摩擦音、舒张期奔马律、交替脉等。

（4）心电图有严重的心律失常，如心房颤动、心房扑动、Ⅲ度房室传导阻滞、ST段及T波异常改变等。

（5）X线检查显示心脏明显扩大，尤其个别心腔扩大；超声心动图示心腔扩大、心肌肥厚、瓣膜运动异常、心脏结构畸形等。

【心脏病患者心功能分级】

（1）纽约心脏病协会（NYHA）依据患者主观功能量评估将心脏功能分为4级。

①Ⅰ级　一般体力活动不受限。

②Ⅱ级　一般体力活动稍受限，活动后心悸、轻度气短，休息时无症状。

③Ⅲ级　一般体力活动显著受限，休息室无不适，轻微日常工作即感不适、心

悸、呼吸困难，或既往有心力衰竭史者。

④Ⅳ级　不能进行任何体力活动，休息室仍有心悸、呼吸困难等心力衰竭表现。

（2）根据客观检查手段（心电图、负荷试验、X线、超声心动图等）来评估心脏病的严重程度，分级方法如下。

①A级　无心血管病的客观依据。

②B级　客观检查表明属于轻度心血管病患者。

③C级　属于中度心血管病患者。

④D级　属于重度心血管病患者。

【心力衰竭的诊断】

（1）早期心力衰竭的诊断

①轻微活动后即出现胸闷、心悸、气短。

②休息时心率每分钟超过110次，呼吸频率每分钟超过20次。

③夜间常因胸闷而坐起呼吸，或到窗口呼吸新鲜空气。

④肺底部出现少量持续性湿啰音，咳嗽后不消失。

（2）心力衰竭的诊断

①端坐呼吸或需两腿下垂于床边坐位。

②气急、咳嗽，咯血或血性泡沫痰。

③颈静脉怒张，肝大，肝颈静脉反流征阳性。

④肺底部有持续性湿啰音。

【对心脏病患者妊娠耐受能力的判断】

心脏病患者能否安全度过妊娠、分娩及产褥期，与心脏病的类型、严重程度、是否手术矫治、心功能级别、孕期监护及医疗条件等多种因素有关。

（1）可以妊娠　心脏病变较轻、心功能Ⅰ~Ⅱ级、既往无心力衰竭史，亦无其他并发症者。

（2）不宜妊娠　心脏病变较重、心功能Ⅲ~Ⅳ级、既往有心力衰竭史、肺动脉高压、右向左分流型先天性心脏病、严重心律失常、风湿热活动期、心脏病并发细菌性心内膜炎、心肌炎遗留有严重的心律不齐、围生期心肌病遗留心脏扩大者孕期极易发生心力衰竭，不宜妊娠。年龄在35岁以上、心脏病病程较长者，发生心力衰竭的可能性极大，不宜妊娠。凡属不宜妊娠的患者应在妊娠早期行治疗性人工流产。

【治疗】

心脏病孕产妇的主要死亡原因是心力衰竭。对于有心脏病的育龄妇女，一定要做到孕前咨询，以明确心脏病类型、程度、心功能状态，并确定能否妊娠。允许妊娠者一定要从孕早期开始，定期进行产前检查。

1.妊娠期

（1）终止妊娠　凡不宜妊娠的心脏病孕妇，应在妊娠12周前行人工流产。妊娠超过12周时，终止妊娠必须用较复杂的手术，其危险性不亚于继续妊娠和分娩，因此应密切监护，积极防治心力衰竭，使之度过妊娠与分娩。对顽固性心力衰竭的病例，为减轻心脏负荷，应与内科医生配合，在严密监护下行剖宫产术。

（2）定期产前检查　能尽早发现心力衰竭的早期征象。在妊娠20周以前，应每2周行产前检查1次。20周以后，尤其是32周以后，发生心力衰竭的概率增加，产前检查应每周1次。发现早期心力衰竭征象应立即住院。妊娠期注意一下情况。

①避免过劳及情绪激动。应充分休息，每日保证至少10h睡眠。

②限制钠盐摄入，每日3～4g，预防水肿。予以高蛋白低脂肪富含维生素的饮食，少量多餐。

③预防及治疗各种引起心力衰竭的诱因。预防上呼吸道感染，纠正贫血，治疗心律失常。防止妊娠高血压疾病和其他合并症与并发症。

④孕期经过顺利者，亦应在妊娠36～38周提前住院待产。

⑤心脏功能Ⅲ～Ⅳ级者，积极住院治疗。

⑥如需输血宜进行成分输血。

⑦如需补液则限制液量及速度。

⑧动态观察心脏功能　定期进行超声心动图检查，测定心室射血分数、每分钟心排出量、心脏排血指数及室壁运动状态，判断随妊娠进展心功能的变化。

2.待产及临产时的处理

（1）待产室处理

①卧床休息，间断吸氧，进行低盐饮食。

②测体温、脉搏计呼吸，2h 1次。

③查血常规、尿常规、心电图，必要时做血电解质测定及血气分析。

④水肿明显者，予以利尿。

处方　呋塞米（速尿）注射液　20～40mg　im或Ⅳ

⑤应用适量镇静剂

处方　地西泮（安定）2.5mg　po　tid

（2）产程处理　心功能Ⅰ～Ⅱ级可经阴道分娩。

①第一产程处理

a.注意饮食摄入量，保证必要的休息。半卧位，吸氧，测体温、脉搏、呼吸、血压，必要时1～2h1次。

b.适当使用镇静剂。

处方一　哌替啶（哌替啶）注射液　100mg　im（用于宫口＜3cm）

处方二　地西泮注射液　10mg　iv（用于宫口＞3cm）

c.产程开始后即应给予抗生素预防感染（可选择以下一种处方）。

处方一　阿莫西林胶囊　0.25g　po　tid

或羟阿莫西林胶囊　0.5g　po　bid

处方二　0.9%氯化钠注射液　100mL

头孢唑啉　3.0　Ⅳ　drip　q12h（AST）

处方三　0.9%氯化钠注射液　100mL

青霉素　400万单位　Ⅳ　drip　q12h（AST）

若心率＞120次/分，一旦发现心力衰竭征象，可强心治疗。

处方　25%葡萄糖注射液　20mL

毛花苷C注射液　0.4mg　iv（缓慢，必要时4～6h重复给药0.2mg）

②第二产程处理 要避免屏气增加腹压，应行会阴后侧切开术、胎头吸引或产钳助产术，尽可能缩短第二产程。胎儿娩出后，产妇腹部放置沙袋，防止腹压突然下降、内脏血管充血而发生心力衰竭。

③第三产程处理 预防产后出血，胎盘娩出后以按摩子宫为主，如出血较多，可肌内注射或宫底注射缩宫素5～10U，以促使子宫收缩；在产房观察2h，待病情稳定后送休养室。

3.产褥期的处理

①产后7日尤其在24h内，要严密观察呼吸、脉搏，4h1次，心功能Ⅲ～Ⅳ级者，2h一次。严密注意心衰症状，最好采用心电监护仪监测心率、血压。

②产后24h内绝对卧床休息，以后需要适当的活动，注意预防栓子脱落形成肺栓塞。根据心功能情况，决定产后出院的时间。

③从产程开始至产后1周使用抗生素，宜用大剂量，主要为青霉素，以预防感染。

④心功能Ⅲ~Ⅳ级者不宜哺乳。

4.剖宫产问题

①心功能Ⅰ~Ⅱ级有产科指征者，或曾行复杂心脏畸形矫正术，或心功能Ⅲ~Ⅳ级者，或有明显肺动脉高压、先天性心脏病大动脉骑跨、扩张型心肌病、心脏病栓子脱落有过栓塞病史及较重的心律失常者，均应行剖宫产分娩。

②连续硬膜外麻醉。原发性肺动脉高压、主动脉狭窄等心排出量减少时，不宜使用硬膜外麻醉。

③胎儿娩出后立即于腹部放置沙袋以维持腹压。

④严格控制输液量在500mL左右，并注意输液速度，及时适当应用强心苷类药物。

⑤采用心电监护仪，术中和术后密切监护心率、血压和呼吸。

⑥术中禁用麦角新碱；用缩宫素5~10U子宫肌内注射，尽量不做静脉滴注；必要时可采用小剂量前列腺素F2a子宫肌内注射。

⑦尽量缩短手术时间，严格无菌操作。

⑧妊娠合并严重心脏病时或在有条件的医院中，术中最好有心脏内科医师协助监护。

5.急性心力衰竭的处理

(1)体位　半卧位，卧床休息，并予吸氧。

(2)镇静　吗啡8~10mg肌内注射或哌替啶50~70mg肌内注射。

(3)利尿　呋塞米20~40mg肌内注射或静脉注射。

(4)洋地黄类药物　对心瓣膜病、先天性心脏病、高血压性心脏病引起的充血性心力衰竭疗效较好。对阵发性室上性心动过速和快速型心房颤动或搏动并发心力衰竭有明显效果，而对高排血量型心力衰竭、肺心病、活动性心肌炎、严重心肌劳损等疗效差。

(5)低排高阻性心力衰竭　予以强心、利尿治疗。

处方　25%葡萄糖注射液　20mL

毛花苷C注射液　0.2～0.4mg　iv（缓慢，必要时1～2h重复给药0.2mg）

呋塞米（呋塞米）注射液　20～40mg　Ⅳ

（6）慢性心力衰竭

处方　地高辛　0.25mg　po　qd（用6～7天）

（7）妊高征并发心力衰竭时应给扩血管药。首选酚妥拉明，酌情选用硝普钠或硝酸甘油。

（8）对扩张性心肌病者还应酌情使用激素，有血栓形成者加用抗凝药。

6.心脏手术的指征

一般不主张在孕期手术，尽可能在幼年、孕前或延至分娩后再行心脏手术。若妊娠早期出现循环障碍症状，孕妇不愿做人工流产，内科治疗效果不佳，手术操作不复杂，可考虑手术治疗，手术宜在妊娠12周以前进行，在手术前注意保胎及预防感染。

第二节　妊娠合并糖尿病

【概述】

糖尿病是一种以糖代谢紊乱为主要表现的内分泌代谢疾病，主要是由于 患者体内胰岛素相对或绝对不足所致。妊娠合并糖尿病包括两种情况，即妊娠前已有糖尿病和妊娠后才发生或首次发现的糖尿病，后者又称妊娠糖尿病。

【病史采集】

（1）现病史　患者就诊时应仔细询问末次月经，预产期；孕前有无糖尿病病史，孕前孕后有无多饮、多尿、多食、消瘦，有无反复出现外阴瘙痒，伤口是否容易化脓感染；妊娠反应如恶心呕吐是否较严重，妊娠期有无腹部明显膨隆、沉重、两肋胀痛、呼吸困难，有无体重增加迅速，有无水肿的部位、是否为凹陷性水肿，尿量有无减少，产前检查的情况；有无外院诊断治疗情况，疗效如何。

（2）既往史　询问既往有无类似发作史，有无复杂性外阴阴道假丝酵母菌病等，有无药物、食物过敏等。

（3）月经分娩史　询问既往有无反复自然流产、死胎或分娩足月呼吸窘迫综合征（RDS）儿、巨大儿、畸形儿史等。

（4）家族史　有无糖尿病家族史。

【体格检查】

测量孕妇的体重，注意有无高血压、水肿、皮肤有无伤口化脓感染，检查宫高、腹围和胎先露、胎方位、胎心音情况。

【辅助检查】

（1）尿糖　初次产前检查，常规查尿糖。

（2）血糖测定　2次或2次以上空腹血糖≥5.8mmol/L者，可诊断为糖尿病。

（3）糖筛查试验　建议在妊娠24～28周进行GDM筛查。葡萄糖粉50g，溶于200mL水中，5min内服完，其后1h测血糖值，血糖≥7.8mmol/L为糖筛查异常。血糖≥11.2mmol/L的孕妇，为GDM的可能性极大。对糖筛查异常的孕妇检查空腹血糖，空腹血糖异常可诊断为糖尿病，空腹血糖正常者再进一步行糖耐量试验。

（4）糖耐量试验（OGTT）　OGTT前3天正常饮食，每日碳水化合物控制在150～200g以上，禁食8～14h后查空腹血糖，然后将75g葡萄糖溶于200～300mL水中，5min服完，服葡萄糖后1h、2h、3h分别抽取静脉血，查血浆葡萄糖值。诊断标准：空腹5.6mmol/L，1h 10.3mmol/L，2h 8.6mmol/L，3h 6.7mmol/L；其中有2项或2项以上达到或超过正常值，可诊断为妊娠糖尿病；仅1项高于正常值，诊断为糖耐量异常。

（5）肾功能、血脂测定，必要时查糖化血红蛋白、尿培养、血气分析。

（6）胎儿肝肾B超、心电图。

（7）眼底检查　增生性视网膜病变或玻璃体积血。

【诊断】

1.妊娠合并糖尿病诊断要点

（1）妊娠前已确诊为糖尿病。

（2）妊娠前从未进行过血糖检查，孕期有以下表现者亦应高度怀疑为孕前糖尿病，待产后进行血糖检查以进一步确诊。

①孕期出现多饮、多食、多尿、体重不升或下降，甚至并发酮症酸中毒，同时血糖明显升高，随机血糖在11.1mmol/L（200mg/dL）以上者。

②妊娠20周之前，空腹血糖（FBG）升高达7.0mmol/L（125mg/dL）以上。

2.妊娠期糖尿病的诊断

（1）病史及临床表现　凡有糖尿病家族史、孕期尿糖多次检测为阳性、年龄小于30岁、孕妇体重＞90kg，有复杂性外阴或阴道假丝酵母菌病、反复自然流产、死胎或分娩足月RDS儿、巨大儿、畸形儿史，本次妊娠胎儿偏大或羊水过多者，为GDM的高危人群。

（2）实验室检查

①血糖测定　2次或2次以上空腹血糖≥5.8 mmol/L者，可诊断为糖尿病。

②OGTT 4项值中有2项或2项以上达到或超过正常值。

③糖筛查试验1 h血糖≥11.1 mmol/L（200 mg/dL），以及FBG≥5.8 mmol/L（105 mg/dL）。

④糖耐量异常　OGTT 4项值中任何一项异常。

3.妊娠合并糖尿病的分期

依据患者发生糖尿病的年龄、病程以及是否存在血管并发症等进行分期（White分类法），有助于判断病情的严重程度及预后。

（1）A级　妊娠期出现或发现的糖尿病。

（2）B级　显性糖尿病，20岁以后发病，病程＜10年。

（3）C级　发病年龄在10～19岁，或病程达10～19年。

（4）D级　10岁以前发病，或病程≥20年，或合并单纯性视网膜病。

（5）F级　糖尿病肾病。

（6）R级　眼底有增生性视网膜病变或玻璃体积血。

（7）H级　冠状动脉粥样硬化性心脏病。

（8）T级　有肾移植史。

【鉴别诊断】

本病需与孕期生理性糖尿病鉴别。

【治疗】

1.妊娠前咨询可否妊娠

①糖尿病妇女于妊娠前即应确定糖尿病的严重程度。D级、F级、R级糖尿病患者一旦妊娠，对母儿危险均较大，应避孕，不宜妊娠。若已妊娠应尽早终止。

②器质性病变较轻、血糖控制良好者，可在积极治疗、密切监护下继续妊娠。

③从孕前开始，在内科医师协助下严格控制血糖值。确保受孕前、妊娠期及分娩期血糖在正常范围。

2.糖代谢异常孕妇的管理

（1）一般治疗

①饮食疗法　糖尿病患者于妊娠期饮食控制十分重要。部分妊娠期糖尿病孕妇仅需饮食控制即可维持血糖在正常范围。目标：保证母亲和胎儿必需营养；维持正常血糖水平；预防酮症；保持正常的体重增加。孕早期糖尿病孕妇需要热量与孕前相同。孕中期以后，每周热量增加3%～8%。其中糖类（碳水化合物）占40%～50%，蛋白质20%～30%，脂肪30%～40%。控制餐后1h血糖值在8mmol/L以下。此外每日补充钙剂1～1.2g，叶酸5mg，铁剂15mg。

②运动疗法　孕妇心率＜140次/分；每次运动时间不应少于15min，运动幅度以轻中度为宜；运动后适当增加饮食或减少胰岛素用量；孕妇基础体温不宜高于30℃。

（2）药物治疗　磺胺类及双胍类降糖药均能通过胎盘，干扰胎儿代谢，有导致胎儿死亡或畸形的危险，因此孕妇不宜口服降糖药物治疗。对饮食治疗不能控制的糖尿病，胰岛素是主要的治疗药物。

处方一　适用于妊娠期单纯饮食疗法血糖控制不理想的患者。

胰岛素注射液　0.2U/（kg·d）ih

处方二　适用于分娩期控制血糖。

10%葡萄糖注射液　500mL

胰岛素注射液　12U　　Ⅳ　drip　qd

（3）妊娠糖尿病酮症酸中毒的处理

处方一　0.9%氯化钠注射液　　500mL

胰岛素注射液　0.1U/（kg·h）　Ⅳ　drip（5U/h）

处方二　5%葡萄糖注射液　　500mL

胰岛素注射液　0.1U/（kg·h）　Ⅳ　drip

处方三　5%碳酸氢钠注射液　250mL　Ⅳ　drip

（4）孕期母儿监护

①孕期应密切监测血糖变化，及时调整胰岛素用量以防发生低血糖。孕早期每周检查1次至妊娠第10周。孕中期应2周检查1次。

②妊娠20～22周常规B超检查，除外胎儿畸形。妊娠28周后应每4～6周复查1次B超，监测胎儿发育、羊水情况以及胎儿血流等。

③每月测定肾功能及糖化血红蛋白含量，同时进行眼底检查。妊娠32周以后应每周检查1次。注意血压、水肿、尿蛋白情况。必要时及早住院。对有可能提前终止妊娠者应评价胎肺成熟度。

（5）终止妊娠的时间 原则应在加强母儿监护、控制血糖的同时，尽量推迟终止妊娠时机。

①若血糖控制良好，孕晚期无合并症，胎儿宫内状态良好，应等待至近预产期（38~39周）终止妊娠。

②若血糖控制不满意，伴有血管病变，合并重度子痫前期、严重感染，胎儿生长受限、胎儿窘迫，均应及早抽取羊水，立即胎肺成熟情况并注入地塞米松促进胎儿肺成熟，胎肺成熟后应立即终止妊娠。糖尿病孕妇经静脉应用地塞米松促胎肺成熟可使血糖明显升高，应注意调整胰岛素用量。

（6）分娩方式

①有巨大胎儿、胎盘功能不良、胎位异常或其他产科指征者，应行剖宫产。糖尿病并发血管病变者，多需提前终止妊娠，并常选择剖宫产。

②阴道分娩过程中，应随时监测血糖、尿糖和尿酮体，使血糖不低于5.6mmol/L（100mg/dL），以防发生低血糖。产程中应密切监测宫缩、胎心音变化，避免产程延长，应在12h内结束分娩，产程＞16h易发生酮症酸中毒。

（7）新生儿护理

①新生儿出生时应取脐血检测血糖。足月新生儿血糖＜2.22mmol/L可诊断为新生儿低血糖。

②无论体重大小均按早产儿处理。注意保温、吸氧，提早喂糖水，早开奶。新生儿娩出后30min开始定时滴服25%葡萄糖液。

③注意防止低血糖、低血钙、高胆红素血症及RDS发生。多数新生儿在生后6h内血糖恢复正常值。接受胰岛素治疗的母亲，哺乳不会对胎儿产生不利影响。

（8）产后处理 分娩后由于胎盘排出，抗胰岛素的物质迅速下降，故产后24h内的胰岛素用量应减至原用量的一半，48h减少至原用量的1/3，有的患者甚至完全不需要用胰岛素治疗。

第三节　妊娠合并贫血

【概述】

贫血是妊娠期最常见的并发症，属高危妊娠范畴。由于妊娠期血容量增加，且血浆增加多于红细胞增加，血液呈稀释状态，又称“生理性贫血”。

【病史采集】

（1）现病史　患者就诊时应详细询问末次月经，预产期；产前检查的情况，有无孕早期呕吐、胃肠功能紊乱导致的营养不良；有无乏力、头晕、心悸、气短、食欲不振、腹胀、腹泻等贫血症状；有无手足麻木、针刺、冰冷等感觉异常以及行走困难周围神经炎症状；有无出现食欲不振、恶心、呕吐、腹泻、腹胀、舌炎、舌乳头萎缩等消化道症状；有无发热、皮肤黏膜出血；外院诊断治疗情况，疗效如何。

（2）既往去史　询问既往有无月经过多等慢性失血性疾病、营养不良类似发作史，有无感染、系统性疾病、结石、创伤、结核等，有无药物、食物过敏史等。

（3）月经分娩史　有无月经过多；有无产时失血过多的分娩史。

（4）个人史　是否长期偏食。

【体格检查】

注意有无发热、高血压，有无贫血，皮肤有无出现紫癜，有无肝脾肿大。检查宫高、腹围和胎先露、胎方位、胎心音情况。

【辅助检查】

（1）实验室检查　血常规，尿常规，粪常规，电解质测定，肝肾功能，血清铁，血清叶酸。

（2）器械检查　肝、肾、胰、脾B超，胎儿B超，心电图。

（3）特殊检查　骨髓象检查（有条件的医院）。

【诊断】

（一）诊断标准与分度

（1）世界卫生组织标准　孕妇外周血血红蛋白（Hb）$<$110g/L及血细胞比容$<$0.33为妊娠期贫血。

（2）我国多年沿用的标准　孕妇外周血血红蛋白$<$100g/L、红细胞计数（RBC）$<3.5\times1012$个/L，或血细胞比容$<$0.30。

（3）妊娠期贫血程度的分度　一般可分为4度。

①轻度　RBC（3.0～3.5）× 10^{12}个/L，Hb 91～100 g/L。

②中度　RBC（2.0～3.0）× 10^{12}个/L，Hb 61～91 g/L。

③重度　RBC（1.0～2.0）× 10^{12}个/L，Hb 31～60 g/L。

④极重度　RBC ≤ 1.0 × 10^{12}个/L，Hb ≤ 30 g/L。

对多数贫血孕妇来说，母儿预后并不主要取决于贫血程度，更重要的是贫血原因。

（二）缺铁性贫血

（1）病史　既往有月经过多等慢性失血性疾病史；有长期偏食、孕早期呕吐、胃肠功能紊乱导致的营养不良等病史。

（2）临床表现 轻者无明显症状；重者可有乏力、头晕、心悸、气短、食欲不振、腹胀、腹泻，皮肤黏膜苍白，皮肤、毛发干燥，指甲脆、薄以及口腔炎、舌炎等。

（3）实验室检查

①血象　外周血涂片为小细胞低色素性贫血。血红蛋白＜100 g/L；红细胞＜3.5 × 10^{12}个/L；血细胞比容＜0.30；红细胞平均体积（MCV）＜80 fl。而白细胞及血小板计数均在正常范围。

②血清铁浓度能灵敏反映缺铁状况，正常成年妇女血清铁为7～27 μmol/L，若孕妇血清铁＜6.5 μmol/L（35 μg/dL），可诊断为缺铁性贫血。

③骨髓象　红系造血呈轻度或中度活跃，以中晚幼红细胞增生为主，骨髓铁染色可见细胞内外铁均减少，尤以细胞外铁减少明显。

【鉴别诊断】

本病应与巨幼细胞性贫血、再生障碍性贫血等疾病相鉴别。

【治疗】

治疗原则是补充铁剂和去除导致缺铁性贫血的原因。

（1）一般治疗　加强营养，鼓励孕妇进食高蛋白质及含铁丰富的饮食，对胃肠道功能紊乱和消化不良给予对症处理等。

（2）补充铁剂　以口服给药为主。

处方一　硫酸亚铁　0.3 g　po　tid

维生素C　0.3 g　po　tid

③口服铁剂的不良反应有恶心、呕吐、上腹痛、便秘及排黑便。腹泻及溃疡 患者慎用，铁过敏者禁用。硫酸亚铁大量服用可致急性中毒，出现胃肠道出血坏死，直至休克。对不宜口服铁剂 患者，如溃疡性结肠炎，可使用注射剂。

处方二　多糖铁复合物　150mg　po　bid或tid

处方三　葡萄糖酐铁　50mg　im（深部）qd或qod

或　山梨醇铁　50～100mg　im（深部）qd

（3）输血　血红蛋白＜60g/L、接近预产期或短期内需行剖宫产术者，应少量多次输血，避免加重心脏负担诱发急性左心衰竭。有条件者输浓缩红细胞。

（4）产时及产后的处理　中重度贫血产妇临产后应配血备用。酌情给维生素K_1、卡巴克洛、维生素C等。严密监护产程，防止产程过长，可阴道助产缩短第二产程，但应避免产伤的发生。积极预防产后出血，当胎儿前肩娩出后，肌内注射或静脉注射缩宫素10U或麦角新碱0.2 mg，或当胎儿娩出后肛门置入前列腺素E 1mg。出血多时应及时输血。产程中严格无菌操作，产后应用广谱抗生素预防感染。

（三）巨幼细胞性贫血

【诊断】

（1）贫血　本病多发生于妊娠中晚期，起病较急，贫血多为中度、重度。表现为乏力、头晕、心悸、气短、皮肤黏膜苍白等。

（2）消化道症状 食欲不振、恶心、呕吐、腹泻、腹胀、舌炎、舌乳头萎缩等。

（3）周围神经炎症状　手足麻木、针刺、冰冷等感觉异常以及行走困难等。

（4）其他　低热、水肿、脾肿大、表情淡漠者也较常见。

（5）实验室检查

①外周血象　为大细胞性贫血，血细胞比容降低，红细胞平均体积（MCV）＞100fl，红细胞平均血红蛋白含量（MCH）＞32pg，大卵圆形红细胞增多、中性粒细胞核分叶过多，网织红细胞大多减少，血小板通常减少。

②骨髓象 红细胞系统间巨幼细胞增多，巨幼细胞系列占骨髓细胞总数的30%～50%，核染色质疏松，可见核分裂。

③血清叶酸值＜6.8mmol/L（3ng/mL）、红细胞叶酸值＜227nmol/L，提示叶酸缺乏。若叶酸值正常，应测孕妇血清维生素B_{12}值，若＜74pmol，提示维生素B_{12}缺乏。叶酸和（或）维生素B_{12}缺乏的临床症状，而叶酸缺乏无神经系统症状。

【鉴别诊断】

本病应与缺铁性贫血、再生障碍性贫血等疾病相鉴别。

【治疗】

（1）一般治疗　加强孕期营养指导，改变不良饮食习惯，多食新鲜蔬菜、水果、瓜豆类、肉类、动物肝脏及肾脏等食物。对有高危因素的孕妇，应从妊娠3个月开始每日口服叶酸0.5～1mg，连续8～12周。

（2）补充叶酸

处方　叶酸　5mg　po　tid

或　叶酸　15mg　po　qd

（3）补充维生素B_{12}

处方　维生素　B_{12}　100μg　im　qd

（四）再生障碍性贫血（再障）

【诊断】

主要表现为进行性贫血、皮肤及内脏出血及反复感染。可分为急性型和慢性，孕妇以慢性型居多。贫血呈正常细胞性，全血细胞减少。骨髓象见多部位增生减低或重度减低，有核细胞甚少，幼粒细胞、幼红细胞、巨核细胞均减少，淋巴细胞相对增高。

【鉴别诊断】

本病应与缺铁性贫血、巨幼细胞性贫血等疾病相鉴别。

【治疗】

（1）妊娠期

①治疗性人工流产　再障患者在病情未缓解之前应避孕，若已妊娠，在妊娠早期应在做好输血准备的同时行人工流产。妊娠中晚期患者，因终止妊娠有较大危险，应加强支持治疗，在严密监护下继续妊娠直至足月分娩。

②支持疗法　注意休息，左侧卧位，加强营养，间断吸氧，少量、间断、多次输入新鲜血，提高全血细胞。或间断成分输血，可输入白细胞、血小板及浓缩红细胞。

③有明显出血倾向者，给予肾上腺皮质激素治疗，如泼尼松10mg，每日3次，口服，但皮质激素抑制免疫功能，易致感染，不宜久用。也可用蛋白合成激素，如羟甲烯龙5mg，每日2次，口服，有刺激红细胞生成的作用。

④预防感染　选用对胎儿无影响的广谱抗生素。

（2）分娩期　尽量经阴道分娩，缩短第二产程，防止第二产程用力过度早产脑出血等重要脏器出血或胎儿颅内出血。可适当助产，但要防止产伤。产后仔细检查软产道，认真缝合伤口，防止产道血肿形成。有产科手术指征者，行剖宫产术时一并将子宫切除为宜，以免引起产后出血及产褥感染。

（3）产褥期　继续支持疗法，应用宫缩剂加强宫缩，预防产后出血及用广谱抗生素预防感染。

第四节　妊娠合并甲状腺功能亢进

【概述】

甲状腺功能亢进（简称甲亢），是体内甲状腺激素过高，引起机体的神经、循环、消化等系统兴奋性增高和代谢亢进的内分泌疾病。由于妊娠期间各种内分泌腺及各器官系统都会发生一系列的生理变化，又涉及母体与胎儿，故妊娠合并甲亢在诊断、治疗上与非孕期不尽相同。轻症或经治疗后得到较好控制的甲状腺功能亢进一般不影响妊娠，重症不易控制的甲亢可引起畸形、流产、早产或死胎，发生甲亢引起的心力衰竭，甚至发生甲状腺危象。

【病史采集】

（1）现病史　主要是针对患者主诉进行有针对性的问诊，如果甲状腺肿大需要询问患者颈部肿块的发现经过、增长速度，有无短期内迅速增大病史，有无局部红肿、疼痛，有无发热。怀疑伴有甲状腺功能异常时，需要询问有无近期体重减轻、心悸、脉快、多汗、怕热、疲乏、两手颤动、易激动、食欲亢进、腹泻、失眠等症状；如果患者伴有眼征则需要询问有无多泪、畏光、眼胀、眼内异物感以及眼睑肿胀等眼部症状。同时结合本次妊娠详细询问末次月经，预产期；产前检查的情况，有无出现下腹痛和阴道流血；有无胎动异常等情况。

（2）既往史　询问以往是否有甲亢、高血压、心脏病病史，有无脾功能亢进或髓样癌或嗜铬细胞瘤等病史。怀疑甲状腺炎者需要注意有无近期上呼吸道感染病史。

（3）个人史　询问居住区，是否为单纯性甲状腺肿流行区，有无颈部接受辐射史及有无烟酒嗜好。

（4）家族史　询问直系亲属中有无甲状腺疾病患者。

【体格检查】

注意测量体重，血压，观察有无皮肤潮红、潮湿，皮温升高，有无突眼，有无甲状腺肿大，注意甲状腺肿大的程度，甲状腺肿物的位置、大小、质地、活动度、是否与周围组织粘连、有无震颤、搏动及血管杂音，有无手抖，有无心率快，有无心脏杂音。

【实验室检查】

妊娠期甲亢的临床症状与非孕期相同。如甲状腺肿大，心悸心动过速，多汗，怕热，食欲亢进而体重减轻，疲乏，腹泻，手指震颤，甲状腺肿大，突眼等。在早孕时甲亢症状可一过性加重，中晚期较稳定。有典型症状及体征者，诊断并不困难。实验室检查有助于确，诊FT_3及FT_4是诊断的主要指标，甲亢者明显升高T_3，T_4及甲状腺结合球蛋白也明显升高。TSH则受抑制而降低。注意：甲亢的某些症状及体征如心动过速，怕热，以及甲状腺部位的收缩期杂音可误为妊娠期的生理现象而被忽视。

【诊断】

1.妊娠合并甲亢的诊断要点

（1）孕前甲状腺疾病病史。

（2）症状　多汗、怕热、易激动、心悸，休息时心率超过100次/分，食欲亢进但体重不长甚至减轻，乏力，大便次数增加，夜寐不安。

（3）体征　心率和脉率快；皮肤潮红、湿、皮温升高；脉压＞50 mmHg；突眼；甲状腺肿大可伴有震颤和（或）血管杂音；手指震颤。

（4）实验室检查　是针对甲亢的重要手段。

2.甲状腺危象的诊断要点

（1）诱因　未经诊断的甲亢或虽经诊断为甲亢但未得到充分治疗的患者，在临产、分娩、手术、感染、劳累、心理压力大时，大量甲状腺素释放入血，诱发甲状腺危象。

（2）症状　表现为高热、皮肤潮红、大汗淋漓、心动过速，心率的增快与体温的升高不成比例。严重时出现心律失常、心力衰竭、恶心、呕吐、腹泻、烦躁不安、嗜睡，甚至昏迷。

（3）体征　体温升高，心率加快，脉压大，心力衰竭体征。

（4）实验室检查 肝功能异常，电解质紊乱，酸中毒，低钙，FT3、FT4升高。

【鉴别诊断】

应注意与下列疾病加以鉴别。

1.妊娠期单纯甲状腺肿大 尤其孕妇为神经质者，其精神情绪方面的表现与甲亢孕妇极为相似，但脉搏＜100次/分，脉压＜50mmHg（6.7kPa），手心冷，无微小震颤，膝反射正常，甲状腺肿大不显著，无血管震颤感及杂音可闻，无眼神凝视及突眼。实验室血清检查各项甲状腺功能指标均在妊娠期正常值范围内。

2.亚急性甲状腺炎

（1）甲亢期：为青春期或高龄孕妇妊娠期最常见的甲状腺疾病。患者常有新陈代谢亢进的临床表现，如心悸、怕热、多汗、精神紧张、易怒、手抖等甲亢表现。血清TT4、TT3、FT4、FT3等均有所升高，因而常误诊而给予ATD治疗。但患者常有病毒感染病史、起病急骤、畏寒发热，最富特征的是甲状腺肿大疼痛，肿痛可先从一侧开始，然后扩大至另一侧，继而累及全甲状腺，病变腺体质地坚硬、触痛，在咀嚼、吞咽、转动颈部或低头动作时疼痛加重。血沉明显加速（50～100mm/h）。

（2）缓解期：进入缓解期时甲状腺肿痛减轻，血清T4、T3浓度下降。

3.桥本（Hashimoto）病 是甲状腺肿大主要原因之一，常以不明原因心跳、气短、胸闷、四肢无力为主要症状就诊。其甲亢期与本病鉴别极为困难。这两种自身免疫病可同时并存称Hashitoxicosis。桥本甲状腺炎的甲状腺肿较大，质结实，偶有触痛，甲亢期间实验室血清检查难以鉴别。可用小针穿刺做细胞学检查，结果准确可靠且简单安全。

【治疗】

1.对孕妇的管理

注意休息，避免体力劳动与精神紧张，适当予以镇静药。

处方 地西泮（安定）2.5mg po qd

2.妊娠期严禁用^{131}I进行诊断或治疗

因为胎儿甲状腺在妊娠9～10周就有浓集碘的作用，应用^{131}I后影响胎儿甲状腺发育，有可能造成先天性甲状腺功能减退（甲低）。^{131}I有放射性，有致畸的可能。

3.抗甲亢药物治疗

原则是既要控制甲亢发展，又要确保胎儿正常发育，安全度过妊娠及分娩。尽量少用甲状腺药物。

（1）轻度甲亢　只需注意休息和适当予以镇静药。如果入睡时脉率≤80次/分，一般不需用抗甲状腺药物。

（2）中重度甲亢　药物以抗甲状腺药和β受体阻滞剂为主。

处方一　丙硫氧嘧啶　100mg　po　q8h

处方二　甲巯咪唑　5mg　po　q8h

处方三　普萘洛尔　10mg　po　tid

（3）甲状腺危象的抢救措施

①对症治疗　包括高热时用物理及药物降温，纠正水、电解质紊乱及酸碱平衡失调，吸氧，补充营养及维生素，必要时人工冬眠。

②药物治疗

处方一　丙硫氧嘧啶　首剂　300～600mg　po　st

6h后　150～300mg　po　q6h

处方二　饱和碘化钾　5滴/次　q6h　20～30滴/日

或10%葡萄糖注射液　500mLiv drip

碘化钠溶液　0.5～1.0g

处方三　普萘洛尔　10～20mg　po　tid

氢化可的松　10mg　Ⅳ drip

或　地塞米松　10～30mg　Ⅳ drip

③分娩前发病者，待病情稳定后2～4h结束分娩，以剖宫产为宜。术后给予大剂量广谱抗生素控制感染（可选择以下一种处方）。

处方一 0.9%氯化钠注射液　100mL

头孢唑啉　1.5g　Ⅳ drip　q8h（AST）

处方二 0.9%氯化钠注射液　100mL

青霉素　240万单位　Ⅳ drip　q8h（AST）

处方三 0.9%氯化钠注射液　100mL

头孢哌啶/舒巴坦　1.5g　Ⅳ drip　q8h（AST）

处方四 0.9%氯化钠注射液　100mL

克林霉素0.6g　Ⅳ drip　bid

4.妊娠期甲亢手术治疗指征

药物治疗不能控制甲亢症状，或疑有癌变者，至妊娠中期可考虑行甲状腺部分切除术。

5.产科处理

（1）妊娠期　甲亢孕妇的胎儿易发生胎儿生长受限，新生儿出生体重偏低，孕期应加强监护。注意宫高、腹围增长，每1～2个月进行胎儿超声检查，估计胎儿体重。发现FGR时应住院治疗。孕期避免感染、精神刺激和情绪波动，避免甲状腺危象发生。妊娠37～38周入院监护，并决定分娩方式。

（2）分娩期　除有产科因素外，应尽量经阴道分娩。临产后给予精神安慰，减轻疼痛（地西泮10mg肌内注射），吸氧，注意补充能量，缩短第二产程。病情重者行手术助产。无论经阴道分娩还是剖宫产均应预防感染，预防发生并发症，注意产后出血及甲状腺危象。

6.新生儿的处理

出生时留脐血检查T_3、T_4及促甲状腺激素（TSH）水平。注意甲状腺大小，有无杂音，有无甲亢或甲状腺功能减退的症状和体征。

7.产后哺乳问题

部分甲亢患者产后有病情加重倾向，不但需要继续用药，且需增加药量。丙硫氧嘧啶可通过乳腺组织到达乳汁，但乳汁含丙硫氧嘧啶量很少，24h内乳汁含量为母亲口服量的0.07%。据此，母亲服用丙硫氧嘧啶哺育婴儿是安全的。如能定期监测婴儿甲状腺功能则更理想。

第五节　妊娠合并急性阑尾炎

【概述】

急性阑尾炎是妊娠期最常见的外科疾病，由于妊娠期腹腔组织疏松，毛细血管壁通透性增高，大网膜与肠段被妊娠子宫推向上方，故妊娠期急性阑尾炎的症状常不典型，增加了诊断难度，使孕妇和胎儿的并发症发生率和死亡率大大提高。因此应掌握妊娠期阑尾炎的特点，早期诊断和及时处理对预后有重要影响。

【病史采集】

（1）现病史 患者就诊时应仔细询问末次月经，预产期；产前检查的情况；胎动的情况；有无腹痛、腹痛的时间、诱因、性质、特点，上方为转移性右下腹疼痛；有无发热，恶心、呕吐，食欲不振、便秘和腹泻；外院诊断治疗情况，疗效如何。

（2）既往史 询问既往有无类似发作史，有无感染、系统性疾病、结石、创伤、结核、肿瘤等，有无药物、食物过敏史等。

【体格检查】

注意有无发热，有无右下腹麦氏点或髂嵴上压痛、反跳痛或伴有肌紧张，有无腰大肌试验阳性。检查宫高。腹围和胎先露、胎方位，胎心音情况。

【实验室检查】

血白细胞计数 正常妊娠期白细胞在（6～16）$\times 10^9$/L。分娩期可高达（20～30）$\times 10^9$/L。因此白细胞计数对诊断帮助不大。如白细胞持续$\geqslant 18\times 10^9$/L或计数在正常范围但分类有核左移也有意义。

超声检查可发现肿大的阑尾呈多层管状结构，准确性与非孕期相同，且方便安全，但以妊娠前半期诊断效果较好，妊娠晚期由于子宫增大，盲肠移动使检查有一定困难。

腹腔镜检查对疑有阑尾炎的患者既可用于诊断和鉴别诊断，同时又可进行治疗，国外文献报道对疑有阑尾炎的非孕妇腹腔镜检查是普遍的而且安全的，但对妊娠期阑尾炎，多数人认为腹腔镜对妊娠中期前患单纯性阑尾炎或化脓性阑尾炎尚无穿孔或脓肿形成时是可行的，并可进行鉴别诊断，但操作时间不宜过长，以免对母婴造成危害，晚期妊娠因子宫过大，暴露困难，对母儿有一定危险性不宜使用。

CT及X线应用于妊娠期阑尾炎诊断和鉴别诊断时须慎重选择。

【诊断】

（1）重要性右下腹疼痛 上腹部或脐部不适或腹痛，继而转移至右下腹。

（2）消化道症状 恶心、呕吐、发热、食欲不振、便秘和腹泻。

（3）体征

①妊娠早期 右下腹麦氏点或髂嵴上压痛、反跳痛或伴有肌紧张。腰大肌试验阳性。甚至出现腹肌紧张、压痛、反跳痛等腹膜刺激征。

②妊娠中晚期 腹痛和压痛的位置逐渐上升，甚至可达右肋下肝区。阑尾位于子

宫背面时，疼痛可位于右侧腰部。增大的子宫颈壁腹膜向前顶起，故压痛，反跳痛和肌紧张常不明显。

（4）实验室检查　血白细胞可增高。白细胞计数＞15×10^9个/L时有诊断意义。

【鉴别诊断】

临床医师在对妊娠期急腹痛的患者进行诊断时，必须掌握妊娠期阑尾炎临床表现的特点，并与妇产科疾病如早产、临产时的宫缩痛、附件扭转、黄体破裂、异位妊娠、胎盘早剥、子宫肌瘤变性、圆韧带综合征等相鉴别；在孕妇有上消化道症状及上腹痛时尚须与上腹部内外科急诊相鉴别，如急性胃肠炎、胆囊炎、胆石症、胰腺炎、肠梗阻、右侧输尿管结石、肠系膜淋巴结炎等。

1.卵巢肿瘤蒂扭转 多见于妊娠早、中期及产后，常有下腹部包块史，表现为突发性、持续性下腹痛，如肿瘤血运受阻，肿瘤坏死，可有局限性腹膜炎表现。双合诊检查，可触及囊性或囊实性包块，有触痛，B超可明确诊断。

2.异位妊娠破裂 应与妊娠早期急性阑尾炎鉴别。患者停经后可有小量不规则阴道出血，持续性下腹痛和肛门坠胀感。双合诊检查，宫颈举痛明显，后穹隆可饱满、触痛，右附件区可触及包块，B超显示盆腔内有液性暗区，如后穹隆穿刺抽出不凝血，即可确诊。

3.右侧急性肾盂肾炎 起病急骤，一般寒战后出现高热，疼痛始于腰骶部，沿输尿管向膀胱部位放射，同时伴有尿痛、尿频、尿急等膀胱刺激症状。查体右侧肾区叩击痛明显，上输尿管点和肋腰点有压痛，无腹膜刺激症状。尿常规镜下可见大量脓细胞和白细胞管型。

4.右侧输尿管结石 绞痛剧烈，疼痛部位在腰胁部，向大腿内侧和外生殖器放射。实验室检查尿中可见红细胞，X线或B超显示尿路结石即可确诊。

5.胆绞痛 多见于急性胆囊炎和胆石症。疼痛多见于右上腹肋缘下，阵发性绞痛，夜间多发，可向右肩部、右肩胛下角或右腰部放射。80%的患者可有寒战、发热、恶心、呕吐，亦可有阻塞性黄疸。X线、B超或胆囊造影可协助诊断。

6.上消化道溃疡急性穿孔 常有溃疡病史，一般为全腹疼痛，查体腹肌紧张，压痛反跳痛明显。X线立位检查多有膈下游离气体，可协助诊断。

7.胎盘早剥 应与妊娠晚期急性阑尾炎鉴别。胎盘早剥常有妊高征和外伤史，腹痛剧烈，检查子宫坚硬，僵直性收缩，胎心变慢或消失，产妇可有急性失血及休克症状。腹部B超显示胎盘后血肿，可明确诊断。

【治疗】

1.处理原则 一旦诊断应立即手术。鉴于妊期急性阑尾炎的诊断较非孕期困难，若漏诊而导致穿孔、腹膜炎，将明显增加母儿死亡率。因此不论在任何妊娠期，高度怀疑阑尾炎时，应放宽开腹指征，一定比例的阴性开腹是允许的。根据瑞典文献总结778例疑急性阑尾炎中，总手术诊断符合率为65%，早妊期手术诊断符合率可达77%，而中孕期为57%。Cunningham等（2001）强调，即使因误诊而切除了一条正常阑尾也比延误手术时机而致阑尾穿孔、腹膜炎、流产为好。Sharp（1994）总结自1963～1985年6篇文献妊娠期阑尾炎712例中阴性开腹率为20%～30%。但Sharp也指出，在开腹探查阑尾正常时，应仔细寻找其他产科及非产科急腹症。

2.手术注意事项

（1）手术切口：早妊期可采取麦氏切口，中孕期及晚期取右腹直肌旁切口为宜，同时将手术床向左倾斜30°，使增大的子宫左移，便于暴露阑尾。

（2）手术操作轻柔，用纱布保护切口，尽量避免刺激子宫。手术中尽量避免缺氧与低血压，以免胎儿受损。

（3）如阑尾已穿孔应切除阑尾，如阑尾坏死形成脓肿，则应在腹腔放引流，不要做阴道引流。

（4）除非有产科指征，原则上仅处理阑尾炎而不同时做剖宫产。孕末期如已发展成腹膜炎或腹腔脓肿时，可以同时做剖宫产，但这样可能明显增加产妇的病死率。

（5）术后给大量抗生素。如已近产期可任其自然分娩，如离产期尚远则可给镇静药保胎治疗。在选用宫缩抑制剂时要慎用β受体兴奋剂，如利托君或沙丁胺醇等，现已发现妊娠期急性阑尾炎并肺损害与上述药物有关。De Veciana等（1994）报道49例妊娠并阑尾炎中9例（18%）有肺损害，其中2例成人呼吸窘迫综合征与7例肺水肿，与输液过多及用宫缩抑制剂有关。

（6）分娩后子宫缩小，可使原来局限的脓肿扩散到腹腔，此时应急诊开腹引流。

妊娠期用腹腔镜做阑尾切除术虽有报道，如Reedy等（1997）报道妊娠20周以前用腹腔镜与开腹探查术比较围生儿预后无差别。但因经验尚少，其应用价值尚待评估。

第十四章　异常分娩

分娩过程能否顺利完成取决于产力、产道、胎儿和精神心理四大因素。任何一个或一个以上因素发生异常，以及四个因素间不能相互适应，而使分娩进展受到阻碍，称异常分娩，通常称难产。

第一节　产力异常

【概述】

正常宫缩有一定节律性、极性和一致性，并有相应的强度和频率。出现异常时，则称为产力异常，分为宫缩乏力、不协调及亢进三种，以宫缩乏力最常见。子宫收缩乏力，宫缩可自分娩开始时即微弱无力，亦可在开始时正常，其后逐渐变弱，前者称“原发性宫缩乏力”，后者为“继发性宫缩乏力”。二者的原因及临床表现相似，但后者多继发于机械性梗阻。

一、协调性子宫收缩乏力

【临床表现】

①宫缩乏力多发生在产程一开始（原发性宫缩乏力），也可发生在活跃后期或第二产程（继发性宫缩乏力）。

②宫缩持续时间短，间歇时间长且不规律，宫缩＜2次/10分。

③子宫收缩力弱，宫腔内压＜2kPa，宫缩高峰时宫体隆起不明显，以手指按压宫底部肌壁仍可出现凹陷。

④宫口不能如期扩张，胎先露不能如期下降，产程进展缓慢甚至停滞。

【产程曲线异常】

可出现下列一种或数种异常。

（1）潜伏期延长　潜伏期≥16h。

（2）活跃期延长　活跃期≥8h。

（3）活跃期停滞　进入活跃期后，宫口扩张停止达2h。

（4）第二产程延长　进入第二产程，初产妇超过2h，经产妇1h为分娩。

（5）第二产程停滞　进入第二产程达1h胎头下降无进展。

（6）胎头下降延缓　活跃晚期胎头下降速度<1cm/h。

（7）胎头下降停滞　活跃晚期胎头停留在原处不下降达1h以上。

（8）滞产　总产程超过24h。

【治疗】

针对产程的不同时期，采取相应的措施。

1.第一产程

（1）运用四步触诊法复查胎产式及胎方位，重新估计胎儿大小。

（2）阴道检查　了解宫颈口扩张程度，宫颈有无水肿，胎方位、胎先露高低及胎头水肿有无和大小；了解骨盆大小、形态，除外头盆不称。如发现产道和（或）胎位异常，估计不能经阴道分娩者，及时施行剖宫产术。

（3）估计可经阴道分娩而胎儿监测无窘迫窒息，采取下列措施。

①鼓励进食　摄入不足者，可予补液，纠正酸中毒、电解质紊乱。

处方一　10%葡萄糖注射液　500～1000mL

维生素C 2.0g　　　　　　　Ⅳ　drip

②产妇极度疲劳时，可予镇静。

处方二　哌替啶 50～100mg　im（潜伏期）

硝　地西泮　10mg　iv（缓慢）

③经以上处理2～4h后，如子宫收缩不见转强，或宫口无进展应加强子宫收缩，按下列步骤进行。

a.嘱排空膀胱　排尿困难而膀胱胀满者，应予导尿。

b.破膜　宫口扩张≥3cm、头盆不称、胎头已衔接者，可行人工破膜。破膜前必须检查有无脐带先露，破膜应在宫缩间歇、下次宫缩将开始时进行。破膜后注意羊水流出量，颜色及性状。

c.静脉滴注催产素　破膜后0.5～1h，如宫缩不见转强，静脉滴注催产素加强宫缩。

处方三　5%葡萄糖注射液　500mL

缩宫素　2.5U　　　　　　Ⅳ　drip（从4～5滴/分开始，根据宫缩调节滴数）

④地西泮静脉注射。

处方四　地西泮　10mg　iv（缓慢）q4～6h

2.第二产程

（1）无头盆不称　加强宫缩，给予缩宫素静脉滴注促进产程进展。

（2）头盆不称或胎儿窘迫　及时施行剖宫产术。

（3）胎头双顶径已过坐骨棘平面　等待自然分娩或必要时助产。

3.第三产程

预防产后出血。

处方　麦角新碱　0.2mg　Ⅳ

或　缩宫素　10U　Ⅳ

5%葡萄糖注射液　500mL

缩宫素　10～20U　　　　Ⅳ　drip

二、不协调性子宫收缩乏力

【诊断】

（1）常与不适当应用缩宫素有关。

（2）临床表现

①宫缩乏力　多发生在产程开始阶段。

②宫缩不协调　宫缩时子宫底部弱，下段强，宫缩间歇期子宫壁不完全松弛。

③产妇自觉下腹部持续疼痛，烦躁不安，可出现电解质紊乱、酸中毒、胎儿窘迫。

④产科检查下腹部压痛，胎位不清，胎心音不规律。

（3）产程图异常 潜伏期延长，活跃期延长或停滞。

（二）治疗方案及原则

（1）处理原则　调节子宫收缩，阻断不协调宫缩，恢复其正常节律性及极性。

（2）潜伏期应用强镇静药，使产妇充分休息。如有缩宫素滴注应暂停。

处方一　哌替啶　100mg　im

处方二　吗啡　10～15mg　im

处方三 地西泮 10mg iv(缓慢)

(3)经处理后，不协调性宫缩未能得到纠正，或伴有胎儿窘迫，或伴有头盆不称，均应行剖宫产术。

三、协调性子宫收缩过强

【诊断】

(1)临床表现

①宫口迅速开张，分娩短时间结束。总产程不足3h为急产，多见于经产妇。

②可出现胎儿宫内窘迫。

(2)子宫收缩过频(大于6次/10分)，收缩力强(持续时间大于60s)

【治疗】

①有急产史者应提前住院待产。

②有临产征象时，及早做好接生及抢救新生儿窒息的准备。

③胎头娩出时，勿使产妇向下屏气。

④产后仔细检查急产软产道，及时缝合裂伤。

⑤因急产而未消毒分娩者，新生儿及早肌内注射精制破伤风抗毒素1500U，产妇给予抗生素预防感染。

⑥新生儿预防颅内出血。

处方 维生素K_1 1mg im qd共用3天

四、不协调性子宫收缩过强

【诊断】

(1)临床表现

①强直性子宫收缩，子宫收缩极为强烈，宫缩间歇期短或无间歇。

②产妇持续性腹痛，烦躁不安，拒按。

③宫缩间歇期短或无间歇，胎位、胎心不清。

④子宫痉挛性狭窄环，不随宫缩上升，有时可出现病理性缩腹环、子宫下段过度拉长、变薄、血尿等先兆子宫破裂征象。

⑤宫颈扩张缓慢，胎先露下降停滞，胎心音可不规律。

(2)可见于不适当应用宫缩药，头盆不称者，或发生胎盘早剥者。

【治疗】

（1）强直性子宫收缩一旦确诊，应寻找原因，及时纠正。停止阴道内操作，停用缩宫素等。

（2）无胎儿窘迫，可给予镇静药。

处方一　哌替啶　100mg　im

处方二　吗啡　10mg　im

（3）予以宫缩抑制剂。

处方一　沙丁胺醇　4.8mg　po

处方二　25%葡萄糖注射液　20mL

25%硫酸镁 20mL　　　　iv（缓慢）

（4）等待异常宫缩自然消失，当宫缩恢复正常时，可行阴道助产或等待自然分娩。若属梗阻性原因，或出现胎儿宫内窘迫不能纠正，应立即行剖宫产术。

第二节　产道异常

【概述】

产道包括骨产道（骨盆腔）及软产道（子宫下段、宫颈、阴道、外阴），是胎儿经阴道娩出的通道。产道异常可使胎儿娩出受阻，临床上以骨产道异常多见。

骨产道异常

骨产道异常系指骨盆结构、形态异常或径线较正常短小，包括骨盆入口平面、中骨盆及出口平面狭窄，以及因发育或疾病、损伤所致的骨盆畸形等。

【诊断】

1.临床表现

（1）骨盆入口平面狭窄

①初产妇近预产期或已临产胎头仍未衔接，可有胎位异常悬垂腹，临产后可出现潜伏期及活跃早期延长。

②常伴有胎膜早破或继发性宫缩乏力。头盆不称时可发生先兆子宫破裂或子宫破裂。

（2）中骨盆及骨盆出口平面狭窄

①中骨盆平面狭窄与骨盆出口平面狭窄常同时存在。

②活跃后期及第二产程延长，甚至第二产程停滞。

③多有继发性宫缩乏力。

④可有持续性枕横位或枕后位。

⑤狭窄程度严重宫缩有较强时，可发生先兆子宫破裂及子宫破裂。

（3）均小骨盆　孕妇身材矮小、体形匀称。

（4）畸形骨盆

①孕妇可有脊髓灰质炎，脊柱和髋关节结核史或外伤史。

②孕妇可有跛足，脊柱及髋关节畸形。

2.骨盆测量

（1）腹部检查　胎头跨耻征可疑阳性或阳性，可能存在骨盆入口平面狭窄。

（2）骨盆测量

①骶耻外径＜18cm，对角径＜11.5cm，为骨盆入口平面狭窄。

②坐骨棘间径＜10cm，坐骨切迹宽度＜2横指，为中骨盆平面狭窄。

③坐骨结节间径＜8cm，坐骨结节间径出口后矢状径＜15cm，为骨盆出口平面狭窄。

④三个平面各径线均小于正常值2cm或更多，为均小骨盆。

⑤米氏菱形窝不对称　骨盆两侧斜径及同侧直径（同侧髂前上棘与髂后上嵴间径）相差大于1cm，为畸形骨盆。

3.产程表现

（1）入口平面狭窄　产程中可以出现原发性宫缩乏力，潜伏期延长，胎头斜径受阻在入口平面。

（2）中骨盆平面狭窄　产程中可以出现继发性宫缩乏力，活跃期异常，常伴持续性枕横（后）位。

（3）出口平面狭窄　常表现为活跃后期异常或第二产程停滞。

【治疗】

1.一般处理

在分娩过程中，应安慰产妇，时期精神舒畅，信心倍增，保证营养及水分的摄入，必要时补液。还需注意产妇休息，要监测宫缩强弱，勤听胎心，检查胎先露部下降及宫口扩张程度。

2.骨盆入口平面狭窄的处理

（1）明显头盆不称 骶耻外径≤16.0cm，骨盆入口前后径≤8.5cm，胎头跨耻征阳性者，足月活胎不能经阴道分娩，必须行剖宫产术。

（2）轻度头盆不称（相对性骨盆狭窄）骶耻外径16.5～17.5cm，骨盆入口前后径8.5～9.5cm，胎头跨耻征可疑阳性，足月活胎估计体重＜3000g，可在严密监护下试产2～4h，如胎头仍不能入盆，应行剖宫产术。胎膜已破者应适当缩短试产时间。

3.中骨盆及骨盆出口平面狭窄的处理

①如宫口开全，胎头双顶径达坐骨棘水平或更低，无明显胎头畸形，可经阴道分娩。

②如宫口开全，胎头双顶径未达坐骨棘水平，应行剖宫产术。

③骨盆出口平面狭窄根据胎儿大小，慎重试产。

4.均小骨盆的处理

应根据胎儿大小、母体并发症选择适宜的分娩方式。

5.畸形骨盆的处理

①根据畸形骨盆的种类、狭窄程度、胎儿大小、生产力等情况具体分析。

②骨盆畸形严重，明显头盆不称，应行剖宫产术。

二、软产道异常

【概述】

软产道包括子宫下段、宫颈、阴道及外阴。软产道异常所致的难产少见，容易被忽视。应于妊娠早期常规行双合诊检查，立即软产道有无异常。软产道异常包括外阴异常，阴道异常，宫颈异常，子宫下段异常。

【诊断】

（1）临床表现

①外阴异常 包括会阴坚韧、外阴水肿、外阴瘢痕、会阴伸展性差，影响胎先露衔接。

②阴道异常 包括阴道横隔、阴道纵隔、阴道狭窄、阴道肿瘤、影响胎先露部下降。

③宫颈异常 多见于宫颈外口黏合，宫颈水肿、宫颈坚韧、宫颈瘢痕、宫颈癌、

宫颈肌瘤，导致宫颈难产。

（2）阴道检查 可确诊。

【治疗】

1.外阴异常

（1）会阴坚韧 分娩史，应行预防性会阴侧切。

（2）外阴水肿 分娩前，局部应用50%硫酸镁湿热敷。临产后，严重水肿可在严格消毒下进行多点针刺皮肤放液。分娩时，可行会阴侧切。

（3）外阴瘢痕 瘢痕范围不大，分娩时可行会阴侧切；瘢痕过大，应行剖宫产术。

2.阴道异常

（1）阴道横隔 产程中当横隔阻碍儿头下降时，可在直视下切开。分娩后再切除并缝合残端。如横隔高且坚厚，应行剖宫产术。

（2）阴道纵隔 临产后，当纵隔阻挡儿头下降，可行切开，产后修剪并缝合残端。

（3）阴道狭窄 根据部位、程度决定分娩方式。

（4）阴道肿瘤 阴道壁囊肿较大时，行囊肿穿刺抽出其内容物，待产后在选择时机进行处理。阴道内肿瘤阻碍胎先露下降又不能经阴道处理者，应行剖宫产术。

（5）宫颈外口黏合 产程中影响宫颈扩张或胎头下降时应行剖宫产术。

（6）宫颈水肿 地西泮静脉注射或宫颈注射，或利多卡因加阿托品宫颈多点注射。宫口近开全时，可用手指将水肿的宫颈前唇上推。如无效，宫口不能继续扩张，应行剖宫产术。

（7）宫颈坚韧 宫颈瘢痕，宫口不扩张，应行剖宫产术。

（8）宫颈癌 必须行剖宫产术。

（9）宫颈肌瘤 影响胎先露部衔接，应行剖宫产术。

第三节 胎位异常

胎位异常是造成难产的常见因素之一。

一、持续性枕后位、枕横位

经过充分试产，在分娩后期胎头枕骨仍位于母体骨盆后方或侧方，致使分娩发生困难者，称持续性枕后位或持续性枕横位。

【诊断】

（1）临床表现

①可能出现协调性宫缩乏力和活跃晚期及第二产程延长。

②枕后位时，宫口尚未开全即可出现肛门坠胀及排便感而过早使用腹压。

（2）腹部检查　胎背偏向母体后方或侧方，可在对策明显触及胎儿肢体。胎心于脐下一侧偏外方或胎儿肢体侧最为清晰。

（3）阴道检查　胎头水肿、颅骨重叠时，胎头矢状缝位于骨盆横径（枕横位）或斜径（枕后位）上，前囟位于骨盆前方（枕后位）或侧方（枕横位）时，囟门常触不清，需借助胎儿耳廓及耳屏位置和方向判定胎位，胎儿耳廓朝向骨盆后方为枕后位，胎儿耳廓朝向骨盆侧方为枕横位。

（4）B超检查 胎儿颜面部、枕部、脊柱的位置有助于胎方位的判断，但胎头已深入骨盆时判断有一定困难。

【治疗】

（1）第一产程

①潜伏期　保证产妇充分的营养与休息，可向胎儿腹部方向侧卧。

②活跃期　保证充分休息，继续体位纠正，活跃晚期可手转胎头，密切观察产程进展，必要时行人工破膜，如宫缩乏力，则可加强宫缩。如经处理，产程进展仍缓慢或无进展，应行剖宫产术。

（2）第二产程

①第二产程进展缓慢或停滞，应行阴道检查，再次判断头盆关系，决定分娩方式。

②胎头双顶径已达坐骨棘平面或更低，而胎头骨质最低点达S+3，可手转胎头呈正枕前位，经阴道分娩。有困难时也可转成正枕后位，以产钳助产。

③胎头位置较高，疑有头盆不称，应行剖宫产术。

（3）第三产程

①注意预防产后出血及感染。

②仔细检查软产道，有裂伤部位需及时修补。

二、胎头高直位

当胎头矢状缝位于骨盆入口前后径上时，称胎头高直位，又分高直前位及高直后位。

【诊断】

(1)临床表现　产程延长，宫口扩张缓慢，常表现为活跃早期宫口停滞于开大3~5cm，胎头不下降或下降缓慢。

(2)腹部检查 高直前位时胎背靠近腹前壁。不易触及胎儿肢体，胎心位置稍高，近腹中线最为清晰。高直后位时胎儿肢体靠近腹前壁，有时在耻骨联合上方可触及胎儿下颚。

(3)阴道检查　胎头矢状缝位于骨盆入口平面的前后径上，其偏斜角度左右不超过15°，前囟位于骶骨前、后囟位于耻骨联合后为高直前位，反之为高直后位。常可发现胎头水肿，胎头水肿范围常与宫颈扩张程度相符。

(4)B型超声检查　胎头双顶径与骨盆入口横径一致，胎头矢状缝与骨盆入口前后径一致。

【治疗】

(1)高直前位　如骨盆正常、胎儿不大、产力强，可以试产。试产失败应行剖宫产术。

(2)高直后位　多需行剖宫产术。

三、前不均倾位

胎头以矢状缝与骨盆入口横径相一致，以前顶骨先入盆，为前部均匀位，常在悬垂腹、骨盆入口平面斜度大等情况下发生。

【诊断】

(1)胎膜早破　活跃期子宫颈扩张阻滞而致产程延长，前顶骨紧紧嵌顿于耻骨联合，压迫尿道而成尿潴留，易发生胎膜早破。

(2)腹部检查　因胎儿不易入盆，随着产程进展，胎头不断加重侧屈，使胎儿头与肩折叠于骨盆入口处，从耻骨联合上方扪到一侧胎肩，而扪不到胎头。

(3)肛门或阴道检查　胎头矢状缝在骨盆入口平面横径上，向后移近骶岬，扪到紧紧嵌于耻骨联合后的前顶骨，而盆腔后部空虚。

2.处理

确定诊断后，除个别胎儿较小、产力强者可给以短期试产外，一般均需剖宫产结束分娩。

四、面先露

临产后胎头极度仰伸，致胎儿枕部与背部相接触，颏部成为胎先露的最低部位时，称为面先露。

【诊断】

（1）临床表现

①可能出现继发性宫缩乏力，产程延长。

②腹部检查　胎头入盆受阻，胎体伸直，宫底位置较高。颏前位时，胎儿肢体靠近母体腹壁，易触及，胎心在胎儿肢体侧听诊最清晰。颏后位时，在耻骨联合上方可触及胎儿枕骨隆突与胎背间有明显的凹沟，胎心多远而弱。

③阴道检查　可触及软硬不均、高低不平的颜面部。宫口开大时，可辨明胎儿的口、鼻、颧、眼、颏各部。可依据颏部所在位置确定额前位或颏后位。

（2）B型超声检查　有助于胎方位的确定。

【治疗】

（1）颏后位　应行剖宫产术。

（2）颏前位　如无头盆不称，产力良好，有可能经阴道分娩。如有头盆不称，应行剖宫产术。

五、臀先露

臀位是最常见的异常胎位，分为单臀先露、混合臀先露、单足先露、双足先露。

【诊断】

（1）孕妇常感肋下有圆而硬的胎头。

（2）腹部检查 胎体纵轴与母体纵轴一致，于子宫底部可触及胎头，在耻骨联合上方可触及胎臀。胎心音以脐部左上方或右上方最为清晰。

（3）肛门检查或阴道检查　胎先露部较低时，可触及软而不规则的胎儿臀、足或膝。如胎膜已破，可直接接触到胎儿臀、外生殖器及肛门。

（4）B型超声检查　可提示臀先露的类型及胎头姿势等。

【治疗】

（1）妊娠期　妊娠期32周后发现臀位，无合并症、无不良孕产史者应予矫正。

①膝胸卧位　每日2次，每次15 min。1周为1个疗程，如有不适或胎动改变应立即停止。

②艾灸或激光照射至阴穴　每日1次，每次15 min，共1周。

③经上述处理无效，妊娠34周后，可静脉滴注子宫松弛剂在B超监测下试行外倒转术，但需向孕妇及其家属讲明利弊，征得同意并签字后进行。

（2）分娩期　胎儿无畸形，初产、足月、单胎臀位，足先露、胎儿估计重3500 g，胎头仰伸，骨盆任一平面狭窄，高龄初产，珍贵胎儿，以选择性剖宫产结束妊娠为妥。产道正常，经产、臀位、胎儿较小，单臀先露，应争取阴道分娩。决定试产者，处理如下。

①第一产程

a.产妇取左侧卧位，不灌肠，不做肛查，尽可能保持胎膜完整。

b.胎膜自破时，立即听胎心音，并检查有无脐带脱出。持续胎心监护或每10～15 min听胎心音1次。堵臀过程中每次宫缩后听胎心音。

c.严密肛查产程，进入活跃期后，子宫颈扩张进度在初产妇应为1 cm/h，经产妇应达1.5 cm/h；胎先露下降进度应与子宫颈扩张平行。

d.如宫缩时在阴道口见到胎臀或胎足，应消毒外阴部做阴道检查以明确子宫颈扩张情况。即使子宫颈口已开全，为使阴道得以充分扩张、胎臀得以继续下降，应子宫缩时，用手掌以消毒治疗巾堵住阴道口，直至冲力甚大，估计胎臀即将娩出时，才准备接生。过程中，勤听胎心音，注意排空膀胱，并做好新生儿窒息的抢救准备。

e.如活跃期子宫颈扩张停滞、宫颈口开全，胎臀仍在坐骨棘水平以上，一般不用催产素静脉滴注，改行剖宫产术结束分娩。

f.产程中发生脐带脱垂，如宫颈开全有条件阴道分娩立即作臀牵引术；若宫口未开全立即取臀高位，将脐带轻轻还纳或托在阴道内以最快速度在原地行剖宫产术。

②第二产程　准备接生时，应再次观察宫缩情况，保持良好的子宫收缩力，必要时静脉滴注缩宫素。

a.经产妇，胎儿不大，产力良好，等待自然分娩。

b.臀助产术　当胎臀自然娩出至脐部后，胎肩及胎头由接生者协助娩出。注意脐部娩出后应在2～3 min内娩出胎头，最长不能超过8 min。接生前，初产妇行会阴侧切开术。

c.臀牵引术　胎儿全部由接产者牵拉娩出，此种手术对胎儿损伤较大，非特殊情况应禁止使用。臀位后出头困难时，可行后出头产钳助产。

③第三产程

a.注意预防发现产后宫缩乏力性出血及感染。

b.仔细检查有无软产道损伤。

六、肩难产

胎头娩出后胎儿前肩嵌顿于耻骨联合上方，用常规助产手法不能娩出胎儿双肩，称为肩难产。肩难产好发于巨大儿、过期儿及头盆不称时。由于肩难产发生突然，常不能准确预测，易引发严重的母婴并发症。

【诊断】

①产程延长，尤其活跃晚期延长、第二产程延长、胎头下降阻滞、阴道助产手术娩出胎头困难时，均应警惕肩难产。

②胎头娩出较快，胎头娩出后颈部回缩，胎儿颏部紧紧压向会阴部，胎肩娩出困难，则诊为肩难产。

【治疗】

（1）注意识别容易发生肩难产的各种因素。

（2）一旦发生肩难产，应采取以下措施。

①做足够大的会阴侧切。

②可选择屈大腿助产，或压前肩、旋肩、先牵出后肩等方法助产。

③做好新生儿窒息的复苏准备。

七、复合先露

复合先露系指先露部除头部或臀部外，尚有肢体同时进入骨盆入口，最常见的是头与手，多发生早产。

【诊断】

①活跃期缓慢或停滞。

②阴道检查发现先露为胎儿头，其旁触及胎手或胎足。

【鉴别诊断】

应注意与臀位或横位的小肢体鉴别。

【处理】

（1）肢体脱垂　如头先露伴手脱垂，使产妇卧向脱出肢体的对侧，非宫缩时，脱垂肢体移动，可能自然缩回。

（2）脱垂肢体阻碍产程进展，如能及时发现，产程早期还纳肢体，以后下推胎头加以固定。宫颈口开全者，还纳肢体后立即以产钳助产。

（3）如有头盆不称，尤其合并胎儿窘迫，应尽早行剖宫产术。

第十五章　妇女保健

第一节　优生咨询

优生咨询是指具有遗传、产前诊断等相关知识的医生，对咨询者所提出的优生问题进行解答，并提出相关的处理建议和指导。优生咨询一般包括遗传咨询和产前诊断。

【遗传咨询】

1.遗传性疾病对子代的影响

(1)常染色体显性遗传病　夫妇一方患病，子代患病的机会是1/2。

(2)常染色体隐性遗传病　夫妇双方为携带者，子代患病的机会是1/4。

(3)X连锁显性遗传病　夫为患者，妻正常，女儿均患病，儿子均正常；夫正常，妻为患者，子女均有1/2患病。

(4)X连锁隐性遗传病　妻为携带者，夫正常，儿子患病的机会为1/2；夫为患者，儿子通常不发病；妻为患者，夫正常，儿子均发病，女儿均为携带者。

【婚前咨询】

根据婚前的体格检查、实验室检查、病史询问、家系调查、家谱分析，对下一代发生遗传缺陷的风险进行计算和分析，对结婚和生育提出具体的指导意见，以减少、避免有遗传缺陷的子代出生。对影响结婚、生育的先天畸形或遗传性疾病，提出以下4种医学建议。

(1)暂缓结婚　例如可以矫正的生殖道畸形。

(2)可以结婚，但禁止生育。

①男女一方患有严重的常染色体显性遗传病，子女发病机会大，疾病无有效治疗方法，且不能做产前诊断，例如强直性肌营养不良、先天性成骨不全等。

②男女双方均患有严重的相同的常染色体隐性遗传病，子女的患病机会极大，例

如白化病、遗传性聋哑等。

③男女一方患有严重的多基因遗传病，且属于高发家系，例如精神分裂症等。

（3）限制生育　对于性连锁遗传病，子代患病的机会与性别有关，应根据这一特点进行产前诊断，限制某一性别胎儿的出生，例如血友病等。

（4）不能结婚

①直系血缘亲属和三代以内的旁系血缘亲属。

②男女双方均患有相同的遗传性疾病，或男女双方家系中患有相同的遗传性疾病。

③严重智力低下者，常患有各种畸形，生活不能自理，无法承担家庭和子女的抚养义务，且子女智力低下的可能性也比较大。

【产前诊断】

产前诊断是指在胎儿出生之前应用各种诊断手段，了解胎儿的生长发育情况，例如是否有器官畸形、染色体或基因异常、生化代谢异常等。根据诊断的情况，提出相应的医学建议。

1.产前诊断的对象

（1）35岁以上的高龄孕妇　超过35岁以后，染色体异常情况使唐氏综合征（21-三体综合征、先天愚型）的发病机会明显升高。

（2）生育过染色体异常儿的孕妇　再次生育染色体异常儿的机会升高。

（3）夫妇一方有染色体平衡易位者，其子代发生染色体异常的机会增加。

（4）生育过无脑儿、脑积水、脊柱裂、唇裂、腭裂、先天性心脏病儿者　其子代再发的机会增加。

（5）性连锁隐性遗传病基因携带者。

（6）夫妇一方有先天性代谢疾病或已生育过患儿的孕妇。

（7）在妊娠早期接触过大剂量化学毒剂、辐射和严重病毒感染的孕妇。

（8）有遗传性家族史或有近亲婚配的孕妇。

（9）有原因不明的流产、死产、畸形胎儿和有新生儿死亡史的孕妇。

（10）羊水过多、过少、怀疑有胎儿畸形的孕妇。

2.常用的产前诊断方法

（1）母亲血生化筛查　母亲常用的方法是在孕9~14周查妊娠相关蛋白

（PAPP-A），在孕14～20周抽取母亲外周血，测定AFP、HCG、游离雌三醇水平，并计算唐氏综合征以及神经管畸形的风险。

（2）绒毛或羊水染色体检查　对于胎儿染色体异常风险比较高的孕妇，可以选择在孕10～14周经腹取绒毛或在孕16～20周进行羊膜腔穿刺，抽取羊水，进行胎儿细胞培养和染色体核型分析。无条件者必须转院。

（3）B超检查　在孕9～14周测量颈部透明带（NT）、鼻骨长短（NB），妊娠16~22周常规B超检查了解胎儿的生长和发育情况，并除外胎儿畸形。

（4）经皮脐静脉穿刺取胎儿血　检查特殊的胎儿血液疾病，感染性疾病及染色体异常。

（5）胎儿镜检查　对某些先天性缺陷进行诊断，例如白化病等，必要时还可以进行胎儿皮肤活检。

第二节　妊娠诊断

一、早期妊娠

妊娠12周以前称为早期妊娠。

【诊断】

1.病史与症状

（1）停经　平时月经周期规则的生育年龄已婚妇女月经过期10天或10天以上。

（2）早孕反应　60%的妇女与停经6周左右可出现早孕反应，表现为畏寒、头晕、乏力、嗜睡、食欲不振，喜食酸物或厌食油腻，恶心、晨起呕吐等。

（3）尿频　排尿次数比平时增多，每次尿量减少。

2.体征

（1）乳房的变化　孕妇自觉乳房轻度胀痛及乳头疼痛，乳头及其周期皮肤着色加深。

（2）生殖器官的变化　阴道壁及宫颈出血呈蓝紫色。宫颈变软，子宫峡部极软，感觉宫颈与宫体似不连接，“黑加征”。宫体增大变软，妊娠8周宫体为非孕宫体的2倍，妊娠12周约为3倍。

3.辅助检查

（1）超声检查

①B型超声　妊娠5周时在增大子宫的轮廓中，见到来自羊膜囊的圆形光环（妊娠环）。

②超声多普勒法　在增大的子宫区内，听到有节律的、单一高调的、频率在150～160次/分的胎心音，最早出现在妊娠7周时。

（2）妊娠试验　尿HCG试验为阳性；血HCG＞50U/L。

（3）黄体酮试验　每日肌内注射黄体酮20mg，共3天，若停药超过7天仍未出现阴道流血，则妊娠可能性大（此法目前少用）。

（4）宫颈黏液检查　见到排列成行的椭圆体，不见羊齿状结晶，妊娠可能性大。

（5）基础体温测定　双相型体温的妇女，高温相持续18天不见下降，早期妊娠可能性大，高温相持续3周以上，早孕的可能性更大。

【治疗】

1.一般治疗

注意休息，加强营养，多食水果、牛奶等富含维生素、微量元素、蛋白质的食物。

2.药物治疗

主要针对早期妊娠常见的消化道症状处理。

处方一　维生素B6　10～20mg　po　tid

处方二　维生素B1　20mg　po　tid

或　干酵母　3片　po　tid

或　胃蛋白酶　300mg　饭时与稀盐酸1mL同服　tid

处方三　叶酸　0.4μg　po　qd

妊娠是一个正常的生理过程，早孕反应一般对生活与工作影响不大，不需特殊治疗，多在妊娠12周前后自然消失。因个体差异，少数孕妇早孕反应重，恶心呕吐频繁，不能进食，影响健康，甚至威胁孕妇生命，称为妊娠剧吐，应积极处理。一旦怀疑为妊娠，应及时到医院检查确诊，以防异位妊娠的发生。妊娠前6个月至妊娠6个月应服处方三，补充叶酸，防止胎儿神经管畸形。

二、中晚期妊娠

妊娠第13周至第27周末称为中期妊娠，第28周末以后称为晚期妊娠。

【诊断】

①有早期妊娠的经过，并逐渐感到腹部增大和自觉胎动。

②子宫增大，能扪及至胎体，孕19~20周孕妇自觉到胎动，并可闻及频率为120~140次/分的胎心音。

③B超检查能显示胎儿数目、胎产式、胎先露、胎方位，有无胎心搏动，以及胎盘位置、胎头双顶径，还可显示有无胎儿体表畸形。

【治疗】

1.一般治疗

①腰背痛明显者，必要时卧床休息、局部热敷及服止痛药。

②下肢静脉曲张者，应避免长时间站立，下肢扎以弹性绷带，晚间睡眠时适当垫高下肢以利静脉回流。

③患痔疮者应多吃新鲜蔬菜，少吃辛辣食物，必要时服缓泻剂软化大便，纠正便秘。

④常出现于妊娠末期的仰卧位低血压，可改为侧卧姿势，血压可迅即恢复正常。

2.药物治疗

主要补充胎儿发育所需的铁、维生素、钙剂等。

有消化系统症状者，处方见“早期妊娠”中的处方一、处方二。

处方一　富马酸亚铁　200mg　po　qd

或　硫酸亚铁　300mg　po　qd

处方二　富马酸亚铁　400mg　po　tid

或　硫酸亚铁　600mg　po　tid

维生素C　300mg　po　tid

处方三　乳酸钙　1g　po　tid

维生素AD丸　1丸　po　tid

维生素E　100mg　po　bid或tid

处方四　酚酞（果导）1~2片　po　qd

甘油（开塞露）1支　挤入直肠

3.其他

①中、晚期妊娠应嘱孕妇定期到医院做产前检查。

②医师应教会孕妇进行自我监护，如每日数胎动等。

③如出现阴道流水、出血等情况，应及时去医院，以免延误治疗和抢救时机，危及孕妇及胎儿生命。

④如出现头痛、头晕、皮肤瘙痒等情况，亦应及时去医院就诊。

第三节　孕期保健

产前检查应从妊娠12周前确定妊娠开始，孕28周前每4周一次；28～36周间每2周一次；36周后每周1次，正常妊娠孕期保证检查5～8次。凡高危孕妇则酌情增加复查次数。

【早孕期保健】

（一）目的

①确定宫内妊娠。

②确定妊娠周数。

③排除不宜妊娠的疾病。

④提供孕早期保健知识。

（二）内容

1.病史

（1）基本情况　年龄、职业、文化程度等。

（2）月经史　初潮年龄、月经周期、经期、经量、前次月经日期、末次月经日期，并按此计算预产期。

（3）现病史　孕早期妊娠反应出现的时间及程度，有无阴道流血、头痛、心悸等，孕期内发热及服药情况，特别注意有无内、外科疾病极其严重程度。

（4）既往史　有无高血压、心、肺、肾、内分泌疾病、出血、传染病等病史及其治疗情况，有何手术史。

（5）婚育史　有无自然流产、早产、难产、死胎、死产及既往分娩情况，有无产后出血、感染，婴儿体重及健康情况，如手术产应了解手术指征、手术方式、术后情况。

（6）家族史　有无高血压、精神病、双胎、糖尿病及与遗传有关的疾病。丈夫健康状况，有无遗传性疾病等。

2.体格检查

（1）一般情况　观察孕妇的发育营养状况、精神状态、身材体态，注意步态及面色是否苍白、有无黄染等。

（2）全身情况　测血压、体重、身高，观察全身皮肤有无皮疹、黄染，心、肺、肝、脾等脏器有无异常，乳房发育情况，脊柱及下肢有无畸形等。

（3）妇科检查　外阴、阴道有无炎症、畸形、肿瘤，阴道窥器查看有无宫颈糜烂、息肉、肌瘤等，双合诊了解软产道和内生殖器官有无异常以及子宫大小。根据情况行宫颈癌涂片检查。

3.辅助检查

（1）血　红细胞计数、血红蛋白、白细胞计数及分类、血小板及血型检查。

（2）尿　清洁中段尿测定尿蛋白、尿糖及镜检。

（3）产科特异感染检查　乙型肝炎病毒、丙型肝炎病毒，梅毒血清学、艾滋病病毒等抗原抗体检查。

（4）肝功能、肾功能测定。

（5）B超　早孕期有出血等异常情况者。

（6）阴道分泌物、心电图酌情检查。

4.高危妊娠的识别与处理

经一系列检查后，对发现有异常者进行相应的处理。有严重内、外科并发症不能妊娠者，则应尽早终止妊娠。对需要产前诊断者做相应的处理，及早转上级医院。

5.咨询指导

对每一位孕妇做好早孕期保健的宣教，包括心理保健、营养指导以及如何避免各种有害因素对胚胎的影响。

【孕期保健】

（一）目的

①定期产前检查，以发现并处理影响母亲和胎儿健康的高危因素。

②监测胎儿的生长发育。

③筛查先天异常胎儿。

（二）内容

1.问诊

（1）胎动出现时间及胎动变化。

（2）主诉　头痛、眼花、水肿、阴道流血等。

2.体格检查

（1）体重增加　一周内体重增加≥500g，应予重视。

（2）血压　孕妇正常血压不超过140~90mmHg（18.7/12kPa），超过者应进一步检查。

（3）根据主诉进行相应的检查。

（4）检查下肢有无水肿。

3.产科检查

包括腹部检查、骨盆测量及绘制妊娠图等。

（1）四步手法检查子宫底高度、胎位、胎先露。

（2）孕妇平卧位，排空膀胱，两腿伸直，用软尺沿腹壁皮肤测量自耻骨联合上缘至子宫底的高度计环绕脐周处的腹围，填写妊娠图，监测胎儿发育等。

（3）听胎心 每次至少半分钟。

4.化验检查

每次产前检查时行（中段尿）尿蛋白或常规检查，异常者增加次数。血常规每4周至少查1次，异常者增加次数。

5.特殊检查

（1）产前筛查与产前诊断。

（2）B超检查　20周左右常规检查，排除胎儿畸形。

（3）50g葡萄糖筛查试验　孕24~28周进行，对筛查阳性者再做葡萄糖耐量试验。具有糖尿病高危因素者可在初诊时行糖筛查试验。

6.高危妊娠的识别与处理

经一系列检查后，对发现有异常者进行系统监护与相应的处理，或与相关科的医生共同处理。

7.咨询指导

①营养咨询。

②孕妇及其家属的健康教育。

【晚孕期保健】

（一）目的

①孕期并发症的防治。

②监测胎儿状况（包括自我监护）。

③分娩前教育。

（二）内容

1.问诊

（1）胎动情况。

（2）主诉　头痛、眼花、水肿、腹痛、阴道流血和流水等。

2.体格检查

见“孕期保健”。

3.产科检查

见“孕期保健”。

4.化验检查

见“孕期保健”。

5.特殊检查

（1）B超　孕32~34周常规检查，末期胎位不能确定，或羊水过多、羊水过少或胎儿发育小于怀疑巨大儿时，应做B超检查，超过40周酌情增加检查次数。

（2）无负荷试验（NST）正常孕37周起每周1次，高危对象提前或增加次数。

（3）孕28周起教会孕妇自我监测胎动。

6.产前评估

孕37周时应由主治医师以上的医生进行全面评估，提出适时分娩计划等处理意见。

7.高危妊娠的识别与处理

经一系列检查后，对发现有异常者进行系统监护与相应的处理，或与相关科的医生共同处理。

8.咨询指导

包括营养咨询及孕妇及其家属的健康教育，尤其是妊娠并发症的预防与早发现、分娩准备及母乳喂养等知识的教育。

第四节 高危妊娠

孕妇有以下情况时应在高危门诊随访和检查，进行系统监护，并针对各种不同的病因进行治疗，必要时与相关科的医生共同处理。

(1)孕妇本身疾病 这些疾病影响孕妇本身的健康和胎儿发育，如心脏病、糖尿病、甲状腺功能亢进、原发性高血压、慢性肾炎、血液病、肝病、精神病等。

(2)不良分娩史 如早产、死胎、死产、产伤史，新生儿死亡、难产、新生儿溶血性黄疸、新生儿有先天性或遗传性疾病等。

(3)并发症 妊娠高血压综合征(妊高征)、前置胎盘、胎儿宫内生长受限、母儿血型不合、羊水过多或过少、多胎妊娠、性传播疾病、宫内感染等。

(4)估计有分娩异常的可能 身高＜150cm，体重＜45kg或＞85kg，胸廓、脊柱畸形，胎位异常，瘢痕子宫，骨盆异常，软产道异常等。

(5)其他 包括各种不利的社会、经济及个人文化、行为等因素。

参考文献

[1]石一复，周郁鹤.重视妇产科医疗安全，妥善处理医疗纠纷[J].中国实用妇科与产科杂志，2005，21(12)：705

[2]王枫华，等.妇产科医疗纠纷和事故的常见原因分析与防范[J]中国卫生事业管理，2010，4：234-236

[3]贺曼，刘煜.妇产科护患纠纷分析及防范.现代预防医学，2005，32(10)：1401

[4]黎文清，杨妹，孙艳萍，等.孕产妇死亡原因与干预措施分析[J].中国初级卫生保健，2011，25(7)：58-59

[5]王礼泉，病历书写与医疗纠纷[J]中国病案杂志，2006，7(12)：34.

[6]刘洪珍，任飞飞.产科常见医疗纠纷原因及预防[J].中外妇儿健康；2011,19(3)：68-69

[7]陈利维，江媛，陈春素.产科医疗事故案例分析[J].中国计划生育和妇产科，2012，4(4)：58-60

[8]鞠民.从医疗纠纷产生原因剖析医患沟通的重要性[J].现代医院，2009，9(9)：105-106.

[9]彭金涛，李满超，张宇萍，等.妇产科住院医师规范化培训工作的经验与思考[J].中国继续医学教育，2021，13(5)：104-107.

[10]马敬.微课结合临床路径教学在妇产科规培中的应用[J].中国继续医学教育，2019，11(7)：19-21.

[11]杨誉佳，王圆圆，袁利.临床诊疗指南结合病例分析在妇产科规范化培训中的应用[J].中国继续医学教育，2019，11(5)：1-3.

[12]马威，张森煌.多发伤的一体化急救模式分析[J].齐齐哈尔医学院学报，2005，26(6)：623-624.

[13]金关.创伤性休克急救护理进展[J].中国医学创新，2009，6(28)：92-93.